SpringerWienNewYork

T0236638

Heinrich Bartuska, Manfred Buchsbaumer,
Gerda Mehta, Gerhard Pawlowsky,
und Stefan Wiesnagrotzki (Hrsg.)

Psychotherapeutische Diagnostik

Leitlinien für den neuen Standard

SpringerWienNewYork

Dr. Heinrich Bartuska
Manfred Buchsbaumer
Dr. Gerda Mehta
Dr. Gerhard Pawlowsky
Ass. Prof. Dr. Stefan Wiesnagrotzki
Wien, Österreich

Springer-Verlag Wien/New York ist ein Unternehmen von
Springer Science + Business Media
springer.at

Typografische Gestaltung: wolf, www.typic.at
Druck und Bindearbeiten: Strauss GmbH, Mörlenbach, Deutschland
Gedruckt auf säurefreiem, chlorfrei gebleichtem Papier – TCF

SPIN: 11406358

Bibliografische Information Der Deutschen Bibliothek
Die Deutsche Bibliothek verzeichnet diese Publikation in der Deutschen Nationalbibliografie; detaillierte bibliografische Daten sind im Internet unter http://dnb.ddb.de abrufbar.

Mit 4 Abbildungen

ISBN-10 3-211-25290-8 SpringerWienNewYork
ISBN-13 978-3-211-25290-1 SpringerWienNewYork

Vorworte

Blickwinkel vom:

World Council for Psychotherapy

Dieses Buch liefert einen Beitrag zu zwei grundlegenden Fragen der Psychotherapie:

1. Wie können wir in der Psychotherapie diagnostische Prozesse beschreiben und
2. Können wir Antworten geben auf die Frage der unterschiedlichen Diagnostik in den verschiedenen psychotherapeutischen Schulen, die über die ideosynkratischen[1] Selbstverständnisse der jeweiligen Theorien hinausgehen und eine Gemeinsamkeit im diagnostischen Vorgehen schaffen.

Eine Arbeitsgruppe des österreichischen Psychotherapiebeirates im Gesundheitsministerium hat sich mit diesen Grundfragen befaßt und auf deren Vorarbeiten basiert das vorliegende Buch.

Historisch gesehen wurde das psychotherapeutische Diagnostizieren oft als mangelhaft erlebt, insbesonders wenn man es mit der medizinischen Diagnostik verglich. Denn eine Behandlung ohne präzise Diagnostik am Beginn scheint vielen Medizinern unerläßlich. Ganz anders gestaltet sich die psychotherapeutische Diagnostik, die in einem Prozeßgeschehen einer Interaktion von Personen eingebettet liegt. Theragnostik könnte man diesen Vorgang nennen, also Diagnostik im Prozeß der Behandlung. Denn die Psychotherapie hat es ja mit Subjektivität des Patienten bzw. Klienten zu tun, nicht mit objektivierbaren biochemischen Parametern. Dabei ist allerdings zu beachten, dass die Subjektivität des Patienten nicht allein im Raume steht sondern auf die Sichtweisen des Psychotherapeuten trifft, die zwar gefiltert durch Erfahrung und Wissen, aber auch Subjektivität konstituiert. So entsteht ein interaktiver Vorgang der gemeinsamen Erarbeitung diagnostischer Aspekte der Persönlichkeit des Patienten inklusive seiner Selbst- und Fremdwahrnehmung, Handlungskompetenzen und Gefühlsdimensionen. Der diagnostische Prozess in der Psychotherapie ist also vielschichtig und über das Individuelle hinaus auch von kulturellen und soziologischen Faktoren und Traditionen mitbestimmt, die es zu beachten gilt,

---

[1] Strukturelle oder charakteristische Verhaltenseigenart eines Einzelnen oder einer Gruppe.

insbesonders im Hinblick auf eine interkulturelle und zunehmend globalisierte
Welt. Denn was als leidvoll, abweichend und störend erlebt wird unterliegt neben den individuellen Sichtweisen auch kollektiven Un-Bewußtheitzuständen.

Der diagnostische Vorgang kann als eine Form der Übersetzung verstanden
werden: die Äußerungen des Patienten, seien sie nun verbal oder nonverbal
werden in einen neuen Veständniskodex übersetzt wobei sich alle Beteiligten
in diesem Geschehen bewegen, bekanntlich gibt es keine Nichtkommunikati-
on. Gelingt es in einem empathischen Beziehungsfeld, die subjektive Sprache
des Patienten zu entschlüsseln, inklusive seiner Symptom und Leidensspra-
che, dann entsteht eine neue Sprache die erst den ursprünglichen Text erklärt.
Anders sehen heißt auch anders handeln. Im Positiven einer Übersetzung
entsteht also mehr Handlungsspielraum für die betroffene Person und dem
vorausgehend auch mehr an Entscheidungsspielraum.

So wie wir Übersetzungen aus verschiedenen Sprachen erst dann als gelungen ansehen, wenn die hermeneutische Tiefendimension eines Begriffes
erfaßt wurde, so ist dies auch eine Notwendigkeit im psychotherapeutischen
Vorgang: erst eine weitgehende Erfassung der Bedeutungsinhalte ermöglicht
eine entsprechende Be-Deutung eines psychischen Geschehens.

Der vorliegende Band nähert sich dem Problem von zwei Perspektiven:
einerseits wird eine Sprache gesucht, die gewissermaßen „unter" der Sprache
der psychotherapeutischen Schulen liegt und andererseits wird eine Sprache
gesucht, die „zwischen" den therapeutischen Schulen liegt.

„Unter" den Schulen bedeutet, dass man einen Sprache findet, die alle
verstehen können, gewissermaßen ein Esperanto der Psychotherapie. Die
Schwierigkeit dieser Sprache ist, daß sie auf Akzeptanz stoßen muss, um als
gemeinsame Sprache gelten zu können, denn sie verläßt den gewohnten In-
teraktionsraum und definiert einen neuen. Der Vorteil liegt in einem gemeinsamen Verständnis diagnostischer Basiskriterien.

Die Sprache „zwischen" den psychotherapeutischen Schulen ermöglicht
einen Lernvorgang hinsichtlich unterschiedlicher Sichtweisen und Traditionen,
die einerseits Unterschiedlichkeit in der Beschreibung verschiedener diagnostischer Phänomene hervorbringt und so eine Bereicherung jeweils anderer
Sichtweisen ermöglicht andererseits Unterschiedliches als Gleiches zu identifizieren vermag.

So gesehen ist dieses Buch eine Basis für eine psychotherapeutische Diagnostik, die das Prokrustesbett[2] einer zu engen Sichtweise verläßt ohne die Essenz
der Spezifität einer schulenspezifischen Sichtweise aufzugeben.

Alfred Pritz
Präsident des World Council for Psychotherapy

---

2   Aus einer altgriechischen Sage: Beschreibt eine Zwangslage, ein gewaltsames Hinein-
    pressen in ein Schema.

European Certificate for Psychotherapy[1]

An einem lauen Juniabend im Jahr 1995 gelang es Heiner Bartuska anlässlich der Jahreskonferenz der Europäischen Assoziation für Psychotherapie in Zürich, Digby Tantam und mich für die Idee zu gewinnen, ein Europäisches Zertifikat für Psychotherapie (ECP) ins Leben zu rufen.

Nach seiner Vision könnten wir eine breit angelegte Diskussion aller nationaler Vertreter im Verband mit dem Ziel führen, einen gemeinsam vereinbarten Mindeststandard für die europäische Psychotherapieausbildung zu erreichen. Digby und ich willigten ein, den Vorsitz im Ausschuss zu übernehmen, der sich in der Folge bildete. Seine Aufgabe bestand darin, die Voraussetzungen für das Europäische Zertifikat für Psychotherapie zu formulieren, deren Erstentwurf in Rom im Sommer 1997 einstimmig angenommen wurde. 1998 wurde das Zertifikat in Paris der Öffentlichkeit vorgestellt und erhielt eine erste Auszeichnung. Die Europäische Kommission lobte das ECP als beispielgebend für einen professionellen Befähigungsnachweis, dem es gegeben sei, die Gleichwertigkeit der Standards in ganz Europa anzuerkennen.

Die Arbeit, die in dieses Vertragswerk investiert wurde, bestand in einem wunderbaren, wenn auch anstrengenden Prozess des Zusammenwirkens. Dieser machte es erforderlich, dass sowohl jede einzelne in den Ausschuss entsandte Landesvertreterin als auch die Repräsentanten der verschiedenen Psychotherapiemethoden aufeinander hören lernten. Nolens volens wurden wir zu Meistern im Kompromisseschließen und im Verhandeln, bis uns schließlich ein Dokument vorlag, das unser aller Zustimmung fand. Es geriet zum Zeugnis einer Geisteshaltung, welche den Europäischen Verband für Psychotherapie durchwaltet, nämlich eine, die stets für Integration, Offenheit und Toleranz einerseits, und für hohe professionelle Standards andererseits, gestanden hat. Das gemeinsame Ziel bestand darin, einen europaweit anerkannten Beruf-

---

1   © Aus dem Englischen von Luna Gertrud Steiner

stand der Psychotherapie zu definieren, zu entwickeln und zu schützen, und
dieses Ziel hat weiterhin Gültigkeit.

Es ist sehr bezeichnend für Heiner Bartuska, dass er gleich nach dem Abschluss
des ECP-Prozesses beginnen sollte, dieses Buch zu schreiben, stellt es doch
das folgerichtige Resultat der Begründung des Europäischen Zertifikates dar.
Wir halten hiermit ein Buch in Händen, das die Grundprinzipien der Psychotherapie in einer systematischen Art und Weise festlegt. Es macht die Substanz
der Grundnormen aus, welche für das ECP ausgehandelt wurden, und zwar
für die konkrete Alltäglichkeit der Psychotherapieausbildung sowie deren Praxis. Es zielt darauf ab, den Psychotherapeutinnen stets die Grundparameter
ihres Metiers vor Augen zu führen, und formuliert diese klar und explizit aus
einer Position heraus, die weit über alle Theorie hinausgeht.

Es verhielt sich wie mit dem Europäischen Zertifikat für Psychotherapie: Ist ein
solcher Text einmal geschrieben, erscheint er sonnenklar, seine Erstellung aber
ist bisweilen extrem komplex und wirft eine Reihe von Problemen auf. Dieses
Buch stellt eine ausgezeichnete Ergänzung zum blanken Skelett des ECP dar.
Mögen viele Generationen an Ausbildungskandidatinnen von diesen Strukturen profitieren, mögen diese ihnen den Zugang zur Psychotherapie als Profession eröffnen, welche wir erst einmal definieren und verdichten mussten. In
einem solchen Gebäude verweilen zu dürfen, sollte Ausbildungskandidaten
mit der Zeit mit so viel Sicherheit innerhalb ihrer Profession ausstatten, dass
sie den Mut finden, sie auch in Frage zu stellen. In diesem Sinne hoffe ich, dass
dieses Buch eine ganze Generation neuer Gedanken anregen wird, die wiederum auf das Universum der Psychotherapie zurückwirken, Veränderungen
in Gang setzen und sie in stetiger Bewegung halten.

Emmy van Deurzen

Österreichischer Bundesverband für Psychotherapie

Vor fünfzehn Jahren wurde die Psychotherapie als eigenständige wissenschaftliche Disziplin und Behandlungsmethode im österreichischen Psychotherapiegesetz verankert. Die Definition und die Berufsumschreibung der Psychotherapie bindet die Ausübung der Psychotherapie an eine umfassende, bewusste und geplante Behandlung (§ 1 PthG). Daraus ergibt sich die Verpflichtung und die Berechtigung zur eigenverantwortlichen und selbständigen Diagnostik und Indikationsstellung als Spiegel eines Selbstverständnisses, das sich von den anerkannten psychotherapeutischen Methoden zum Teil schon seit Jahrzehnten traditionsreich aufgegriffen weiß, sich dort in ständiger Weiterentwicklung befindet und in der jeweils schulenspezifischer Ausprägung gelehrt wird.

Die Diskussion und die wiederkehrende Kontroverse rund um die Eigenständigkeit der Psychotherapie hat die Forderung und den Bedarf nach der Erarbeitung jener übergeordneter und allen Methoden und Schulen innewohnenden Elemente nach sich gezogen, die methoden- und schulenübergreifend als die Herzstücke spezifischer psychotherapeutisch-wissenschaftlicher Diagnostik und damit dieser spezifischen Fachlichkeit anzusehen sind.

Der Forschungsausschuss des Psychotherapiebeirates des Bundesministeriums für Gesundheit und Frauen hat sich diese Aufgabe zur Herausforderung gemacht und die nun vorliegenden Leitlinien psychotherapeutischer Diagnostik erstellt, die sich eng an der psychotherapeutischen Praxis und damit auch am österreichischen Psychotherapiegesetz orientieren. In klarer Abgrenzung und Unterscheidung zur medizinisch-psychiatrischen und zur klinisch-psychologischen Diagnostik wird die psychotherapeutische Diagnostik prozessorientiert, als ein dem psychotherapeutischen Prozess inhärentes und den Prozess permanent begleitendes Verstehens- und Annäherungsverfahren beschrieben, das Zustands- und Statusbilder im Vergleich zu klassifizierender und statusorientierter Diagnostik stets im Kontext des psychotherapeutischen Prozesses bewertet. Die Leitlinie beschreibt die drei für den diagnostischen Erkenntnisprozess charakteristischen und unverzichtbaren Säulen in den Dimensionen

„Symptomatik in Relation zur Persönlichkeit", „psychotherapeutisches Beziehungsgeschehen" und „Krisenhaftigkeit".

Analog zum Geschehen in der Psychotherapie ist das vorliegende Ergebnis Ausdruck eines gemeinsamen Entwicklungsprozesses innerhalb unserer Fachlichkeit, der mit dem Erscheinen dieses Buches nicht abgeschlossen ist und sein kann, sondern weiter getragen werden soll und wird. Basierend auf gemeinsam entwickelten und als für die spezifische Gestaltung und Reflexion der psychotherapeutischen Beziehung relevanten Eckpfeiler als Basis für eine psychotherapeutische Diagnostik gilt es zudem, diese dann auf mit dem jeweils schulenspezifischen Verstehenshintergrund rückzubinden bzw. konkret umzusetzen.

Mit der Erarbeitung und Veröffentlichung dieses Buches ist ein weiterer wichtiger Schritt der Verankerung der Psychotherapie auch im Sinne der Verankerung eines emanzipatorischen Erkenntnis- und Behandlungsansatzes im Gesundheitswesen erfolgt.

Dafür gebührt allen KollegInnen, die ihre je schulenspezifische Fachlichkeit und ihr Engagement für den Diskurs im Rahmen des Forschungsausschusses des Psychotherapiebeirates zur Entwicklung dieser Richtlinien für eine psychotherapeutische Diagnostik eingebracht haben, unsere Anerkennung. An dieser Stelle sei auch jenen SchulenvertreterInnen gedankt, die durch ihren Kommentar bereits einen sehr wesentlichen Beitrag geleistet haben, den fachlichen Diskurs zu dieser Leitlinie lebendig und offen zu halten.

In diesem Sinn geht das vorliegende Buch über die Darstellung eines eigenständigen diagnostischen Ansatzes hinaus. Es legt auch dar, dass die gesetzliche Verankerung der Psychotherapie und der schulenspezifischen Ansätze die Basis für vielversprechende zukünftige Weiterentwicklung der Psychotherapie, auch über Österreich hinausgehend, sind.

Margret Aull, Präsidentin des ÖBVP
Eva Mückstein, Vizepräsidentin

Inhaltsverzeichnis

Autorenverzeichnis   XVII

Einleitung
Entstehungsgeschichte der psychotherapeutischen Diagnostik
Heiner Bartuska, Stefan Wiesnagrotzki   3

**1. Diagnostik-Leitlinie für Psychotherapeutinnen
und Psychotherapeuten**
Präambel   11
A.   Psychotherapeutische Diagnostik   15
A.I.   Diagnosestellung   18
        1.   Symptomatik in Relation zur Persönlichkeit   18
        2.   Psychotherapeutische Beziehung   19
        2.1.   Aufnahme und Gestaltung der psychotherapeutischen
                Beziehung   21
        2.2.   Zielorientierung   22
        2.3.   Prozessdiagnostik   24
        2.4.   Bewertung der psychotherapeutischen Beziehung   25
        3.   Krisenhaftigkeit   26

A.II.   Indikation   29
        1.   Indikation zur psychotherapeutischen Behandlung   29
        2.   Indikation einer zusätzlichen diagnostischen Abklärung   30
        3.   Indikation für ein spezifisches psychotherapeutisches
                Behandlungsangebot   30
        3.1.   Indikationen bei krankheitswertigen Störungen   31
        3.2.   Indikationen nach Schweregrad der Krisenhaftigkeit   31
        3.3.   Indikationen bei Störungen der Persönlichkeitsentwicklung
                ohne Krankheitswertigkeit   32
        4.   Kontraindikationen   32

B.   Psychotherapeutische Leitlinien   34
B.I.   Leitlinien zur Diagnosestellung   34
        1.   Leitlinie zur Dimension der Symptomatik in Relation
              zur Persönlichkeit   34
        2.   Leitlinie zur Dimension der psychotherapeutischen
              Beziehung   34
        3.   Leitlinie zur Dimension der Krisenhaftigkeit   36

B.II.   Leitlinien zur Indikation   37
        1.   Leitlinie zur Indikation der psychotherapeutischen
              Behandlung   37
        2.   Leitlinie zur Indikation einer zusätzlichen
              diagnostischen Abklärung   38
        3.   Leitlinie zur Indikation für ein spezifisches
              psychotherapeutisches Angebot   38

Anhang   39
        Anhang 1: Amtsgutachten von 1991   39
        Anhang 2: Höchstgerichtliche Entscheidungen   45

Erläuterungen zu Kapitel 1
Manfred Buchsbaumer & Herausgeber   48

**2. Handhabung und Verwendung der Diagnostik aus Sicht
der fachspezifischen Methoden**
        Benedikt Lesniewicz: Analytische Psychologie (AP)   61
        Franz Sedlak: Autogene Psychotherapie (ATP)   69
        Augustinus Karl Wucherer-Huldenfeld, Hans-Dieter Foerster:
        Daseinsanalyse (DA)   75
        Friederike Goldmann, Lilli Lehner: Dynamische
        Gruppenpsychotherapie (DG)   79
        Alfried Längle: Existenzanalyse (EA)   85
        Otmar Wiesmeyr: Existenzanalyse und Logotherapie (EL)   93
        Kathleen Höll: Integrative Gestaltpsychotherapie (IG)   101
        Gerhard Stemberger: Gestalttheoretische Psychotherapie (GTP)   105
        Hans Kanitschar: Hypnosepsychotherapie (HY)   117
        Marianne Martin, Franz Sedlak: Katathym Imaginative
        Psychotherapie (KIP)   127
        Markus Hochgerner: Konzentrative Bewegungstherapie (KBT)   133
        Robert Hutterer: Personenzentrierte und klientenzentrierte
        Psychotherapie (PP & KP)   139
        August Ruhs: Psychoanalyse (PA)   147
        Michael Wieser: Psychodrama (PD)   155

Gerda Mehta: Systemische Familientherapie (SF)

163

Amanda Berghold-Straka: Transaktionsanalytische

Psychotherapie (TA)

171

Erwin Parfy: Verhaltenstherapie (VT)

179

3. Diagnostik in verschiedenen Professionen

Stefan Wiesnagrotzki: Diagnostik in Medizin, Psychiatrie

und Psychosomatik

185

Elisabeth Wagner: Psychotherapeutische Diagnostik

in der Forensik

189

Anton-Rupert Laireiter: Klinisch-psychologische

und psychotherapeutische Diagnostik

199

Marion Bauer-Lehrner, Ursula Margreiter: Stellenwert

der Diagnostik in der Psychotherapie – eine Studie

227

4. Zur Bedeutung von Grundbegriffen

Manfred Buchsbaumer: Leiden – Störung,

Krankheit – Krankheitswertigkeit

243

Gerhard Pawlowsky: Persönlichkeit –

Persönlichkeitsstruktur – Persönlichkeitsstörungen

247

Gerhard Pawlowsky: Beziehung

249

Gerda Mehta: Die psychotherapeutische Beziehung –

eine dem Prinzip nach explosive Kraft

257

Heiner Bartuska: Krise und Krisenhaftigkeit

267

Heiner Bartuska: Reflexion – Selbstreflexion – Selbsterfahrung

269

**5. Psychotherapeutischer Status zur Diagnostik-Leitlinie
für Psychotherapeutinnen und Psychotherapeuten**

Psychotherapeutischer Status

287

Herausgeber

290

Autorenverzeichnis

Aull, Margret, Dr.
Psychotherapeutin (PA), Präsidentin des ÖBVP

Bartuska, Heinrich, Dr. phil.
Klinischer und Gesundheitspsychologe, Psychotherapeut (DG, GP), ECP, Lehrtherapeut im Österreichischen Arbeitskreis für Gruppentherapie und Gruppendynamik (ÖAGG)/ Fachsektion Gruppendynamik und Dynamische Gruppenpsychotherapie (DG), Mitglied des Psychotherapiebeirats im BMGF

Bauer-Lehrner, Marion, Mag. rer. nat.
Klinische und Gesundheitspsychologin, Psychotherapeutin in Ausbildung unter Supervision (VT)

Berghold-Straka, Amanda, Mag. phil.
Psychotherapeutin (TA), Lehrtherapeutin in der Arbeitsgemeinschaft Transaktionsanalyse (ARGE TA)

Buchsbaumer, Manfred, Psychotherapeut (PD)
psychotherapeutischer Gutachter, Supervisor, Dipl. Tanz- u. Bewegungspädagoge

Foerster, Hans-Dieter, Dr. med.
Psychotherapeut (DA), Lehrtherapeut für Daseinsanalyse und Präsident des Österreichischen Daseinsanalytischen Instituts für Psychotherapie, Psychosomatik und Grundlagenforschung (ÖDAI), stellvertretender Ambulatoriumsleiter im Kuratorium für Psychosoziale Dienste (PSD) in Wien, Mitglied des Psychotherapiebeirats im BMGF

Goldmann, Friederike, Mag. Dr. phil.
Psychotherapeutin (DG) und Supervisorin, Lehrtherapeutin und Ausbildungsleiterin für Dynamische Gruppenpsychotherapie im Österreichischen Arbeitskreis für Gruppentherapie und Gruppendynamik (ÖAGG) / Fachsektion Gruppendynamik und Dynamische Gruppenpsychotherapie (DG)

Hochgerner, Markus
Psychotherapeut (IG, KBT), Lehrtherapeut für Integrative Gestalttherapie im Österreichischen Arbeitskreis für Gruppentherapie und Gruppendynamik (ÖAGG) / Fachsektion Integrative Gestalttherapie (IG) und für Konzentrative Bewegungstherapie im Österreichischen Arbeitskreis für Konzentrative Bewegungstherapie (ÖAKBT), Mitglied des Psychotherapiebeirats im BMGF

Höll, Kathleen, Mag.
Psychotherapeutin (IG), Lehrtherapeutin für Integrative Gestalttherapie im Österreichi-
schen Arbeitskreis für Gruppentherapie und Gruppendynamik (ÖAGG)/Fachsektion
Integrative Gestalttherapie (IG)

Hutterer, Robert; Ao. Univ.-Prof. Dr. phil.
Psychotherapeut (PP), Lehrtherapeut für Personenzentrierte Psychotherapie in der
Vereinigung Rogerianische Psychotherapie (VRP), Mitglied des Psychotherapiebeirats im
BMGF

Kanitschar, Hans, Dr. phil.
Klinischer und Gesundheitspsychologe, Psychotherapeut (HY, KIP), Lehrtherapeut für
Hypnosepsychotherapie und für Katathym Imaginative Psychotherapie in der Österreichi-
schen Gesellschaft für angewandte Tiefenpsychologie und allgemeine Psychotherapie
(ÖGATAP), Mitglied des Psychotherapiebeirats im BMGF

Laireiter, Anton-Rupert, Ass.-Prof. Dr. phil.
Klinischer und Gesundheitspsychologe, Psychotherapeut (VT), Lehrtherapeut für Verhal-
tenstherapie in der Arbeitsgemeinschaft für Verhaltensmodifikation (AVM), Mitglied des
Psychotherapiebeirats im BMGF

Längle, Alfried, Dr. med., Dr. phil.
Klinischer und Gesundheitspsychologe, Psychotherapeut (EL), Lehrtherapeut für Logotherapie und Existenzanalyse in der Gesellschaft für Existenzanalyse (GLE), General-
sekretär der International Federation of Psychotherapy (IFP), Präsident der Internationalen
Gesellschaft für Logotherapie und Existenzanalyse (GLE-Int.), Wien

Lehner, Lilli
1130 Wien, Psychotherapeutin (DG) Lehrtherapeutin für Dynamische Gruppenpsychotherapie im Österreichischen Arbeitskreis für Gruppentherapie und Gruppendynamik
(ÖAGG) / Fachsektion Gruppendynamik und Dynamische Gruppenpsychotherapie (DG)

Lesniewicz, Benedikt
Psychotherapeut (AP), Lehranalytiker in der Österreichischen Gesellschaft für Analytische
Psychologie (ÖGAP)

Margreiter, Ursula, Dr. phil.
Klinische und Gesundheitspsychologin, Psychotherapeutin (DG, KP, PD), Lehrtherapeutin
für Dynamische Gruppenpsychotherapie im Österreichischen Arbeitskreis für Gruppentherapie und Gruppendynamik (ÖAGG) / Fachsektion Gruppendynamik und Dynamische Gruppenpsychotherapie (DG), Mediatorin, Wissenschaftliche Leiterin des ÖAGG-
Propädeutikums, Mitglied des Psychotherapiebeirats im BMGF

Martin, Marianne, Dr. phil.
Klinische und Gesundheitspsychologin, Psychotherapeutin (ATP, HY, KIP), Lehrtherapeutin für Katathym Imaginative Psychotherapie in der Österreichischen Gesellschaft für
angewandte Tiefenpsychologie und allgemeine Psychotherapie (ÖGATAP), kooptierte
wissenschaftliche Leiterin der Weiterbildungscurricula in medizinischer Hypnose und
Kommunikation, Vizepräsidentin der ISOREC

Mehta, Gerda, Dr. phil.
Klinische und Gesundheitspsychologin, Psychotherapeutin (SF), Lehrtherapeutin für
Systemische Familientherapie und Ausbildungskommissionsleiterin der Österreichischen
Arbeitsgemeinschaft für Systemische Therapie und Studien (ÖAS), Mediatorin, Superviso-
rin, Mitglied des Psychotherapiebeirats im BMGF

Mückstein, Dr. Eva
Klinische und Gesundheitspsychologin, Psychotherapeutin (PP), Vizepräsidentin des
ÖBVP

Parfy, Erwin, Mag. Dr. phil.
Klinischer Psychologe, Psychotherapeut (VT), Vorstandsmitglied und Lehrtherapeut für
Verhaltenstherapie in der Österreichischen Gesellschaft für Verhaltenstherapie (ÖGVT),
Mitglied des Psychotherapiebeirats im BMGF

Pawlowsky, Gerhard, Dr. phil.
Klinischer und Gesundheitspsychologe, Psychotherapeut (PA, PP), Lehrtherapeut in der
Vereinigung Rogerianische Psychotherapie (VRP) und Lehranalytiker im Wiener Kreis für
Psychoanalyse und Selbstpsychologie (WKPS), Mitglied des Psychotherapiebeirats im
BMGF

Pritz, Alfred, Hon.-Prof. Dr. phil.
Psychotherapeut (ATP, DG, GP, KP, PA), Lehrtherapeut für Gruppenpsychoanalyse im
Österreichischen Arbeitskreis für Gruppentherapie und Gruppendynamik (ÖAGG)/Fach-
sektion Gruppenpsychoanalyse (GP), Präsident des World Council for Psychotherapy,
Mitglied des Psychotherapiebeirats im BMGF

Ruhs, August, Univ.-Prof. Dr. med.
Univ.-Klinik für Tiefenpsychologie und Psychotherapie, Facharzt für Psychiatrie und
Neurologie, Lehranalytiker (PA) im Wiener Arbeitskreis für Psychoanalyse (WAP), Psycho-
therapeut (GP, PA, PD), Lehrtherapeut für Psychodrama und Gruppenpsychoanalyse im
Österreichischen Arbeitskreis für Gruppentherapie und Gruppendynamik (ÖAGG)/Fach-
sektionen Psychodrama, Soziometrie und Rollenspiel (PD) und Gruppenpsychoanalyse
(GP), stellvertretender Vorstand der Univ.-Klinik für Tiefenpsychologie und Psychotherapie, Mitglied des Psychotherapiebeirats im BMGF

Sedlak, Franz, MinRat Mag. DDr.
Klinischer und Gesundheitspsychologe, Psychotherapeut (ATP, EL, IP, KIP, KP, VT), Lehr-
therapeut für Autogene Psychotherapie und Katathym Imaginative Psychotherapie in der
Österreichischen Gesellschaft für angewandte Tiefenpsychologie und allgemeine Psycho-
therapie (ÖGATAP), Supervisor, Leiter der Abt. V/4 Schulpsychologie-Bildungsberatung &
Psychologische Studentenberatung im Bundesministerium für Bildung, Wissenschaft und
Kultur (BMBWK)

Stemberger, Gerhard, Dr. phil.
Psychotherapeut (GTP), Lehrtherapeut für Gestalttheoretische Psychotherapie in der
Österreichischen Arbeitsgemeinschaft für Gestalttheoretische Psychotherapie (ÖAGP),
Leiter der für Psychotherapiefragen zuständigen Sozialwissenschaftlichen Abteilung der
Arbeiterkammer Wien, Vorsitzender der Internationalen Gesellschaft für Gestalttheorie
und ihre Anwendungen (GTA), Geschäftsführender Herausgeber von „Gestalt Theory –
An International Multidisciplinary Journal", Mitglied des Psychotherapiebeirats im BMGF

van Deurzen, Emmy, Prof., M.Phil, M.Psy, Ph.D.
FBPSs, FBACP, UKCP, ECP. Director Dilemma Consultancy Ltd., Director NSPC-London.
Co-Direktor Centre for Study of Conflict and Reconciliation University of Sheffield

Wagner, Elisabeth, Dr. med.
Fachärztin für Psychiatrie und Neurologie, Psychotherapeutin (SF), Lehrtherapeutin an der
Lehranstalt für Systemische Familientherapie (i. A.), Psychiatrische Leitung der Justizanstalt
Favoriten

Wieser, Michael, Ass.-Prof. Mag. Dr.
Universität Klagenfurt, Institut für Psychologie, http://www.uni-klu.ac.at/~mwieser,
Psychotherapeut (PD), Lehrtherapeut mit partieller Lehrbefugnis und Forschungskoor-
dinator für Psychodrama im Österreichischen Arbeitskreis für Gruppentherapie und
Gruppendynamik (ÖAGG) / Fachsektion Psychodrama, Soziometrie und Rollenspiel (PD),
Auskunftsperson im Forschungsausschuss des Psychotherapiebeirats im BMGF, Redakteur
der Zeitschrift Psychotherapie Forum, Chair of Research Committee und council member
in FEPTO (Federation of European Psychodrama Training Organisations), Coordinator of
Psychodrama research group in IAGP (International Association of Group Therapy)

Wiesmeyr, Otmar, Dr.
Klinischer und Gesundheitspsychologe, Psychotherapeut (E), Lehrtherapeut und Vorsitzender des Ausbildungsinstituts für Logotherapie und Existenzanalyse (ABILE), Mitglied
des Psychotherapiebeirats im BMGF

Wiesnagrotzki, Stefan, Ass.-Prof. Dr.
Univ.-Klinik für Psychiatrie, Facharzt für Psychiatrie und Neurologie, Psychotherapeut,
Mitglied des Psychotherapiebeirats im BMGF

Wucherer-Huldenfeld, Augustinus Karl, Dr. Phil.
Habilitiert an der philosophischen Fakultät der Universität Wien, war von 1974 bis 1997
o. Professor für Philosophie sowie Vorstand des Instituts für Philosophie an der Universität
Wien, von 1990 bis 2002 Präsident der Österreichischen Gesellschaft für Daseinsanalyse
(ÖGDA) und von 1997 bis 2001 Präsident der Ferdinand-Ebner-Gesellschaft

Einleitung

Entstehungsgeschichte
der psychotherapeutischen Diagnostik

HEINER BARTUSKA, STEFAN WIESNAGROTZKI

Wenige Monate nach Inkrafttreten des Psychotherapiegesetzes (PthG 1990) in Österreich mit dem 1. Januar 1991 und während der anlaufenden Gespräche über eine Krankenkassenfinanzierung der Psychotherapie wurde in einer Stellungnahme der Ärztekammer behauptet, dass Psychotherapeuten nach dem PthG 1990 nicht diagnostizieren könnten, da die Kompetenz zur Diagnose im Psychotherapiegesetz nicht angeführt sei. Es müssten daher alle Patienten zuerst von Ärzten diagnostiziert und dann erst an Psychotherapeuten weiter zugewiesen werden. Die Psychotherapeuten seien damit wie Physiotherapeuten oder Krankenschwestern auf genaue ärztliche Anordnung und Zuweisung angewiesen (Delegationsprinzip). Dem gegenüber steht der § 14 Abs. 2 PthG, der eine Zusammenarbeit allenfalls mit Vertretern anderer Wissenschaften vorsieht (Kooperationsprinzip).

Diese Haltung gegenüber der Psychotherapie war keineswegs neu, sondern nur eine Variante der vertretenen Meinung der Ärztekammer, dass nur Ärzte Psychotherapie ausüben dürften.

Schon vor dem PthG 1990 war diese Meinung weder gesetzliche noch beobachtbare Realität (Freud, S. Die Frage der Laienanalyse, 1927; dieser Artikel führte zum Freispruch v. Theodor Reik1927; In einem unveröffentlichten Rechtsgutachten von T. Öhlinger wurde 1987 zur Frage der Berechtigung zur Psychotherapieausübung in Österreich begründet, warum Psychologen mehr Rechte dazu hätten als Ärzte). Zwischen 1980 und 1990 wurden gegen 3 Psychologen, die Psychotherapie angeboten hatten, Klagen gem. § 184 StGB „Kurpfuscherei" wegen Psychotherapietätigkeit geführt. Alle 3 Psychologen wurden jedoch ohne jeden Zweifel freigesprochen. Gesetzlich wurde den Psychologen im Jahr 1984 die therapeutische Tätigkeit als Realität und sogar privilegierend im Umsatzsteuergesetz anerkannt. Jandl-Jager und Stumm erbrachten 1988 den Nachweis, dass 80 % der Psychotherapieleistungen in Österreich nicht von Ärzten geleistet wurde, sondern von Personen, die im Grundberuf Psychologe, Pädagoge, Sozialarbeiter, etc. waren, bevor sie ihre Psychotherapieausbildung absolviert hatten.

In verschiedenen Gutachten (siehe auch Strotzka & Schindler im Anhang) sowie im 1994 erschienenen Buch „Psychotherapie eine neue Wissenschaft vom Menschen", herausgegeben von A. Pritz, werden einerseits die Begründungen für die im Psychotherapiegesetz 1990 definierte eigenständige Wissenschaftlichkeit der Psychotherapie dargelegt, andererseits aber als mangelhaft kritisiert, dass weder eine Definition noch Grundannahmen einer psychotherapeutischen Diagnostik vorlägen. Bezug wird hier auf eine den psychotherapeutischen Schulen gemeinsame Diagnostik genommen. Mit diesem Mangel wäre eine vollständige Anerkennung der Psychotherapie als eigenständige Wissenschaft bzw. Profession noch nicht möglich. Wenn die Psychotherapeuten nicht einmal angeben könnten, nach welchen Kriterien sie eine professionelle fachliche Einschätzung vornehmen, wie können sie dann als eigenständige Profession anerkannt werden?

1999 wurde in Deutschland per Gesetz über die psychologischen Psychotherapeuten die Diagnostikkompetenz zwar explizit formuliert, aber eine Definition oder Beschreibung dieser psychotherapeutischen Diagnostik war nicht enthalten.

Die Praxis für Psychotherapeuten hat sich durch diese Gesetzesbeschlüsse insoferne verändert, als mit der Krankenkassenverrechnung in Österreich ab 1.1.1992 eine Diagnose zwingend vorgeschrieben wurde. Dies führte zu einer flächendeckenden Verwendung der psychiatrischen Diagnostik ICD 9 und seit 2002 ICD 10. Dieses Diagnosesystem wird bis heute verwendet, wobei die Psychotherapeuten für ihre Praxis zwar eine Mitkompetenz und Handhabungsfähigkeit in diesen Diagnostikfragen sehen, aber auch viel Kritik an den für psychotherapeutische Zwecke unzureichenden Möglichkeiten dieser psychiatrischen Diagnostik und ein Mangel an Eigenständigkeit artikuliert wird. Erschwerend kommt noch die sehr komplexe Vielfalt der psychotherapeutischen Schulen mit ihrer fast babylonisch anmutenden Sprach- und Kulturvielfalt hinzu. In der Frage der Diagnostik hatte sich bis heute noch keine gemeinsame Sprache und keine gemeinsame Grundkonzeption etabliert. Zur Erinnerung sei erwähnt, dass die Psychotherapie und besonders ihre verschiedenen fachspezifischen Methoden und Schulen aus den verschiedenen Wurzeln der Medizin, Psychologie, Pädagogik, Philosophie, Sozialarbeit und Religion entstanden sind.

Das zunehmende Erkennen der relevanten Gemeinsamkeiten führte in einen Gründungsbeschluss für die Psychotherapie (in Österreich im Dachverband der psychotherapeutischen Vereinigungen ab etwa 1982). Ursprünglich wurde die Psychoanalyse mehr in der Medizin (ab 1900), die Verhaltenstherapie mehr in der Psychologie (ab 1920), die Gestalttherapie in der Gestaltpsychologie des 19. Jh. beheimatet gesehen.

Aus all diesen Gründen war es einigen Vertretern der Psychotherapie seit 1992 ein Anliegen, eine gemeinsame Basis einer psychotherapeutischen Diagnostik zu erarbeiten, damit Psychotherapie als eigenständige Wissenschaft auf Dauer anerkannt werden kann. Zunächst standen aber durch viele Jahre dringendere Fragen im Vordergrund: die gemeinsame Erarbeitung der Kriterien einer wissenschaftlichen Prüfung sowohl der Ausbildungen, als auch der Ausbildungseinrichtungen für die fachspezifischen Methoden, die Anrechnungen nach Gleichwertigkeit von Ausbildungsteilen, sowie gemeinsame Richtlinien für Supervision und Gutachtertätigkeit von Psychotherapeuten. Somit konnte erst 1999 mit der Arbeit an dieser psychotherapeutischen Diagnostik begonnen werden.

Verschiedene beteiligte psychotherapeutische Methoden und Praxisfelder

Die außergewöhnliche Situation der Arbeitsgruppe, welche die Definitionen der Grundannahmen und Beschreibungen sowie die gutachterlichen Leitlinien der psychotherapeutischen Diagnostik erarbeitet hat, ist daran erkennbar, dass in über 62 dreistündigen Sitzungen Repräsentanten verschiedener psychotherapeutischer Methoden und Schulen aber auch verschiedener Praxisfelder kontinuierlich gearbeitet haben. Repräsentanten der Psychoanalyse, Gesprächspsychotherapie, Verhaltenstherapie, systemischer Familientherapie, Gestaltpsychotherapie, dynamischer Gruppenpsychotherapie und Psychodrama kooperierten. An Arbeitsfelder waren vertreten: freie Praxis, psychosomatische Klinik, psychiatrische Klinik, universitärer Bereich, öffentliche Wohlfahrtsträger, propädeutische Ausbildungseinrichtungen, Berufsvertretung der Psychotherapeuten, Berufsvertretung der Psychologen und Berufsvertretung des Österreichischen Gewerkschaftsbundes sowie Vertreter des zuständigen Österreichischen Bundesministeriums (für Gesundheit und Frauen).

Durch die Beteiligung der sehr vielseitigen Repräsentanzen ist es gelungen, das Vorhaben einer Entwicklung einer gemeinsamen Sprache der fachspezifischen psychotherapeutischen Methoden im Bereich der Grundannahmen der psychotherapeutischen Diagnostik erfolgreich durchzuführen.

Konflikte der Theorien und Metaphern

Anfangs dominierten äußerst konflikthafte Phantasien: So könnte hier die Vormachtsstellung einer Methode gegenüber einer anderen oder sogar die Einführung einer Einheitspsychotherapie mit Zwangsdisziplinierung aller Psychotherapeuten der Weg bereitet werden. Es sei mit dieser begonnenen Diskussion einer psychotherapeutischen Diagnostik die Eigenständigkeit diagnostischer Überlegungen und traditionell erarbeiteter diagnostischer Systeme der verschiedenen methodenspezifischen Schulen in ihrer wissenschaftlichen, sprachlichen und kulturellen Entwicklung gefährdet.

Diese Phantasien drängten sich anfangs so sehr in den Vordergrund, dass in vielen Arbeitssitzungen mehr konkurriert als kooperiert wurde. Wegen dieses beschwerlichen Beginns mussten notwendige Reflexionen über die Motive der Teilnehmer dieser Arbeitsgruppe entstehen. Damit wurde die Zusammenarbeit zunehmend flüssiger und qualitativ hochstehender.

Methodisch wurde ein Sitzungsprotokoll vorgelegt, das zu einer genauen Überprüfung und Reformulierung des bisher erarbeiteten Textes führte. Jeder Textentwurf wurde mehrfach überarbeitet, diskutiert und in Frage gestellt. Vieles wurde gekürzt und verworfen, bis sich der vorliegende, konzentrierte Text der eigenen kritischen Diskussion und Überprüfung als standhaft erwies.

Natürlich musste die Arbeitsgruppe auch inhaltlich ihre eigene Arbeitsweise entwickeln. Diese bestand unter anderem in der Verwendung von Metaphern, Verfremdungen und konkreten Fallbeispielen aus der Erfahrung der verschiedenen Praxisbereiche. Somit konnte eine kreative und respektvolle Diskussion entstehen.

Immer wieder musste die Erfahrung gemacht werden, dass Teilnehmer nicht vollständig verstanden hatten, welche weiteren Bedeutungen und Konsequenzen andere Mitarbeiter mit ihrem methodenspezifischen Begriff gemeint hatten. Erst anhand von Beispielen konnten diese konkretisiert werden. So wurden Begriffe und deren Bedeutung erstmals neu definiert.

Andere methodenspezifische Begriffe wurden abgewandelt und erweitert, so dass sie für alle Psychotherapiemethoden verwendbar und akzeptabel wurden. Neufindungen, allgemeiner Sprachgebrauch und Vermeidung von etablierten schulenspezifischen Ausdrücken erlaubte einen gleichberechtigten Sprachgebrauch in der Diagnostik, sodass keine Methode dominieren konnte.

Ein zentraler Konflikt bestand auch darin, dass diagnostische Überlegungen für den therapeutischen Prozess unpassend oder sogar schädlich seien und sich dadurch machtmissbräuchlich auswirken würden. Der Gefahr dieses möglichen Machtmissbrauches wurde ein so hoher Stellenwert eingeräumt, dass die Forderung ernsthaft vertreten wurde, dass diagnostische Überlegungen nicht existieren dürften. Sie hätten in der krankheits- und entwicklungsbedingten Aufnahmefähigkeit des Patienten wegen ihrer schädlichen Auswirkungen im psychotherapeutischen Prozess keinen Platz.

Es wurde zunächst nicht differenziert, inwieweit diagnostische Überlegungen im Psychotherapeuten entstehen, die jedoch meist unausgesprochen bleiben, und nur in den persönlichen Aufzeichnungen oder allenfalls in der Supervision diskutiert würden. Durch die vorliegende Arbeit wurde deutlich, dass eine sorgfältig reflektierte psychotherapeutische Diagnostik einen Beitrag zum Qualitätsstandard darstellt.

Ein nützliches Konstrukt in der Diskussion war die Metapher der Architekten, die je nach Ausrichtung verschiedene Materialien und Gestaltungen bevorzugt verarbeiten, jedoch in gleicher Art und Weise Überlegungen zur Statik (wie Stabilität, Tragfähigkeit und Belastbarkeit) anstellen müssen, welche auch meistens nicht im Detail den Bauherren mitgeteilt werden. Diese Fragen werden explizit diskutiert, wenn sich aufgrund der Wünsche des Bauherrn die Notwendigkeit einer Diskussion der Tragfähigkeit, mit oder ohne Einbeziehung eines eigenen Statikers ergibt. Ähnlich verhält es sich bei den Psychotherapeuten mit ihren diagnostischen Überlegungen. Diese beziehen sich auf die vermuteten Ursachen und Vorschädigungen, welche den Freiraum des Patienten beschränken. Gleichzeitig müssen die Stabilität, Belastbarkeit und der zu erweiternde Freiraum der Ressourcen (alternative Handlungs- und Erlebensmöglichkeiten sowie die Spontanität und Flexibilität) eingeschätzt werden.

Die Phantasie einer angestrebten Einheitspsychotherapie wurde oft diskutiert, welche die methodenspezifische Gestaltungen der Therapieprozesse unterbinden würde und die Vormachtstellung einer Ausbildungseinrichtung entstehen ließe.

Dies wurde den Initiatoren der Arbeitsgruppe häufig unterstellt in Kombination damit, dass einzelne Personen nur nach einer persönlich dominanten Machtposition streben würden. So wurde von Vertretern der verschiedenen methodenspezifischen Einrichtungen Vorhaltungen laut, dass diese entweder sabotiert, zerstört, oder begrifflich bestohlen, von anderen einverleibt oder als eigenes ausgegeben werden könnten. All dies ohne Angabe von Quellen. Diese Vorwürfe erwiesen sich bei aller Schwierigkeit als enorm fruchtbar, da sie die Arbeitsgruppe zwangen, sich mit dem begrifflichen Reichtum der Psychoanalyse, der Verhaltenstherapie, der systemischen Therapie etc. auseinander zu setzen, um entsprechende Begriffe zu entwickeln, die für alle Psychotherapiemethoden kompatibel sind.

Eine weitere Befürchtung bestand darin, wie die Sozialversicherungen eine vorliegende Diagnostik verwenden könnten, oder wie unter Nutzung dieser Informationen eine Methode benachteiligt oder eine andere bevorzugt werden könnte. Auch dieser Gesichtspunkt musste immer wieder zur Prüfung des Textes herangezogen werden, um sicherzustellen, dass die Nutzungsmöglichkeiten der Diagnostik im Rahmen der angestrebten Zusammenarbeit mit den Sozialversicherungen sinnvoll erhalten bleiben.

Auch die Frage, wie andere Berufsgruppen, insbesondere Ärzte und Psychologen, die psychotherapeutische Diagnostik aufnehmen werden, wurde diskutiert und als Prüfstein verwendet. Es wäre sinnlos gewesen, Inhalte in die psychotherapeutische Diagnostik aufzunehmen, welche schon in der medizinischen, psychiatrischen oder klinisch psychologischen Diagnostik entwickelt wurden und verwendet werden. Jedoch wurde die Notwendigkeit klar, dass Psychotherapeuten, wenn sie schon die medizinische Diagnostik des ICD verwenden, definieren müssen, auf welchen Grundlagen und in welcher Weise dies geschieht. In welchen Bereichen eine Mitkompetenz bei der Diagnose psychischer Erkrankungen gemäß ICD definiert wird, und worin die für Psychotherapeuten bedeutendere Eigenkompetenz der psychotherapeutischen Diagnostik besteht, war die Hauptaufgabe der Arbeitsgruppe.

Häufig wurde auch von der Arbeitsgruppe bezweifelt, ob eine eigenständige psychotherapeutische Diagnostik überhaupt vorstellbar wäre. Mit Zunahme der erarbeiteten Inhalte verloren diese Zweifel ihre Bedeutung.

Die Anwendbarkeit der diagnostischen Leitlinien insbesondere der Zusammenfassung wurde geprüft und von den Mitgliedern der Arbeitsgruppe unter Praxisbedingungen evaluiert.

Eine letzte Frage war die der Lehrbarkeit dieser psychotherapeutischen Diagnostik. Auch diese Frage hielt einer kritischen Überprüfung stand.

Literatur

Freud S (1927) Die Frage der Laienanalyse, In Studienausgabe Ergänzungsband: Schriften zur Behandlungstechnik (1982) Fischer, Frankfurt a.M.
Jandl-Jager E, Stumm G (Hrsg) (1988) Psychotherapie in Österreich, Deuticke, Wien
Pritz A (Hrsg) (1996) Psychotherapie eine neue Wissenschaft vom Menschen. Springer, Wien New York
Kierein M, Pritz A, Sonnek G (1991) Psychologengesetz, Psychotherapiegesetz, Kurzkommentar. Orac, Wien

1. Diagnostik-Leitlinie für Psychotherapeutinnen und Psychotherapeuten

des Bundesministeriums für Gesundheit und Frauen
auf Grundlage eines Gutachtens des Psychotherapiebeirates
vom 15. Juni 2004

Begriffsklärungen und Leitlinien
zur psychotherapeutischen Diagnostik

Präambel

Mit Beschluss des Psychotherapiebeirates in seiner 44. Vollsitzung vom 8. Juni 1999 wurde der Forschungsausschuss des Psychotherapiebeirates mit der Erarbeitung von Leitlinien für eine psychotherapeutischen Diagnostik unter Praxisbedingungen (nachstehend als „psychotherapeutische Diagnostik" bezeichnet) beauftragt.

Arbeitsauftrag an den Forschungsausschuss

Dieser Arbeitsauftrag wurde seitens des Forschungsausschusses wie nachstehend ausgeführt näher präzisiert und in folgenden Fragestellungen zusammengefasst:
- Gibt es eine eigenständige psychotherapeutische Diagnostik und, wenn ja, wie kann diese konzeptuell gefasst werden?
- Nach welchen diagnostischen Leitlinien gehen Psychotherapeutinnen[A] in Österreich unabhängig von der jeweiligen methodenspezifischen Zugehörigkeit unter Praxisbedingungen im Zusammenhang mit der Indikationsstellung[1] für eine Krankenbehandlung, i.e. die Behandlung von Verhaltensstörungen und Leidenszuständen gemäß §1 Absatz 1 Psychotherapiegesetz, vor?
- Nach welchen diagnostischen Leitlinien gehen Psychotherapeutinnen in Österreich unabhängig von der jeweiligen methodenspezifischen Zugehörigkeit unter Praxisbedingungen im Zusammenhang mit der Krankenbehandlung, i.e. die Behandlung von Verhaltensstörungen und Leidenszuständen gemäß §1 Absatz 1 Psychotherapiegesetz, BGBl.Nr. 361/1990 vor?
- Welche weitere Vorgangsweise wird im Zusammenhang mit dem nunmehr vorliegenden Entwurf für eine psychotherapeutische Diagnostik unter Praxisbedingungen empfohlen?

[A] Im Text wird durchgehend die weibliche Form verwendet – die männliche Form ist jeweils mit gemeint.

Vorbemerkungen zur psychotherapeutischen Diagnostik

Das Vorgehen nach psychiatrischen Diagnosesystemen wie ICD 10 oder ähnlichen Systemen erlaubt eine Beschreibung von Patientinnen und Klientinnen, die Psychotherapie in Anspruch nehmen. Die Durchführung einer organmedizinischen Diagnostik oder klinisch-psychologischen Diagnostik kann je nach Einzelfall indiziert und für die psychotherapeutische Behandlung von großer oder eher randständiger Bedeutung sein, wobei die einzelnen diagnostischen Systeme sich auf unterschiedliche Aspekte psychischer und körperlicher Zustandsbilder beziehen.

Damit eine von Psychotherapeutinnen lege artis[2] durchgeführte Diagnostik zustande kommen und für die Behandlung der Patientinnen und Klientinnen in ihren Lebensvollzügen effektiv werden kann, braucht es nach Ansicht des Forschungsausschusses zusätzliche psychotherapeutisch-diagnostische Leitlinien. Das diagnostische Vorgehen wird einerseits als Voraussetzung für das Zustandekommen des psychotherapeutischen Prozesses angesehen und kommt andererseits während des ganzen psychotherapeutischen Prozesses[3] zur Wirkung. Es entspricht einem psychotherapeutisch-diagnostischen Begleitprozess parallel zur psychotherapeutischen Behandlung. In diesen psychotherapeutisch-diagnostischen Begleitprozess fließen die hier entwickelten Leitlinien als kontinuierlich wirkende Parameter, die es ständig zu berücksichtigen gilt, ein.

Im Zusammenhang mit der Erarbeitung einer psychotherapeutischen Diagnostik wird weder ein Allmachtsanspruch[4] gegenüber den fachspezifischen diagnostischen Systemen erhoben noch der Versuch unternommen, eine Einheitsdiagnostik[5] explizit zu formulieren.

Die Unterschiedlichkeit und Vielfalt der Zugänge zur methodenspezifisch-psychotherapeutischen Diagnostik wird als Reichtum verstanden. Die Vielfalt kann den unterschiedlichen Vorstellungen der Patientinnen hinsichtlich des Menschenbildes[6], des Psychogeneseverständnisses[7], der Behandlungsziele etc. besser gerecht werden, als der Versuch einer konstruierten Einheitssprache. Entsprechend setzt sich der Forschungsausschuss dafür ein, jede psychotherapeutische Methode zu einer Reichhaltigkeit der diagnostischen wie therapeutischen Sprache zu animieren.

Zielsetzung der Arbeit des Forschungsausschusses war die Erstellung von Leitlinien zu einer psychotherapeutischen Diagnostik unter Praxisbedingungen, wie sie in Österreich durch das Psychotherapiegesetz vorgegeben sind. Diese Zielformulierung ist gleichzeitig als Absage an allfällige überzogene Vorstellungen hinsichtlich der Möglichkeit universeller Antworten auf psychotherapeutische Fragestellungen, unabhängig vom jeweiligen nationalen Kontext, einschließlich dessen rechtlichen und soziokulturellen Rahmenbedingungen, zu verstehen.

Der vorliegende Entwurf ist weniger als Ergebnis empirisch-methodologischer Forschungstätigkeit zu verstehen, denn als verdichtete systematisierte Pragmatik.[8] Dies entspricht dem seitens des Psychotherapiebeirates an den Forschungsausschuss erfolgten Arbeitsauftrag, Leitlinien für eine psychotherapeutische Diagnostik zu erstellen, nach denen seitens der behandelnden Psychotherapeutinnen in Österreich unter Praxisbedingungen bereits vorgegangen wird.

Die genaue Abklärung der Indikation für Psychotherapie erfordert die Durchführung einer methodenspezifisch-psychotherapeutischen Diagnostik. Dies schließt die Indikation für eine Zusammenarbeit mit Vertreterinnen anderer Professionen sowie der differentiellen Indikation ein. Das heißt, dass schrittweise die Fragen zu klären sind

1. ob eine psychotherapeutische Behandlung für die Patientin indiziert ist,
2. ob in weiterer Folge eine ergänzende organ-medizinische, psychiatrische und/oder klinisch-psychologische diagnostische Abklärung indiziert ist und
3. welche psychotherapeutische Behandlung (durch welche Psychotherapeutin, in welcher Methode, in welchem Setting) indiziert ist.[9]

Im weiteren werden Leitlinien für die psychotherapeutische Diagnostik im Zusammenhang mit der Behandlung krankheitswertiger Störungen[B] (als Verhaltensstörungen und Leidenszuständen verstanden, vgl. § 1 leg.cit.) ausgeführt.

Diese Leitlinien sind das konsensfähige Ergebnis, das auf Grund der diagnostischen Erfahrung von Psychotherapeutinnen, die jeweils den tiefenpsychologisch-hermeneutischen, humanistischen, systemisch-konstruktionistischen und verhaltensorientierten Herangehensweisen[10] verpflichtet sind, in gemeinsamer Diskussion im Rahmen des Forschungsausschusses erarbeitet wurde.

Anschließend an die Leitlinien für die psychotherapeutische Diagnostik soll die methodenspezifisch-psychotherapeutische Diagnostik Platz greifen.[11]

Psychotherapeutische Diagnostik wird hier einerseits als ein Entdeckungsverfahren[12] verstanden. Dabei wird in einer Interaktion zwischen einer oder mehreren Behandelten[A] und einer oder mehreren Psychotherapeutinnen neu gebotenes Material, das sich auf der Ebene der Sprache, der Emotionen, der Kognitionen und des Verhaltens zeigt, zu sprachlich beschreibenden Mustern[13] zusammengefügt. Dieses Entdeckungsverfahren erlaubt in der Folge

---

A Im Text wird durchgehend die weibliche Form verwendet – die männliche Form ist jeweils mit gemeint.

B Da im Begriff der Störung sowohl das pathogene Moment als auch dessen Effekt beinhaltet ist, müsste man zutreffender Weise und entsprechend dem englischen Begriff „disorder" im Sinne einer anhaltenden Beeinträchtigung oder Veränderung psychischer Funktionen von Gestörtheit sprechen. Im Text wird aufgrund des üblichen Sprachgebrauches das Wort Störung weiter verwendet.

zwar keine Punktprognosen, wohl aber Vorhersagen über die mögliche Entwicklung solcher Muster.

Andererseits wird Psychotherapeutische Diagnostik hier als Informationssystem verstanden, das in Zusammenarbeit der psychotherapeutisch arbeitenden Professionen unabhängig von der methodenspezifischen Ausbildung und/oder anderen beruflichen Qualifikationen (i. e. Psychotherapeutinnen verschiedener Orientierungen und Methoden, psychotherapeutisch ausgebildete Ärztinnen, Psychologinnen, Sozialarbeiterinnen, Pädagoginnen, Physiotherapeutinnen et cetera) Zugang zum Wissen der anderen Anbieter von psychotherapeutischen Dienstleistungen in der Krankenbehandlung bietet. Damit wird den Klientinnen, Patientinnen, Angehörigen, Krankenkassen und anderen, die psychotherapeutische Dienstleistungen nachfragen, Orientierung und Information geboten.[14]

Der Forschungsausschuss ist von folgenden Überlegungen ausgegangen

- Bei der Erarbeitung der wissenschaftlich-psychotherapeutischen Diagnostik sind die Erkenntnisse anderer Wissenschaften zu berücksichtigen, insbesondere der wissenschaftstheoretischen Forderungen nach expliziten Grundannahmen, nach Klarheit und nach Nachvollziehbarkeit (der Medizin hinsichtlich der gesicherten Erkenntnisse über Krankenbehandlungen; der Biologie hinsichtlich der biologischen Grundlagen; der Soziologie und Psychologie hinsichtlich der Erkenntnisse über psychisches Erleben, Verhalten, Entwicklung und Zusammenleben von Menschen; der Jurisprudenz hinsichtlich der rechtlichen Handhabung der Begriffe Störung, Krankheit und Krankheitswertigkeit[15]).
- Die psychotherapeutische Diagnostik ist als Grundlagendiagnostik mit dem Ziel zu erarbeiten, dass diese als gemeinsame Basis und als Ausgangspunkt für die Anwendung der fachspezifischen diagnostischen Systeme[16] dienen kann.
- Die psychotherapeutisch-diagnostischen Leitlinien sollen für die Psychotherapie im Bereich der Krankenbehandlung aber auch für jenen Bereich der Psychotherapie gelten, der keine Krankenbehandlung darstellt (Paartherapie, Entwicklungsförderung, Persönlichkeitsentwicklung etc.).

A. Psychotherapeutische Diagnostik

Rechtsgrundlagen und Definitionen

Die Notwendigkeit der Erarbeitung einer wissenschaftlichen Diagnostik ergibt sich aus den grundsätzlichen Anforderungen an eine Wissenschaft. Sie ist nicht vollständig als Wissenschaft anzuerkennen, wenn klare Definitionen und Kriterien für die diagnostische Handhabung, d.h. die fachliche Einschätzung eines Sachverhaltes durch einen Angehörigen mit einer spezifischen beruflichen Qualifikation, fehlen. Die fachspezifischen Methoden haben zwar auch in der Vergangenheit über zum Teil verschiedene diagnostische Systeme verfügt, eine darüber hinausgehende allgemeine psychotherapeutische Diagnostik fehlt jedoch weltweit.

Die Ableitung der selbständigen, eigenverantwortlichen diagnostischen Tätigkeit von Psychotherapeutinnen ist aus der Definition und Berufsumschreibung der Psychotherapie gemäß §1 Psychotherapiegesetz, BGBl. Nr. 361/1990 vorzunehmen:

„Die Ausübung der Psychotherapie im Sinne dieses Bundesgesetzes ist die nach einer allgemeinen und besonderen Ausbildung erlernte, umfassende, bewusste und geplante Behandlung von psychosozial oder auch psychosomatisch bedingten Verhaltensstörungen und Leidenszuständen mit wissenschaftlich-psychotherapeutischen Methoden in einer Interaktion zwischen einem oder mehreren Behandelten und einem oder mehreren Psychotherapeuten mit dem Ziel, bestehende Symptome zu mildern oder zu beseitigen, gestörte Verhaltensweisen und Einstellungen zu ändern und die Reifung, Entwicklung und Gesundheit des Behandelten zu fördern."

Insbesondere ergibt sich die Berechtigung und Verpflichtung der Psychotherapeutin zur diagnostischen Abklärung aus der Notwendigkeit, eine umfassende Behandlung anzubieten und durchzuführen.

Schindler und Strotzka halten in einer für das ehemalige Bundesministerium für Gesundheit, Sport und Konsumentenschutz erstellten gutachterlichen Stellungnahme zur Frage der selbständigen Diagnostik von Psychotherapeutinnen fest, dass die umfassende Behandlung „bewusst" und „geplant" durchgeführt werden muss.

„Daraus geht laut dieser gutachterlichen Stellungnahme eindeutig hervor, dass nach dem Willen des Gesetzgebers ein von der Psychotherapeutin durchzuführender, abklärender und die Psychotherapie planender Prozess im Behandlungsvorgang implizit enthalten ist (Siehe Anhang 1).

Psychotherapeutische Diagnostik ist ein inhärenter Bestandteil der psychotherapeutischen Behandlung. Die Diagnose wird dabei als Momentaufnahme in einem diagnostischen Prozess verstanden, der je nach dem Grad der möglichen Differenzierung wahrnehmbar und einschätzbar ist. Dabei unterscheiden wir jedenfalls zwischen Anfangs-, Verlaufs- und Abschlussdiagnose.

Die Durchführung einer psychotherapeutisch-diagnostischen Abklärung wird auch im österreichischen Sozialversicherungsrecht vorausgesetzt. § 120 ASVG Abs. 1 regelt den Eintritt des Versicherungsfalles wie folgt:

Der Versicherungsfall gilt als eingetreten:
1. im Versicherungsfall der Krankheit mit dem Beginn der Krankheit, das ist des regelwidrigen Körper- oder Geisteszustandes, der die Krankenbehandlung notwendig macht;[17]

Dies bezieht sich im Zusammenhang mit den Worten „regelwidriger Geisteszustand" auf die Feststellung von Krankheiten einschließlich krankheitswertiger seelischer Störungen."

Klassifikationsmotive

Für jede Patientin können regelmäßig mehrere – gegebenenfalls drei bis vier – verschiedene Diagnosen erstellt werden, und zwar jeweils in Abhängigkeit der nachstehend angeführten Klassifikationsmotive:

- Verwaltung: Für die Zwecke der Verwaltung[18] sind die derzeit gebräuchlichen Systeme völlig ausreichend.
- Psychotherapeutische Praxis: Es wurden im Rahmen der fachspezifischen Methoden differenzierte diagnostische Systeme ausgearbeitet. Diese werden als ausreichend für die therapeutische Arbeit erachtet. Unter diesem Gesichtspunkt erscheint eine gemeinsame Entwicklung nicht notwendig.
- Kommunikation mit angrenzenden Berufen: Sichtbar- und Verständlichmachen des psychotherapeutisch-diagnostischen Prozesses insbesondere für Patientinnen, Angehörige anderer Gesundheitsberufe und die Öffentlichkeit werden als notwendig erkannt.
- Psychotherapieforschung: Diese beschäftigt sich mit dem Auffinden gemeinsamer Begrifflichkeiten und Grundlagen mit darauf basierenden Diffe-

renzierungen. Es wird in diesem Zusammenhang auf das oben angeführte Gutachten von Schindler und Strotzka hingewiesen.

- Berufsrechtliche, nationale und internationale Regelungen: Hinweis auf den im deutschen Psychotherapeutengesetz 1999 expliziten Verweis auf die diagnostische Tätigkeit von Psychotherapeutinnen (*gemäß § 1 Absatz 3 des deutschen Psychotherapeutengesetzes ist die Ausübung der Psychotherapie ... jede mittels wissenschaftlich anerkannter psychotherapeutischer Verfahren vorgenommene Tätigkeit zur Feststellung, Heilung oder Linderung von Störungen mit Krankheitswert, bei denen Psychotherapie indiziert ist; ... zur Ausübung der Psychotherapie gehören nicht psychologische Tätigkeiten, die die Aufarbeitung und Überwindung sozialer Konflikte oder sonstige Zwecke außerhalb der Heilkunde zum Gegenstand haben*).

Definition der krankheitswertigen seelischen Störung

Krankheitswertige seelische Störungen sind psychosozial oder auch psychosomatisch bedingte Verhaltensstörungen und Leidenszustände (§ 1 Absatz 1 leg.cit.). Sie werden auch als individuelle Bewältigungsversuche mit inadäquaten Mitteln[19] verstanden.

Definition des Gegenstandes der psychotherapeutischen Diagnostik

Der Gegenstand der psychotherapeutischen Diagnose ist die Feststellung psychopathologischer Sachverhalte im Sinn von subjektivem Leiden einer oder mehrerer Personen unter den Voraussetzungen kultureller und gesellschaftlicher Normen sowie ökonomischer Bedingungen.

In diesem Zusammenhang sind auch weitere Normensysteme[20] von Bedeutung, die explizit oder implizit in die diagnostische Abklärung einfließen.

Wesentlich für die psychotherapeutische Diagnose ist ihre Gebundenheit an die Subjektivität von Erleben und Leiden[21], während im organpathologischen Bereich Normabweichungen hauptsächlich an Objektivitätskriterien gebunden sind.

Definition der Diagnostik

Psychotherapeutische Diagnostik ist ein Prozess, in dem die nachstehend beschriebenen Dimensionen[22] in ihrer ständigen wechselseitigen Beeinflussung reflektiert und gewichtet werden:

I. Psychotherapeutische Diagnosestellung
1. Symptomatik in Relation zur Persönlichkeit
2. Psychotherapeutische Beziehung
3. Krisenhaftigkeit

Als Ergebnis dieses Prozesses geht eine Indikationsstellung[23] hervor:

II. Psychotherapeutische Indikationen
1. Indikationen zur psychotherapeutischen Behandlung
2. Indikationen zu einer weiteren diagnostischen Abklärung in organmedizinischer Hinsicht und/oder in psychiatrischer Hinsicht und/oder klinisch-psychologischer Hinsicht bzw. zu anderen Abklärungen
3. Indikationen für ein spezifisches psychotherapeutisches Behandlungsangebot
4. Kontraindikationen

A.I. Diagnosestellung

Nachstehend sind die drei Dimensionen der psychotherapeutischen Diagnosestellung wiedergegeben:
1. Symptomatik in Relation zur Persönlichkeit
2. Psychotherapeutische Beziehung
3. Krisenhaftigkeit

1. Symptomatik in Relation zur Persönlichkeit

Die Dimension der bestehenden und zu beschreibenden Symptomatik wird von Psychotherapeutinnen anhand ICD 10 klassifiziert. Zur Klassifikation werden die vorliegenden Ergebnisse psychiatrischer und psychologischer Diagnoseverfahren (in deren Erhalt die Psychotherapeutin unter Umständen erst durch entsprechende Anforderung kommt) herangezogen.

Darüber hinausgehend gibt es deutliche Unterschiede in der Kategorienbildung aufgrund der Methodenvielfalt: Jede wissenschaftlich anerkannte methodenspezifische Ausrichtung definiert insbesondere Persönlichkeit auf spezifische Weise, etwa als Struktur, Stil, Dynamik, System etc. Diese Aspekte werden in unterschiedlicher Gewichtung in den entsprechenden Modellbildungen verwendet.

In den letzten Jahren wurde das Phänomen der Co-Morbiditäten vermehrt diskutiert, d.h. die gleichzeitige Diagnosestellung mehrerer Störungen, die wesentlich häufiger vorliegen als zunächst angenommen wurde. Im Zusammenhang mit der diagnostischen Dimension „Symptomatik in Relation zur Persönlichkeit" interessiert besonders die im ICD vorhandene Möglichkeit, Co-Morbiditäten zwischen umgrenzten Symptomatiken[24] und den sogenannten Persönlichkeitsstörungen zu diagnostizieren.

Es wird als wünschenswert erachtet, dass explizite Persönlichkeitsstörungen im Sinne der Co-Morbidität genauer als bisher diagnostiziert werden, allerdings sollen darüber hinaus die in den verschiedenen Schulen vorhandenen Möglichkeiten der diagnostischen Beschreibung von Persönlichkeitsmerkmalen und den damit zusammenhängenden Interaktionsstilen voll ausgeschöpft werden.

Die zusätzliche Beachtung der spezifischen Persönlichkeit bei bislang nur monosymptomatisch[25] diagnostizierten Störungen wird in der vorliegenden psychotherapeutischen Diagnostik als unumgänglich gesehen. In diesem Sinne ist nicht nur bei expliziten Persönlichkeitsstörungen, sondern auch bei affektiven Störungen, Psychosen, Sucht, etc eine nach den differentialdiagnostischen Kriterien sorgfältige Persönlichkeitsdiagnostik zu erstellen.[26] Diese eröffnet mehrfache Ansatzpunkte für die psychotherapeutische Behandlung.

Im ICD erfolgt bereits bei einzelnen Störungsbereichen eine Einschätzung des Schweregrades. Diese Einschätzung wird generell, d.h. für alle Störungsbilder – auch solche, für die sie nicht explizit vorgesehen ist – für notwendig erachtet wird.

Die verwendete Abstufung von leicht, mittelgradig und schwer als klinische Einschätzung wird als hinreichend angenommen, eine qualitativ genauere Beschreibung des Schweregrades kann jedoch sinnvoll sein.

Für den individuellen Behandlungsplan ist zusätzlich das Ausmaß der Krisenhaftigkeit (siehe unter Ziffer 3, Krisenhaftigkeit), d.h. das Ausmaß der existenziellen Bedrohung[27], als sehr wichtig anzusehen. Es ist durchaus denkbar, dass auch aus dem geringem Schweregrad einer Störung eine große existenzielle Krise erwächst und umgekehrt. Daraus folgend sind für psychotherapeutische Belange entsprechende Behandlungsprioritäten und Entscheidungen, das Setting betreffend, zu setzen.

2. Psychotherapeutische Beziehung

Der Mensch wird in soziale Beziehungen hineingeboren und benötigt sie für seine Entwicklung, phasenspezifisch in unterschiedlicher Weise. Beziehungserfahrungen sind in adäquater Form[28] notwendig. Unangemessenheit kann im Kontext von unterstützenden und belastenden Faktoren zu Beeinträchtigung, Symptombildung und Störung führen.

Die auf verschiedenen Ebenen der Vermittlung bestehende „Beziehung" zwischen Patientin und Psychotherapeutin ihren interpersonellen und intersubjektiven Dimension einzuschätzen, wird als die diagnostische Kernkompetenz der Psychotherapeutin definiert.

Diejenigen Phänomene, die in der Beziehung Diagnostik ermöglichen, werden in allen methodenspezifischen Ausrichtungen umfassend beschrieben (als Übertragung, Aktualisierung von Beziehungsschemata, Beziehungsmuster etc.).

Die wechselseitig realisierte Beziehung entsteht aus den reflektierten, geplanten und kreativ angepassten Beziehungsangeboten der Psychotherapeutin und den individuellen Beziehungsangeboten der Patientin.

Psychotherapeutinnen absolvieren in ihrer Ausbildung eine Vielzahl von Beziehungserfahrungen, welche unter Anleitung von Lehrtherapeutinnen reflektiert werden. Dieser Teil des Ausbildungsprozesses etabliert explizite[29] und implizite Standards für die Einschätzung von Beziehungserfahrungen und deren Gestaltung.

Grundsätzlich lernen die Psychotherapeutinnen ihre diagnostischen und therapeutischen Überlegungen dem therapeutischen Ziel unterzuordnen, d.h. Entwicklungs- und Veränderungsprozesse zum Wohle und im Sinne der Patientin zu fördern. Insbesondere wird gelernt, persönliche Interessen, Bedürfnisse, Emotionen und sich aufdrängende Gedanken, so ferne diese nicht für den Prozess relevant und förderlich sind, hintanzuhalten. Diese spezifische Reflexionsfähigkeit[30] stellt ein wesentliches Qualitätskriterium dar, das im Zuge der Ausbildung (Selbsterfahrung, Theorie, Supervision etc.) erworben wird. Sie ist der psychotherapeutischen Tätigkeit inhärent.

Den verschiedenen psychotherapeutischen Methoden ist eine bewusste und geplante Vorgangsweise gemeinsam. Entsprechend dieser Vorgangsweise verhält sich die Psychotherapeutin in Bezug auf den Veränderungsprozess anregend und vertrauensfördernd (wohlwollende Aufmerksamkeit)[31]. Sie nimmt dabei eine neutrale Haltung gegenüber Werten, Personen und Veränderungen ein und setzt die Beziehungsangebote und Ansprüche der Patientin in Relation dazu.

Entsprechend diesem prozesshaften Verlauf ist die psychotherapeutische Haltung charakterisiert durch ein Oszillieren zwischen dem Einfühlen in die Erlebniswelt der Patientin und dem reflektierenden „In-Distanz-treten". Diese Haltung ermöglicht es der Psychotherapeutin, zwischen den Anforderungen der Patientin und ihres methodenspezifischen Hintergrundes den Veränderungsprozess fördernde, verantwortungsvolle Entscheidungsschritte zu setzen.

Die Psychotherapeutin stellt dabei wiederkehrend einen Bezug zwischen ihren, aus dem psychotherapeutischen Beziehungsgeschehen gewonnenen, erfahrungsgeleiteten Erkenntnissen, den wissenschaftlich psychotherapeutischen Erkenntnissen sowie den Erkenntnissen anderer Wissenschaften her.

2.1. Aufnahme und Gestaltung der psychotherapeutischen Beziehung

Eine psychotherapeutische Beziehung wird aus den Beziehungsangeboten und -aufforderungen der Psychotherapeutin und den Beziehungsangeboten und -aufforderungen der Patientin gestaltet. Die Angebote und Aufforderungen der Psychotherapeutin sind definiert durch ein reflektiertes Vorgehen[32] im Sinne einer psychotherapeutisch professionellen Grundhaltung mit empathischem Interesse für die Patientinnen und für deren Beschwerden. Die für den therapeutischen Raum nicht benötigten Themen und Inhalte innerhalb der geplanten methodenspezifischen Rahmenbedingungen sind beiseite zu lassen.[33]

Psychotherapeutisches Handeln unterscheidet im Weiteren laufend auf der verbalen und auf der nonverbalen Ebene zwischen den von der Patientin in den therapeutischen Raum gebrachten Beziehungsangeboten und den in der Psychotherapeutin hervorgerufenen Reaktionen. Diese Reaktionen werden gemäß den Konzepten und den Erfahrungen der Psychotherapeutin reflektiert und therapeutisch genutzt. Daraus abgeleitet wird das Beziehungsangebot von der Psychotherapeutin passend und entwicklungsfördernd ergänzt bzw. erweitert. Zur Beziehungsqualität trägt die Psychotherapeutin durch Interesse, Einfühlung, Wertschätzung und wohlwollende Haltung bei, wobei sie ein konzeptuell durchdachtes Beziehungsangebot macht.

Der konkreten Beziehung gehen Erwartungsbilder oder Vorinformationen voraus, die diagnostische Beschreibung beginnt mit der ersten Kontaktaufnahme.[34]

Schon ab der ersten Stunde ist die Art der Beziehungsgestaltung eine zentrale Dimension des therapeutischen und des gleichzeitig ablaufenden diagnostischen Prozesses.[35]

Aus der Vielfalt menschlicher Ausdrucksmittel und aus den unterschiedlichsten Inszenierungsmöglichkeiten zwischenmenschlicher Beziehungen werden die psychotherapeutisch und diagnostisch relevanten Variablen[36] ausgewählt. Darüber hinaus werden manche Variablen durch den methodenspezifischen Zugang weiter fokussiert und von der jeweiligen Ausrichtung beschrieben.

Vorerfahrungen[37] bestehen im Sinne von Beziehungsmustern[38] grundsätzlich auf beiden Seiten, der Psychotherapeutin und der Patientin. Diese Vorerfahrungen werden in der therapeutischen Beziehung aktiviert. Sie werden eingebracht und/oder zeigen sich in der Beziehung. Die einzelnen psychotherapeutischen Methoden nehmen die aktivierten Vorerfahrungen unterschiedlich wahr. Je nachdem welche Bedeutung ihnen zugewiesen wird[39], werden sie aufgegriffen und zum Gegenstand therapeutischer Bearbeitung gemacht. Die Gemeinsamkeit der methodenspezifischen Ausrichtungen besteht in der bewussten und geplanten Handhabung dieser Arbeitsweise.

Die Psychotherapeutin schätzt das Menschenbild, die Weltanschauung und das Lebenskonzept der Patientin in dem Maß ein, in dem es für das jeweilige methodenspezifische Verfahren benötigt wird.

Sie wird sich fragen, wie die Genese[40] für das Menschenbild, die Weltanschauung und das Lebenskonzept (M, W, L) zu sehen ist und wie weit diese Faktoren von der Patientin für die Beschwerden oder Störung verantwortlich gemacht werden und/oder wie es zur vorgebrachten Konfliktdarstellung kommt. Daraus ergibt sich ein methodisches Vorgehen. Dabei können unterschiedlich kategorisierte Sichtweisen der Variablen „M, W, L" auf Seiten der Psychotherapeutin und der Patientin einander gegenüber stehen, was in manchen Fällen aufgrund fehlender Anschlussmöglichkeiten zur Verunmöglichung der Aufnahme einer therapeutischen Beziehung führt.[41] Eine gewisse Übereinstimmung der Menschenbilder ist als hilfreich anzusehen, jedoch nicht grundsätzlich erforderlich.

Bevor es zu einer vorläufigen Diagnose kommt, stehen Fragen der Abgrenzung und Beziehungsfähigkeit der Patientin bzw. die Bereitschaft[42] der Patientin, sich auf eine psychotherapeutische Beziehung mit der Psychotherapeutin einzulassen, im Vordergrund, die im weiteren Verlauf der Arbeit in den Hintergrund treten. Danach stehen die jeweils aktuellen Themen mit Angebot und Anspruch der Patientin im Vordergrund.

Von der Psychotherapeutin ist zu entscheiden, ob eine geplante, methodisch orientierte Beziehungsgestaltung möglich ist. Verschiedene methodische Vorgangsweisen eröffnen mit verschiedenen Schritten das Beziehungsfeld. Hier entscheidet sich auch, ob die Patientin dies konstruktiv nützen kann.

Die Diagnose hinsichtlich der Dimension „Beziehung"[43] trägt zur Beurteilung bei, ob die Psychotherapeutin Zugang zu den Entwicklungsmöglichkeiten der Patientin in einer therapeutischen Beziehung sieht.

Für die gesamte Diagnose ergeben sich weitere Fragen der Beziehungsqualität und des Schweregrades der Störung im Vergleich zur Symptomatik in Relation zur Persönlichkeit und der Krisenhaftigkeit.

Rahmenbedingungen und Setting

Je nach Einschätzung der Psychotherapeutin hinsichtlich der Möglichkeiten der Patientin für eine regelmäßige Therapie werden Zeitpunkt, Frequenz, Raum und Kosten vereinbart. Dabei werden Absichten, Werthaltungen und Selbsteinschätzungen der Patientin als wichtige Parameter[44] erkennbar.

2.2. Zielorientierung

Bedürfnis, Anspruch und Begehren der Patientin haben als verschiedene Zielvorstellungen in der Behandlung in der Psychotherapie eine andere Bedeutung als in der Medizin.[45] Der Anspruch der Psychotherapie richtet sich auf das Verstehen und/oder Verändern der Störung/des Leidenszustandes.

Zunächst greift die Psychotherapeutin die Motive der Patientin auf (geäußerte Motive genauso wie noch zu erschließende dahinterliegende Motive für Handlungen in der Gegenwart, in der Vergangenheit und in der Zukunft). Von der Patientin werden Ziele geäußert (z. B. den Erhalt von Hilfe bei der Symptomreduktion, das Erlangen von Verständnis für die Bedeutung der Störung, die Lösung von Problemen, das Erlangen von Verständnis bezüglich des Hintergrundes von vorliegenden Konflikten, die Erarbeitung von Konfliktlösestrategien, die Veränderung der eigenen Persönlichkeit, die Veränderung des eigenen Erlebens).

In die Ausarbeitung der Motive fließen Hypothesen der Psychotherapeutin mit ein. Die Psychotherapeutin arbeitet gleichzeitig an der Entwicklung und Tragfähigkeit der therapeutischen Beziehung. Damit können die unvermeidlichen Belastungen der therapeutischen Arbeit wie z. B. Konfrontation und Frustration bewältigbar gemacht und zum Nutzen der Patientin integriert werden.

In diesem Prozess entsteht gemeinsam eine Orientierung hin auf allmählich präzisierte Ziele.

Bei eingeschränkter Fähigkeit zur Selbstverantwortung der Patientin kann es erforderlich sein, dass die Psychotherapeutin vorläufig Teilziele zum Beziehungsaufbau von sich aus vorgibt.[46]

Die Psychotherapie geht grundsätzlich von der Freiwilligkeit der Patientin aus.[47]

Das trifft auch auf krisenhafte und eingeengte Anfangssituationen im Rahmen eines Zwangskontextes zu. Dabei ist natürlich besonderes Augenmerk auf die Freiwilligkeit der Kooperation zu legen. Dieser Grundannahme liegt ein emanzipatorischer Anspruch zugrunde und die entsprechende Zielsetzung bewirkt eine ressourcen- und entwicklungsorientierte Beziehungsdiagnostik und -arbeit.

Selbst die Noncompliance[48] ist für die Psychotherapie diagnostisch relevant, da in der Therapie mit diesen Anteilen auf der Beziehungsebene explizit gearbeitet werden muss.

Eine wesentliche Bedeutung haben auch die vorhandenen Anteile der Einflüsse durch Dritte (Familie, Finanzierung, Medien etc.) in der Motivation und Selbsteinschätzung der Patientin.[49]

Dabei verwendet die Psychotherapeutin definierte Interventionen:
- Stützung für den Patienten (z. B. durch Fragen, Orientierungen, Deutungen etc.),
- kontextabhängig geplantes Vorgehen der Psychotherapeutin (Institution oder freie Praxis),
- Eingehen der Beziehung auf der selben Ebene, als kooperative Haltung der Psychotherapeutin,
- Aufnahme vieler sprachlicher Begriffe und Wendungen der Patientin, Ver-

wenden der natürlichen Sprache und Aufgreifen der Worte der Patientin und deren Bedeutung (semantisch und emotional),

– Herstellen von Zusammenhängen, um Sinn (Bedeutung) aufzufinden oder zu stiften und

– genaue und detaillierte Beobachtung mit besonderer Berücksichtigung der Beziehung.

2.3. Prozessdiagnostik

Die psychotherapeutische Diagnostik definiert sich im Unterschied zu status-orientierter oder zustandsorientierter Diagnostik als prozessorientiert. Das bedeutet, dass Zustands- und Statusbilder immer im Kontext des gesamten therapeutischen Prozesses gesehen werden.

Der Diagnoseprozess[50] ist permanente Begleitung des Therapieprozesses und wirkt auf diesen fortlaufend zurück. In diesem Sinne sind Fragen oder Probedeutungen potentiell therapeutische Weichenstellungen.

Auch bei Vorliegen diagnoserelevanter Vorinformationen (Anamnesen, Interviews, Tests etc.) muss die diagnostische Beurteilung im beginnenden Therapieprozess oder in einem zeitlich ausreichenden Begutachtungsprozess stattfinden. Die Psychotherapeutin wird oft erst nach einem mitunter langen Prozess des Suchens nach professioneller Hilfe von der Patientin kontaktiert. Die Psychotherapeutin sieht das aktuell Ausgesprochene und Angedeutete in jeweils größerem Bedeutungskontext stehend. D. h. sie berücksichtigt das kulturelle, familiäre und gesellschaftliche Umfeld, die behandlungsspezifischen Vorerfahrungen, etc. Um diesen Kontext für die Diagnose erfassen zu können, bedarf es eines behutsamen therapeutischen Umganges damit. Selbst wenn geäußerte Lebenshaltungen, Einstellungen, Sichtweisen bis hin zu Ideologien für die grundsätzlichen Auffassungen der Psychotherapeutin unakzeptabel sind, soll die Psychotherapeutin zunächst nicht Position beziehen (allenfalls in Fällen, in denen das Zustandekommen der Therapie von einer Positionierung der Psychotherapeutin abhängt).

Aus den verschiedenen Augenblicksbeobachtungen sind beziehungsdiagnostische Hinweise auf verschiedenen Ebenen (kognitiv, emotional, körperlich) zu berücksichtigen, die sich etwa im Ausdruck, in der Selbstdarstellung oder im Erscheinungsbild zeigen.

Die Beziehungsangebote können schwerpunktmäßig störungsspezifisch oder persönlichkeitsbezogen beschrieben werden, wobei bei zunehmender Intensität der Störung die störungsspezifischen Beziehungsangebote im Vordergrund stehen. Die Aufgabe der Psychotherapeutin ist, das störungsspezifische Beziehungsangebot der Patientin mit individuumsbezogenen persönlichkeitsspezifischen Beziehungsangeboten zu erweitern.

Um weitere Dimensionen des Beziehungsangebotes zu beschreiben, wer-

den folgende Begriffe häufig verwendet: Ausmaß der Motivation, Anspruchs-
niveau, Distanz vs. Nähe, Autonomie vs. Bindung, Selbstkontrolle vs. Selbst-
aktualisierung, Stabilität vs. Labilität.

Daraus werden Modellvorstellungen über die weiteren Entwicklungsmöglichkeiten und Notwendigkeiten des therapeutischen Prozesses abgeleitet.
Die davon beeinflussten Reaktionen und Interventionen werden Ausgangspunkt für neue Wahrnehmungen. Bedeutsam ist dabei, wie die Patientin gegenwärtig von ihrem Erleben spricht, ihr Anliegen formuliert, sich präsentiert,
zu einem Mitsprechen einlädt oder ausschließt, etc. und dabei nicht nur auf
Inhalte vergangener Ereignisse Bezug nimmt.

Vorstellungen von den Entstehungsursachen der Störung sind – insofern
sie das therapeutische Vorgehen behindern – vordringlich zu erkennen und
zu bearbeiten.[51]

Schulenspezifische Modellvorstellungen von der Gestaltung der therapeutischen Beziehung in den Psychotherapeutinnen bewirken (wie auch
individuelle Arbeitsweisen) unterschiedliche Spezialisierungen der Diagnostik, welche auch die Abweichungen von den notwendigen und wünschens-
werten Voraussetzungen konstruktiver therapeutischer Zusammenarbeit umfasst.[52]

In den verschiedenen methodischen Ausrichtungen sind unterschiedliche
Kriterien für die Aufnahme einer Psychotherapie und die den Prozess begleitenden beziehungsweise abschließenden Parameter formuliert. In laufenden
Psychotherapien werden weitere Ereignisse im Zusammenhang mit der Persönlichkeitsstruktur und/oder dem Prozess gesondert diagnostiziert und erst
allmählich wieder in den Zusammenhang integriert.

Aufgrund von Entwicklungen und damit einhergehenden veränderten Lebensmöglichkeiten werden neue Aspekte erfasst und können zur Änderung
oder Ergänzung der Eingangsdiagnose führen. Daher sind in verschiedenen
Phasen des Therapieprozesses mitunter verschiedene Diagnosen als Fokus
auf den Therapieprozesses zu verwenden. Im Prozess finden (Fein-) Abstim-
mungen der Eingangshypothesen aufgrund von Beobachtungen in den aktuellen Sitzungen sowie Evaluierungen des Therapiefortschrittes (Evaluierungs-
bewertungen) statt.

2.4. Bewertung der psychotherapeutischen Beziehung

Es wird ein Mindestkonsens über Setting, Inhalte und Ziel der Psychotherapie
(bzw. die begründete Aussicht darauf) für eine fruchtbare therapeutische Beziehung benötigt.

Eine erste Bewertung der therapeutischen Beziehung findet schon im
Erstgespräch statt. Es ist zu prüfen, ob die methodenspezifischen und persönlichen Variablen der Psychotherapeutin (vgl. Menschenbild, siehe 2.1.) bei

dieser Patientin hilfreich werden können. Dabei ist zu hinterfragen, ob noch Zwischenschritte erarbeitet werden müssen, um eine therapeutische Beziehung aufzubauen. Weitere Bewertungen folgen denselben Grundsätzen.

Aus der Beobachtung und Reflexion der therapeutischen Beziehung bewertet die Psychotherapeutin den Erfolg des Voranschreitens ihrer Arbeit.

Die therapeutische Beziehung ist an der Nützlichkeit und Wirksamkeit der Interventionen erkennbar. Bewertungen der therapeutischen Interventionen bedingen immer wieder Anpassungen der bisherigen diagnostischen Erfassung der Beziehung, die nicht notwendigerweise explizit gemacht werden müssen, jedoch implizit die weitere Gestaltung anleiten.[53]

Das Bild der Patientin von sich selbst und ihrer Störung, ihre Erwartungen an die Psychotherapie und an die Psychotherapeutin verändern sich diagnostisch relevant im Laufe des Therapieprozesses.

Die fortlaufende Reflexion des therapeutischen Prozesses ist dabei ein unverzichtbarer Beitrag der Psychotherapeutin bei der notwendigen Kooperation mit anderen Professionen (z. B. in Zwangskontexten, bei Psychosen, bei psychosomatischen Störungen etc.). Es ergeben sich Überweisungsnotwendigkeiten, wenn zusätzliche diagnostische Abklärungen oder spezifische Behandlungen erforderlich sind.

Die Bewertung der therapeutischen Beziehung findet unter Einbezug der methodenspezifischen Kategorien in Form einer häufig wiederkehrenden Beobachtung des Behandlungsverlaufes statt. Der Erkenntnisgewinn hinsichtlich der Veränderungen der Klientin wird von der Psychotherapeutin eingebracht und ist relevant für den Heilungsfortschritt. Dabei ist zentral die Frage zu beantworten, welche Arbeitsschritte fruchtbar bzw. unfruchtbar im Sinne des Genesungsprozesses waren oder ebenso, ob die momentane Arbeit zu einer Handlungserweiterung oder -einengung für die Patientin führt. Diese und weitere Präzisierungen werden inzwischen als Qualitätssicherung bezeichnet und sind seit über hundert Jahren immanenter Bestandteil der psychotherapeutischen Arbeit. Die Form und Schwerpunktsetzung der Bewertung der therapeutischen Beziehung ist definierte Aufgabe der methodenspezifischen Schulen und der einzelnen Psychotherapeutinnen.

3. Krisenhaftigkeit

Definition des Begriffes „psychische Krise"

Aus psychotherapeutischer Sicht ist eine Krise der drohende Verlust des dynamischen Gleichgewichtes zwischen stabilisierenden und labilisierenden Kräften unter dem Einfluss äußerer und innerer Faktoren (psychischen, sozialen, somatischen etc.). Krisen können mit einem Gewinn an Handlungsmöglichkeiten, wie zum Beispiel bei notwendigen Entwicklungskrisen, oder mit einem

Verlust derselben einhergehen, je nachdem, welche Bewältigungsstrategien zur Verfügung stehen.

Eine Krise kann einerseits vom Patienten bewusst erlebt und erfahren werden, oder andererseits auch bei Fehlen eines solchen Bewusstseins von der Psychotherapeutin aufgrund verschiedener Indikatoren konstatiert werden.[54]

Die von einer Krise ausgehende Einengung fordert die betroffene Person und/oder die kontaktierten Psychotherapeutinnen heraus, nach der Erweiterung von Erlebens-, Wahrnehmungs-, Handlungs- und Erfahrungsspielräumen zu suchen.

Krisen können als krankheitswertige Störungen auch bei geringer Störung auf der Beziehungsebene und der Symptomatik (strukturellen Ebene) beschrieben werden. Sie können aber auch als adäquate Folge realistisch eingeschätzter Ereignisse als krankheitswertig oder nicht krankheitswertig erlebt werden, und sind dann entsprechend zu diagnostizieren.[55]

Der Schweregrad der Krise wird in Relation zu langfristigen Entwicklungsprozessen oder inneren bzw. äußeren Traumatisierungen unterschiedlicher Aktualität stehend gestellt und auf diese Art eingeschätzt.

Unter bestimmten Umständen können auch im Rahmen eines Therapieplanes Krisen hervorrufende Interventionen gezielt gesetzt werden.

Einschätzung der Krisenhaftigkeit

Psychotherapeutinnen sehen die Dimension „Krisenhaftigkeit" als qualitative und quantitative Beschreibung der Anlässe und Kriterien für Krisen. Inwieweit die Krise eskaliert ist, eskalieren wird oder bereits deeskaliert bzw. Prozessverlauf der Krise ist Einschätzungsgegenstand.

Im Laufe des notwendigen Veränderungsprozesses müssen in der Behandlung Krisen beeinflusst und bearbeitet werden, damit die Krise einen konstruktiven Ausgang nimmt.

Es kann im Rahmen der Therapie zu Krisen kommen, die aufgefangen, abgemildert und bearbeitet werden müssen. In der Psychotherapie ist ein gewisses Ausmaß an Krisenhaftigkeit im Rahmen des spezifischen Settings unvermeidlich. Unter bestimmten Bedingungen können, insbesondere bei Stagnation, Krisen intendiert hervorgerufen werden. Solche Behandlungsstrategien erfolgen vor dem Hintergrund der therapeutischen Intention und der Einschätzung der Belastbarkeit der Patientin, das heißt deren Fähigkeit zur konstruktiven Krisenbewältigung.

Sowohl die Selbstsicht der Patientin als auch die Fremdsicht der Psychotherapeutin fließen wie alle bisher genannten diagnostischen Dimensionen in die Einschätzung der Krisenhaftigkeit ein. In die Dimension „Krisenhaftigkeit" müssen auch psychiatrische und psychologische Diagnosebeschreibungen mit einbezogen werden.

Krisenhaftigkeit wird von der Psychotherapeutin im folgenden Sinne qualitativ beschrieben: Welche Bedeutungen die Krisen im Lebenszusammenhang und/oder für die Beziehungen und die Arbeitsfähigkeit für die Patientin haben, z. B.: Einengung, Überforderung, existentielle Bedrohung, Beeinträchtigung des Zuganges zu Ressourcen und Werten, Traumatisierung, schwerer Verlust, Schicksalsschlag, Lebensübergang, Schwellensituationen (Emigration, Entwurzelung) etc.

Die Krisenhaftigkeit verstehen wir als Kontinuum von der ungefährdeten Stabilität über die vermehrte Labilität in verschiedenen Lebensbereichen bis hin zum Ausbruch einer schweren existenziellen Krise.

Aus der Einschätzung der Krisenhaftigkeit ergeben sich verschiedene Handlungsnotwendigkeiten für die Psychotherapeutin. (vgl. dazu „Indikationen nach Schweregrad der Krisenhaftigkeit" A.II.3.2.; B.I.3.; B.II.2.)

Die Einschätzung der Störung des Gleichgewichtes bis hin zur Einschätzung der ausgeprägten Krise wird in fünf Schweregraden vorgenommen. Die in der Beschreibung genannten Punkte erheben weder Anspruch auf Vollständigkeit noch müssen jeweils alle genannten Punkte vorliegen:

1. Schweregrad:
Geringe Störung, jedoch merkbare Irritation des Gleichgewichtes zwischen stabilisierenden und labilisierenden Faktoren.

Beginnende innere Unruhe, Anzeichen von Stress, subjektives Gefühl der Überforderung, vermehrtes Suchverhalten[56] oder Isolierung, Ängstlichkeit.

Gleichzeitig werden in Beruf, Ausbildung und Familie keine wesentlichen Einschränkungen sichtbar, selbst wenn diese subjektiv erfahren werden. Die Patientin ist noch weitgehend in der Lage bestehende soziale Funktionen aufrecht zu erhalten.

2. Schweregrad:
Erhebliche Störung mit vermehrten Krisenanzeichen, auffälligeren Verhaltensweisen und/oder Auftreten somatischer Symptome, vermehrtes Suchtverhalten u.a., die zwar als belastend aber nicht so schwergewichtig erlebt werden, dass es zu stationären Aufenthalten kommt.

Erhebliche Einschränkung der Handlungsfähigkeit und der Flexibilität. Die Patientin ist aber noch in der Lage, bestehende soziale Funktionen aufrecht zu erhalten, wenn auch mit deutlichen Anstrengungen.

Inanspruchnahme von Krankenständen, Infragestellung zentraler Lebensbeziehungen und Lebensbedingungen etc.

3. Schweregrad:
Schwere Störung, bei der die Symptomatik in den Vordergrund tritt, und zentrale Lebensbeziehungen verloren gehen (Trennung, Verlust des Arbeitsplatzes, drohender Verlust der Wohnung).

Grundsätzliche Gefährdung der sozialen Bezüge oder bereits andauernde extreme Einschränkung der sozialen Bezüge. Kritische zerstörerische Impulse mit Kontrollverlust.

Zusammenarbeit mit einschlägigen Einrichtungen sollte gesucht werden.

4. Schweregrad:
Schwerste Störung mit weitgehendem existenziellem und psychischem Zusammenbruch mit Desintegration der Funktionen[57] auf emotionaler und gedanklicher Ebene sowie Verlust der Distanzierungsmöglichkeiten von der beherrschenden Symptomatik.

Eine institutionelle Struktur kann durch die schützende Wirkung mittels Verantwortungsübernahme sinnvoll sein, insbesondere bei drohender Selbst- und/oder Fremdgefährdung.

5. Schweregrad:
Unmittelbare Selbst- und/oder Fremdgefährdung.

Die damit verbundene Lebensgefahr ist nicht an die fortschreitende Desintegration im Sinne des Durchlaufens der Schweregrade 1–4 gebunden, sondern kann auch akut auftreten.

Die einzige psychotherapeutische Intervention ist die Einweisung in eine adäquate stationäre Einrichtung.

A. II. Indikation

1. Indikation zur psychotherapeutischen Behandlung

Definition

Die Indikation zu einer spezifischen psychotherapeutischen Behandlung besteht
- wenn zu beobachten ist, dass es einer Person nicht möglich ist, ihr Leben in einer weitgehend zufriedenstellenden Weise im Bereich des Zumutbaren oder Erwartbaren zu führen. Das zeigt sich im Bereich der psychosozialen Störungen, der Persönlichkeitsentwicklungsstörungen und/oder krankheitswertigen Störungen[58] und bei somatischen Krankheiten.[59]
- wenn zu erwarten ist, dass sich diese Personen nicht alleine oder mit Hilfe ihres sozialen Umfeldes in ihrer Lebensqualität verbessern können, oder sogar eine Verschlechterung zu befürchten ist.

Das Vorhandensein von krankheitswertigen oder somatischen Störungen ist im Regelfall mit einem Leidensdruck verbunden, dem die Person selbst und/ oder Personen ihres sozialen Umfeldes ausgesetzt sind. Krankheitswertige oder somatischen Störungen zeigen sich im Erleben, Verhalten sowie in Beziehungen, wobei die Intensität unterschiedlich ausgeprägt sein kann.

Die Entwicklung der Störungen und die Entwicklung der Fähigkeiten zur Lebensgestaltung liegen in den erworbenen und bestehenden interaktionellen Strukturen.[60] Krankheitswertige Störungen entstehen auch durch aktuelle Überforderungen einer sonst gesunden Persönlichkeit. Wenn die interaktionellen Strukturen nicht ausreichen somatische Erkrankungen zu bewältigen, liegt eine Indikation zur psychotherapeutischen Behandlung vor.

Die psychotherapeutischen Methoden stellen die Indikation gleich und erweitern diese nach zusätzlichen methodenspezifischen Kriterien.

2. Indikation einer zusätzlichen diagnostischen Abklärung

Es ist festzustellen, ob zusätzliche diagnostische Abklärungen notwendig sind (z. B.: organmedizinische, psychiatrische, klinisch-psychologische und andere[61]).

Es liegt in der Verantwortung der Psychotherapeutin, die Kooperation mit Vertretern angrenzender Berufe sicherzustellen (gemäß § 14 Absatz 2 Psychotherapiegesetz, Zusammenarbeit mit Vertretern anderer Wissenschaften). Bei Vorliegen mehrerer Kompetenzen in einer Person sind Überweisungen an entsprechende Vertreter vorzuziehen.[62] Diese Zusammenarbeit besteht aufgrund konkreter Fragestellungen und erfordert einen Informationsaustausch.

Jede Form der automatischen Zuweisung[63] ist meist nicht notwendig und widerspricht der differenzierten Eigenkompetenz der Psychotherapeutinnen. Sie ist sogar in vielen Fällen kontraindiziert, da der Therapieprozess gestört werden könnte. Bei bestehender Notwendigkeit der Zuweisung muss die Patientin aufgeklärt werden (informierte Zustimmung).

3. Indikation für ein spezifisches psychotherapeutisches Behandlungsangebot

Die in Aussicht genommene[64] spezifische psychotherapeutische Behandlung ist für die Patientin auf ihre methodische und ökonomische Entsprechung zu überprüfen. Dabei ist das spezifische Behandlungsangebot der Psychotherapeutin gegenüber anderen psychotherapeutischen Behandlungsangeboten und deren Nutzen für die Patientin abzuwägen.

Die Ressourcen der Patientin und die ihr zugänglichen Ressourcen ihrer Umwelt sind für die psychotherapeutische Behandlung mit zu bedenken.

Das vorzusehende Setting muss die Ressourcen und die Defizite der Patientin berücksichtigen. Dabei sind alle in Frage kommenden Settings wie Einzel-, Gruppen-, Paar- oder Familientherapie in Betracht zu ziehen.

Die zu erwartenden Belastungen der Behandlung müssen der Patientin zumutbar sein.

Daraus ergibt sich eine methodenspezifische Zuordnung, wobei oft mehrere gleichwertige Möglichkeiten zur Wahl stehen und auch Vorstellungen und Vorlieben der Patientin berücksichtigt werden können.

Für eine Überweisung sind die Kriterien der relativen Übereinstimmung zwischen dem diagnostischen Bild der Patientin und den in Frage kommenden Psychotherapeutinnen, und weiters die Fragen von spezifischen Berufserfahrungen, Alter, Geschlecht und psychotherapeutischer Methode bei der Auswahl aus mehreren gleichwertigen Möglichkeiten heranzuziehen.

3.1. Indikationen bei krankheitswertigen Störungen

In diesem Zusammenhang sei auf A.II.1. verwiesen, wo die Frage der Indikation für krankheitswertige Störungen ausreichend definiert ist.

Dabei steht das Verständnis von Leidenszuständen und Verhaltensstörungen im Vordergrund, die die Lebensvollzüge und die Befriedigung der Grundbedürfnisse der Person beträchtlich und empfindlich beeinträchtigen.

Je schwerer und länger zurückliegend die Störung diagnostiziert wird, um so mehr ist mit einer längeren und auch intensiveren Behandlungsnotwendigkeit zu rechnen.

Bei spezifischen Indikationen[65] kann eine engmaschige psychotherapeutische Behandlung bis hin zu mehreren Behandlungseinheiten pro Woche über einen längeren Zeitraum erforderlich sein.

Bei der Behandlung akuter Krisen können auch, wie in der stationären Psychotherapie, kombinierte Intensiv-Settings von Gruppen-, Familien-, Paar- und Einzelbehandlungen mit höherer Stundenanzahl pro Woche notwendig sein.

3.2. Indikationen nach Schweregrad der Krisenhaftigkeit

Bei Schweregrad 1: Für die Psychotherapieplanung und den Therapiebeginn besteht ausreichend Zeit.

Bei Schweregrad 2: Die Psychotherapie sollte begonnen und geplant werden. In einer bestehenden Psychotherapie kann eine Änderung des Vorgehens und der Frequenz erforderlich sein.

Bei Schweregrad 3: Eine Psychotherapie sollte unmittelbar begonnen werden. Die Zusammenarbeit mit Vertretern andere Berufe ist herzustellen.

Bei Schweregrad 4: Eine Überweisung in eine entsprechende stationäre psychotherapeutische Behandlung ist in Erwägung zu ziehen.

Bei Schweregrad 5: Eine unmittelbare Einweisung in ein Krankenhaus ist erforderlich (Siehe auch ad A.II.2.).

3.3. Indikationen bei Störungen der Persönlichkeitsentwicklung ohne Krankheitswertigkeit

Wenn keine Krankheitswertigkeit zu diagnostizieren ist, steht das Verständnis der Beschwerden und Unzufriedenheiten im Vordergrund, die keine beträchtliche Einschränkung der Lebensvollzüge zur Folge haben.

In diesen Fällen zählt die Ambition des Klienten, ein Problem oder einen Konflikt lösen, eine Inkongruenz oder eine Schwierigkeit in der Persönlichkeit beseitigen oder einzelne Persönlichkeitsdimensionen befriedigender entwickeln zu wollen.

Es handelt sich dabei z. B. um

- Prävention, Prophylaxe,
- Fortsetzung einer Psychotherapie nach Wegfall der Krankheitswertigkeit,
- Geringe Störungen der Leistungsfähigkeit,
- Kommunikationsstörungen,
- Partnerkonflikte, Familien- und Eheprobleme,
- Essstörungen, die nicht die Gesundheit gefährden und
- Scheidungs- und Konflikt-Mediation.

4. Kontraindikationen

Selbst wenn die geäußerten „Ideologien" für die grundsätzlichen Auffassungen die Psychotherapeutin unakzeptabel sind, soll die Psychotherapeutin zunächst nicht Position beziehen (allenfalls in Fällen, in denen das Zustandekommen der Psychotherapie von einer Positionierung der Psychotherapeutin abhängt).

In der Zusammenschau aller drei Dimensionen sind folgende Kriterien im Zusammenhang mit möglichen Kontraindikationen für den Beginn oder die Weiterführung einer Psychotherapie zu berücksichtigen.

Beziehungsdiagnostische Ausschlusskriterien:
- Wenn die Psychotherapie vom Patienten nur mehr zur primären Bedürfnisbefriedigung in der Beziehung zum Therapeuten verwendet wird.
- Wenn die Akzeptanz der professionellen Beziehung durch den Patienten trotz aller Bearbeitungs- und Veränderungsbemühungen auf Dauer nicht erreicht werden kann.
- Abbruch durch den Patienten bzw. zu häufige Unterbrechungen in der Therapie durch Nicht-Einhaltung vereinbarter Stunden, also deutlich fehlende Kontinuität.
- Heftiges Agieren[66] in der Therapie über längere Zeit ohne jedes Entstehen einer erkennbaren Bereitschaft die Inszenierungen zu reflektieren.

- Konsequentes Verwenden der Psychotherapie für nichttherapeutische Zwecke.
- Wenn keinerlei Veränderungsbereitschaft der Patientin mehr auffindbar ist.
- Bruch oder Nichteinhaltung der Vereinbarung.

Wenn die Beziehungsgestaltung durch eigene Belastungen und/oder (unvorhersehbare) Befangenheit von Seiten der Psychotherapeutin beeinträchtigt ist.

B. Psychotherapeutische Leitlinien

B.I. Leitlinien zur Diagnosestellung

1. Leitlinie zur Dimension der Symptomatik in Relation zur Persönlichkeit

Hier wird von der Psychotherapeutin, die die psychotherapeutische Behandlung durchführt, anhand nachstehender Fragestellungen vorzugehen sein:

- Mit welchen Beschwerden tritt die Patientin an die Psychotherapeutin heran und inwiefern können diese im weiteren differentialdiagnostischen Prozess von ähnlichen Störungsbildern abgegrenzt werden (siehe auch Indikation B.II.1.)?
- Zeigen sich Beschwerden im Sinne von Verhaltensstörungen und Leidenszuständen als eher der Charakteristik der Persönlichkeit[67] zuzurechnen oder als eher umgrenzbare Symptomatik (und welche Wechselwirkungen bestehen darüber hinaus)?[68]
- Wie sind die Beschwerden im Verhältnis zu den Ressourcen im Bezug auf die Veränderbarkeit einzuschätzen?
- Wird der Schweregrad der Verhaltensstörungen und Leidenszustände als leicht, mittel oder schwer eingeschätzt?

2. Leitlinie zur Dimension der psychotherapeutischen Beziehung

Hier wird der psychotherapeutisch-diagnostische Zugang zur Behandlung – im Unterschied zur medizinischen oder psychologischen Diagnostik – anhand nachstehender Fragestellungen bestimmt. Diese sind im Verlauf des ganzen psychotherapeutischen Prozesses präsent und neue Antworten führen zu neuen diagnostischen Ergebnissen, die wiederum in den psychotherapeutischen Prozess einfließen:

Ad Beziehungsaufnahme und -gestaltung

- Wie und mit welchem Beziehungsangebot tritt die Patientin in Kontakt mit der Psychotherapeutin?
- Wie reagiert sie auf den Kontakt und das Beziehungsangebot seitens der Psychotherapeutin?
- Ist das Beziehungsangebot der Patientin eher eine Einladung zur Strukturierung, zur Bewertung oder zur Parteinahme, oder welches andere Beziehungsangebot wird gemacht?
- Die Beziehungsmöglichkeiten der Patientin sind zunächst nach den folgenden Dimensionen einzuschätzen und zu berücksichtigen:
  - Wahrnehmung, Reziprozität[69] und Kontakt
  - Leidensdruck und Motivation
  - Bedürfnisse, Erwartungen, Wünsche und Willensäußerungen
  - Sprachliche Verständigung und Dialogfähigkeit
  - Präsentation und Erscheinungsbild
  - Beziehungsmuster und Rollenverhalten (z.B.: dominant/unterwürfig, fürsorglich/zurückweisend, kontrollierend/freigebend)
  - Bündnisfähigkeit und Kooperationsbereitschaft
  - Tragfähigkeit der Beziehung
  - Andere Ressourcen wie Lernfähigkeit, soziales Netz, etc.
  - Hinderungsgründe
  - Zum diagnostischen Gesamteindruck gehört auch die Wirkung, die die Patientin auf die Therapeutin ausübt oder in ihr auslöst.
- Zusätzlich kann die Beachtung weiterer Dimensionen sinnvoll sein: z.B. körperlicher Allgemeinzustand, lebensgeschichtliche Umstände, soziale Bezüge, Nähe/Distanz, Schichtzugehörigkeiten und Sprachebenen, ethnische und religiöse Bezüge, nonverbale Ausdrucksformen, Selbst- und Fremdbilder (Patientin – Psychotherapeutin).

Ad Zielorientierung

- Was braucht die Patientin?
- Was bedeutet die Krankheit im Sinn von Verhaltensstörung und Leidenszustand für die Patientin?[70]
- Was sind ihre subjektiven Sichtweisen hinsichtlich der Entstehung, Entwicklung und Heilung ihrer Krankheit im Sinn von Verhaltensstörung und Leidenszustand?
- Welche Erwartungen und Ziele der Patientin einschließlich impliziter Erwartungen und Ziele werden im Rahmen der psychotherapeutischen Behandlung als Ziele der Patientin erarbeitet bzw. von Patientin und Psychotherapeutin als gemeinsame Ziele vereinbart?

Ad Prozessdiagnostik

Der psychotherapeutische Prozess wird als gerichtet verstanden. Kriterien dafür sind Wachstum, zunehmende Willensfreiheit, Selbstverantwortung oder Lebenserhaltung.

Die prozessbegleitende Beziehungsdiagnostik ist an folgenden Punkten orientiert:
– Ist eine psychotherapeutische Beziehung zwischen der Patientin und der Psychotherapeutin weiterhin möglich und verantwortbar?
– Ist die derzeit bearbeitete Thematik in Hinblick auf das Umfeld noch psychotherapeutisch sinnvoll?
– Wie muss die psychotherapeutische Intervention dem Verlauf nach optimiert werden?

Ad Bewertung der psychotherapeutischen Beziehung

Der psychotherapeutische Prozess ist kontinuierlich, allenfalls mit Hilfe von Supervision und/oder Intervision zu reflektieren. In größeren Abständen ist das Ergebnis der Reflexion schriftlich festzuhalten. Die Bewertung ist auf die Qualitätsverbesserung der Beziehung gerichtet:
– Welche Arbeitsschritte erweisen sich als förderlich bzw. hemmend?
– Führt die gegenwärtige Arbeit zu einer Erweiterung der Potenziale oder zu einer Stagnation?

3. Leitlinie zur Dimension der Krisenhaftigkeit

Hier wird von der behandelnden Psychotherapeutin eine Einschätzung im Zusammenhang mit der gegenwärtigen Situation und im Hinblick auf die Ausprägung der Verhaltensstörung und/oder des Leidenszustandes der Patientin vorzunehmen sein. Diese hat anhand der fünf zuvor genannten Schweregrade zu erfolgen (siehe auch A.I.3.).

Darüber hinausgehend ist einzuschätzen, ob eine psychotherapeutische Behandlung sinnvoll und/oder notwendig ist und ob eine Krankheitswertigkeit vorliegt.
– Wie stark ist die Einengung für die Patientin?
– Wie akut ist der aktuelle Leidenszustand der Patientin und wie eingeschränkt ist ihre Fähigkeit die Bewältigungsmöglichkeiten des aktuellen Lebenskontextes einzuschätzen? Wie sehr steht der Patient unter äußerem Druck?
– Wie eingeschränkt sind die Bewältigungsmöglichkeiten der Patientin, welche Ressourcen stehen der Patientin zur Verfügung?

- Ist der Leidenszustand bewältigbar oder überfordernd, besteht Gefahr des Zusammenbruches? Wie schätzt die Umwelt die Krise ein?
- Gibt es Hinweise, dass die gegenwärtige Situation für die Patientin existentiell bedrohlich ist?
- Gibt es Hinweise auf aktive oder passive Selbst- oder Fremdgefährdung?
- Ergeben sich für die Psychotherapeutin mittelbare oder unmittelbare Handlungsnotwendigkeiten?

Die Einschätzung der Krisenhaftigkeit verläuft ebenso wie in den anderen diagnostischen Dimensionen in Abhängigkeit vom Therapieverlauf.

B.II. Leitlinien zur Indikation

1. Leitlinie zur Indikation der psychotherapeutischen Behandlung

Dimension von Lebensgestaltung, Interaktionen, Leidensdruck:
- Gibt es Hinweise auf das Vorliegen vergangener bzw. gegenwärtiger psychosozialer Schädigungen, die die Patientin erlitten hat bzw. an denen sie leidet? Wie schwerwiegend sind solche Hinweise?
- Gibt es Hinweise auf eine bestehende Unfähigkeit der Patientin, ihr Leben in möglichst zufriedenstellender Weise (zumutbar und erwartbar) zu führen? Welche Lebensbereiche sind wie stark davon betroffen?
- Über welche persönlichen und sozialen Ressourcen verfügt die Patientin?

An Kriterien dafür sind heranzuziehen:
- Introspektionsfähigkeit,
- Psychogeneseverständnis,
- Potentielle Lösungsansätze,
- Motivation oder Bereitschaft zu einer Veränderung (hierbei sind etwa das Ausmaß der Unzufriedenheit der Patientin und/oder ihr psychischer Leidensdruck sowie die Eigen- und Fremdmotivation für den Beginn einer Psychotherapie zu berücksichtigen),
- Vertragsfähigkeit und
- Ausmaß des sekundären Krankheitsgewinnes.

Keines dieser Kriterien bedeutet einen Ausschluss von der Indikation. Die stärkste und prognostisch günstigste Motivation kann ein klar formulierter Veränderungswunsch mit bekundeter Bereitschaft sein, daran zu arbeiten.

Weitere Entscheidungskriterien für den Beginn der Behandlung:
- Welche Kriterien haben einen Einfluss darauf, dass im Einzelfall tatsächlich mit Psychotherapie begonnen werden soll oder kann (z.B. Ausmaß der

Motivation für die Durchführung einer Psychotherapie, Überlegung der Erreichbarkeit)?
- Ist die Psychotherapie ökonomisch leistbar bzw. welche Möglichkeiten zur Übernahme der Behandlungskosten durch Krankenkassen/Angehörige/ andere Kostenträger sind gegeben?
- Ist eine noch ausführlichere psychotherapeutisch-diagnostische Abklärung indiziert?

Zusammenfassend:
- Ist die Indikation zu einer psychotherapeutischen Behandlung gegeben oder ist eine weitere psychotherapeutisch diagnostische Abklärung erforderlich?

2. Leitlinie zur Indikation einer zusätzlichen diagnostischen Abklärung

Darunter sind organmedizinische, psychiatrische, klinisch-psychologische und andere Abklärungen zu verstehen:
- Liegt auch ein Verdacht auf somatische Ursachen oder Mitverursachung der psychischen Beschwerden vor oder sollen zur Sicherheit somatische Ursachen abgeklärt werden?
- Sind körperliche Symptome im Zusammenhang mit einer seelischen Krankheit, in Zusammenarbeit mit Ärzten diagnostisch abzuklären und zu behandeln?
- Kann die psychotherapeutische Behandlung als Beitrag zur Veränderung der körperlichen Symptomatik und/oder des Leidenszustandes eingesetzt werden?
- Ist eine Zusammenarbeit mit Psychiatern indiziert und in diesem Zusammenhang eine psychiatrische Diagnostik indiziert?
- Gibt es Hinweise auf eine durch eine klinisch-psychologische Testung abzuklärende Störung?

Zusammenfassend:
- Ist eine zusätzliche somatische, psychiatrische und/oder klinisch-psychologische diagnostische Abklärung indiziert?

3. Leitlinie zur Indikation für ein spezifisches psychotherapeutisches Angebot

Die Passung zwischen Patientin und Psychotherapeutin, der psychotherapeutischen Methode und des Settings:
- Welche Ressourcen der Persönlichkeit und der Umwelt der Patientin können für eine Behandlung genutzt werden? Welche Ressourcen der Persön-

lichkeit der Psychotherapeutin und der von ihr vertretenen wissenschaftlich-psychotherapeutischen Methode können für eine Behandlung genutzt werden? Passen das Menschenbild und Psychogeneseverständnis von Patientin und Psychotherapeutin zusammen?
- Welches Setting kann die Ressourcen der Patientin nutzen und die Defizite ausgleichen helfen?[71]
- Über welche ökonomischen Ressourcen verfügt die Patientin bzw. welche Möglichkeiten zur – auch partiellen – Übernahme der Behandlungskosten durch Krankenkassen/Angehörige/andere Kostenträger sind gegeben?

Zusammenfassend:
- Ist eine psychotherapeutische Behandlung seitens der die Indikation erstellenden Psychotherapeutin unter Einbezug der von ihr vertretenen Methode bzw. des Settings indiziert?
Wenn nein:
- Nach welchen Gesichtspunkten kann eine Patientin an eine andere Psychotherapeutin zur Behandlung überwiesen werden?

Anhang

Anhang 1: Amtsgutachten von 1991 des damaligen Bundesministeriums für Gesundheit, Sport und Konsumentenschutz Univ. Prof. Dr. Hans Strotzka & Univ. Doz. Dr. Raoul Schindler

Abschrift

Betrifft: Gutachterliche Stellungnahme zur Frage der selbstständigen Diagnostik zu Handen des Bundesministeriums für Gesundheit, Sport und Konsumentenschutz, Herbst 1991

Präambel: Die Unterzeichneten sind beide sowohl Ärzte (und zwar Fachärzte für Psychiatrie und Neurologie), als auch Psychotherapeuten (Basisausbildung als Psychoanalytiker, jedoch vertraut und lehrend in mehreren psychotherapeutischen Methoden). Sie sind nicht Juristen, jedoch mit der Entstehung und Intention des von allen Parteien getragenen Psychotherapiegesetzes (BGBl. Nr. 361/1990) eng vertraut. Sie haben es auf dieser Basis übernommen, zu der oben angeführten und an sie herangetragenen Fragestellung, die im Rahmen der Diskussion um die 50. ASVG-Novelle Bedeutung erhalten hat, fachlich Stellung zu nehmen.

Die Fragestellung umfasst drei Bereiche:

Ist mit der im § 1 des Psychotherapiegesetzes vorgenommenen Berufsumschreibung in der Wendung ... „umfassende, bewusste und geplante Behandlung von ... Verhaltensstörungen und Leidenszuständen" auch die selbstständige Diagnostik mitgemeint oder ausgeschlossen? Wenn Letzteres, wer wäre dazu berufen?

Ist bei selbstverantwortlicher Übernahme der Behandlung durch den Psychotherapeuten für den Behandelten ein erhöhtes Gesundheitsrisiko zu befürchten, etwa durch übersehen anderswie besser zu behandelnder Leidenszustände und dadurch bedingtes Verzögern einer zweckmäßigen, nichtpsychotherapeutischen Behandlung. Auch hier ist eine Unterteilung der Fragestellung enthalten:

Ist der Psychotherapeut aufgrund seiner vorgeschriebenen, allgemeinen und besonderen Ausbildung in der Lage, gefährliche derartige Risiken auch zu erkennen oder den Verdacht auf das Vorliegen derartiger, komplexer Leidenszustände zu entwickeln und durch sinnvolle Zuweisung zu dem zuständigen Spezialisten zu berücksichtigen? Dies gilt eingeengt im Besonderen für den Fall, dass es sich bei dem Psychotherapeuten nicht auch um einen Arzt handelt und das komplizierende Leiden körperlich-organischer Natur (etwa ein beginnendes Krebsleiden, Hirntumor oder dgl.) wäre.

Durch welche gesetzliche Maßnahmen könnte ein solches Risiko weiter verringert werden, etwa durch zwingende Kooperationsvorschriften für die beteiligten Spezialisten oder durch Förderung der freiwilligen Zusammenarbeit?

Bestehen Kompetenzüberschneidungen im sozialen Bereich, etwa bei der Beurteilung von Arbeitsentlastung (Krankschreibung)? Aufgrund der gegebenen Gesetzeslage und der vorliegenden fachlichen Erfahrungen ergeben sich folgende Antworten:

ad 1. Der Gesetzgeber spricht im Text des Psychotherapiegesetzes von „umfassender Behandlung" ohne diese in ihre Abschnitte aufzugliedern. Das entspricht der, das ganze Gesetzeswerk durchziehenden, modernen Auffassung, dass die hier dargelegten Berufspflichten eigentlich als Patientenrechte zu verstehen sind. Das wird in den Erläuterungen mehrfach angeführt. Aus der Sicht der Patientin ist die theoretische Aufgliederung der Behandlung in Untersuchung, Diagnose, eigentliche Behandlung, Nachbehandlung usw. irrelevant und im Gesamtbegriff der Behandlung enthalten. Der für ihn relevante 1. Schritt ist das Aufsuchen des Behandlers. Und dazu äußert sich der Gesetzgeber in den Erläuterungen zu den Zielvorstellungen des Gesetzes eindeutig: „Wer einen Psychotherapeuten in Anspruch nimmt, dem ist das Recht einzuräumen, einen Psychotherapeuten seiner Wahl frei zu bestimmen". Im Weiteren ist es dann dem Psychotherapeuten vorgeschrieben, den weiteren Gang der Behandlung im Einvernehmen mit seinem Patienten oder dessen

Rechtsvertreter (§ 14/3) zu bestimmen. Er wird angewiesen, gegebenenfalls die „Zusammenarbeit mit Vertretern seiner oder einer anderen Wissenschaft" herzustellen und in den Erläuterungen wird ausgeführt, dass darunter ein „Modell modernen Gesundheitswesens für die Kooperation verschiedener Berufsgruppen auf der Basis gleichberechtigter Zusammenarbeit" zu verstehen ist. Er ist aber nicht berechtigt, die Behandlung willkürlich abzubrechen, sondern muss eine solche Absicht so zeitgerecht dem Patienten oder seinem Vertreter bekanntgeben, dass dieser „die weitergehende psychotherapeutische Versorgung sicherstellen kann" (§ 14/6). Diese Vorschriften sind so zwingend, dass bei Unterlassung davon Haftungsklagen abgeleitet werden können. Die umfassende Behandlung muss überdies „bewusst" und „geplant" (§ 1) durchgeführt werden. Daraus geht eindeutig hervor, dass nach dem Willen des Gesetzgebers ein vom Psychotherapeuten durchzuführender abklärender und die Therapie planender Prozess im Behandlungsvorgang implizit enthalten gedacht ist, der im medizinischen Bereich der Untersuchung und Diagnose entspricht.

Nun ist der medizinische Begriff der Diagnose auf ein körperliches Substrat ausgerichtet, dass als Sitz des Krankheitsgeschehens erkannt und behandelt wird. Die diagnostische Unterscheidung der Krankheiten und auch der fachärztlichen Spezialisierungen basiert auf diesem Kriterium, das aber im Bereich der Seele versagt. Deshalb hat sich im Bereich der Psychotherapie eine eigene, operative Art der Indikationsstellung entwickelt, die in interaktioneller Kontaktnahme mit dem Patienten bereits Behandlung einleitet. Die Diktion des Gesetzes berücksichtigt diesen Umstand. Anderenteils begründet sich darin auch, dass eine Indikation zur Psychotherapie durch rein medizinische Diagnostik nicht gefunden oder ausgeschlossen werden kann. Eine Hilfestellung des Arztes bei der Indikation zur Psychotherapie wäre daher nur dann gegeben, wenn dieser auch über hinreichende Kenntnis und Verständnis für deren Eigenart verfügt.

ad 2. Eine Schädigung der Patientin durch unzweckmäßige Behandlung ist weder im Bereich der Psychotherapie noch der Medizin auszuschließen. Solche Schäden können in irreversiblen Fortschritten des Grundleidens (Tod oder Chronifizierung) oder durch Erschwerung der Behandlung infolge verzögerter Einleitung bestehen. Sie treten auch ein, wenn der Patient infolge begründeter oder unbegründeter Ängste die Konsultation vermeidet und weder Arzt noch Psychotherapeut aufsucht. Solche Schädigungen sind bekannt und derzeit noch besser im Rahmen der Medizin erfasst, da die Psychotherapie noch kaum statistisch wirkungsvoll in Österreich in Erscheinung treten konnte. Als solche Schäden sind Suizidhandlungen infolge Unterschätzung des psychischen Leidensdrucks und Chronifizierungen mit sekundärer Konditionierung zu Sedativa-, Analgetika-, Tranquilizer- und sogar Antidepressiva-Gebrauch in größerem Umfang bekannt, eine Studie von Ringel-Kropiunigg („Der fehlgeleitete Patient", Facultas, Wien 1983) errechnet eine durchschnittliche Verzö-

gerung der notwendigen psychotherapeutischen Behandlung bei psychosomatischer Indikation von 6,3 Jahren, bei durchschnittlich 78 Arztkontakten,
wobei das Umherschicken zu technischen Spezialuntersuchungen auch eine
ökonomisch nicht unbedeutende Belastung ausmacht. Im Bereich der Psychotherapie sind psychotische Krisen bekannt, von denen nach eigenen Nachun-
tersuchungen (R. Schindler) allerdings nur wenige als durch die Psychotherapie ausgelöst angesehen werden können, während ein größerer Teil sich als
im klinischen Ausbruch durch die Psychotherapie verzögert, aber nicht verhindert erwies. Das immer wieder zitierte Ereignis einer durch Psychotherapie
verzögerten Karzinom- oder Hirntumor-Behandlung ist offenbar extrem selten
und erreicht sicher nicht die Größenordnung von im Rahmen medizinischer
Routine-Untersuchungen übersehenen Fällen. Das Auftreten von psychogen
mitbedingten Tonsillitiden und Appendizitiden, sowie Verschlechterungen von
Ulcusleiden im Rahmen von Psychotherapien kommt vor, wird aber praktisch
immer der ärztlichen Behandlung zugewiesen, sofern diese nicht sowieso parallel und kooperativ zur Psychotherapie läuft. Hingegen besteht eine größere
Dunkelziffer von Patienten, die den Arzt aus vorbewussten Ängsten über die
Natur ihres Leidens umgehen und sich mit fragwürdigen Bio-Kuren vertrös-
ten, ebenso wie es im Bereich der Psychiatrie eine nicht unerhebliche Zahl
von Patienten gibt, die den Arzt aus Angst vor Spitalseinweisung oder Elektro-
Schockbehandlung (in Nachwirkung vertrauensschädigender Öffentlichkeits-
kampagnen) meiden. Diese Patientengruppe ist zu einem bedeutenden Anteil
vermutlich bereit, einen Psychotherapeuten zu konsultieren und könnte, bei
entsprechender Kooperation, dann von diesem nach erfolgter Entängstigung
der medizinischen Behandlung zugeleitet werden. Im Überblick ergibt sich
für den derzeitigen Stand daher ein erheblich größeres Risiko für den Patienten innerhalb der medizinischen Routine, als durch psychotherapeutische
Verschleierung kritischer Krankheitsbilder. Das könnte sich in Zukunft mehr
angleichen, wenn auch für die Abwicklung der Psychotherapie sich mehr
Routine entwickelt und die derzeit bestehende hohe Sensibilisierung speziell
der nicht-ärztlichen Psychotherapeuten für diese Problematik nachlässt bzw.
wenn durch fortschreitende Zusammenarbeit zwischen Ärzten und Psychotherapeuten die Erfassung der Hilfe-Bedürftigen sich erhöht.

ad 2.1. Die gesetzlich vorgeschriebene Ausbildung des Psychotherapeuten
sieht daher eine als ausreichend angesehene theoretische Ausbildung auch
über Fachsprache, Wesen und Leistungsfähigkeit der Medizin und speziell der
im Grenzbereich angesiedelten psychosomatischen Krankheitsbilder vor. Ob
diese Ansätze genau stimmen, ob sie durch bestimmte Schwerpunktbildun-
gen bereichert werden müssen usw., wird erst die Erfahrung der Zukunft lehren. Es ist aber jedenfalls auch durch die hohe Zahl von Praktikumsstunden in
Einrichtungen der medizinischen Versorgung ein guter Kontakt mit dem zu er-
gänzenden Erfahrungsbereich gewährleistet. Da umgekehrt der Fachbereich

Psychotherapie bis vor kurzem im Ausbildungsgang des durchschnittlichen Mediziners nur untergeordnete Bedeutung einnahm, ist der Stand der Erfahrenheit und des Verständnisses für Wesen, Fachsprache und Leistungsfähigkeit der Psychotherapie unter der derzeit praktizierenden Ärzteschaft noch bedauerlich tief. Insgesamt kann jedenfalls davon ausgegangen werden, dass der Wissensstand der Psychotherapeuten über Medizin im Durchschnitt weit höher liegt, als der der praktizierenden Ärzteschaft über Psychotherapie. Das wird sich voraussichtlich in den kommenden Jahren ändern, wobei den Vorgängen der persönlichen Kontaktnahme und Kooperation mit Erfahrungsaustausch mehr Gewicht beizumessen ist, als theoretischem Unterricht.

ad 2.2. Aus dem angeführten Erfahrungsmaterial geht eindeutig hervor, dass das Risiko für den Patienten nicht im Übersehen seltener Krankheiten durch den Therapeuten (ärztlicher oder psychotherapeutischer Provenienz) anzusetzen ist, sondern im Routineverhalten einerseits und im angstbedingten Vermeiden einer Krankheitsartikulation beim Patienten selbst. Gesetzlich verankerte Regelungen müssen daher auf Förderung der Kooperation zwischen Ärzten und Psychotherapeuten (ärztlicher oder nichtärztlicher Provenienz) abzielen und die Zugangsfindung der Patientin zur Hilfeleistung so offen, unkompliziert und unbürokratisch wie nur möglich gestalten. Dabei sind Zwangsregelungen jeder Art kontraproduktiv und störend einzuschätzen.

ad 2.3. Die Einschätzung der Arbeitsfähigkeit und damit die Zuweisung der sozialen Krankheitsrolle ist traditionell beim praktischen Arzt verankert, der damit eine gutachterliche Leistung für die Sozialversicherung auf sich nimmt. Diese könnte freilich auch andere Gutachter heranziehen. Der Psychotherapeut kommt jedoch für eine solche Aufgabe kaum in Frage, da sie sich mit der persönlichen Position an der Seite seines Patienten nicht verträgt. Die gutachterliche Suche nach objektiven Kriterien steht im Gegensatz zum Eingehen auf die Subjektivität der Patientin. Im Falle der therapeutischen Zusammenarbeit würde sich dieser Gesichtspunkt auch auf den Arzt ausdehnen und daher dann ein anderer, fremder Arzt zweckmäßig heranzuziehen sein.

Univ.Prof.Dr. Hans Strotzka, e.h.   Univ.Doz.Dr. Raoul Schindler, e.h.

Kurz-Zusammenfassung

1. Die Textformulierung im Psychotherapiegesetz § 1 impliziert im Begriff der „umfassenden Behandlung" auch die dazugehörende Untersuchung und Diagnostik. Das ist die Voraussetzung der im Text vorgeschriebenen Therapieplanung. Der medizinische Begriff „Diagnose" ist auf ein körperliches Substrat ausgerichtet, das im Bereich der Seele fehlt. Daher hat die Psychotherapie

eine operative Art der Indikationsstellung entwickelt. Medizinische Diagnostik kann die Indikation zur Psychotherapie weder begründen noch ausschließen.

2. Schädigung der Patientin durch unzweckmäßige Behandlung und Verzögerung der richtigen, gibt es im Bereich der Medizin und der Psychotherapie. Im Bereich der Medizin ist sie derzeit umfangreicher und besser gelegt (Selbstmordfälle durch Unterschätzung der psychischen Not, Konditionierung von Medikamenten-Abhängigkeit, 6,3 Jahre Fehlleitungen im Durchschnitt bei Psychosomatik-Patienten).

Die Ängste bezüglich übersehender Krebserkrankungen oder Hirntumorerkrankung betreffen extrem seltene Vorkommnisse, die aber derzeit viel häufiger dem praktischen Arzt unterlaufen, als dem Psychotherapeuten. Die Hauptgefährdung liegt hier in der Routinebildung bei der Untersuchung und weniger in mangelnder Ausbildung.

Die vermutlich größte, gefährdete Gruppe umfasst Patienten, die aus Angst vor ihrer vorbewusst wahrgenommenen Krankheit davonlaufen und den Arzt meiden, zu Biokost und dergleichen Zuflucht nehmen. Es kann angenommen werden, dass diese Patienten eher den Weg zum Psychotherapeuten finden und von diesem, nach Entängstigung, an den zweckmäßigen Arzt weitergeleitet werden können. Jede auf Angst abzielende Kampagne, sei es gegen E-Schock, Internierung oder Psychotherapie, vergrößert diese Gruppe.

Die Auslösung psychotischer Schübe durch Psychotherapie ist selten. Häufiger findet sich allerdings, dass Psychotherapie einen in Entwicklung begriffenen Psychoseschub zwar verzögert und bremst, aber nicht auf Dauer verhindert, so dass er dann in der Psychotherapie manifestiert.

2.1. Die Normen des Psychotherapiegesetzes gewährleisten für den Psychotherapeuten eine bessere Kenntnis der Medizin, als sie derzeit dem durchschnittlichen Kenntnisstand des praktizierenden Arztes bezüglich Psychotherapie entspricht. Ob Erweiterungen oder Schwerpunktsetzungen dieses Programms nötig sind, wird erst die Zukunft zeigen. Die ausgiebigen Praktikumszeiten garantieren jedenfalls eine ausreichende Kontaktnahme mit der medizinischen Realität und ist geeignet, die im kooperativen Austausch den Aufklärungsstand auf beiden Seiten auszubauen.

2.2. Gesetzliche Maßnahmen zur Sicherung der Patientin müssen auf die Förderung der Zusammenarbeit von Arzt und Psychotherapeut abzielen und den freien Zugang nach der Vertrauenslage der Patientin garantieren. Eine Unterbrechung des Behandlungsprozesses durch äußere Einflussnahmen bringt den Psychotherapeuten in Konflikt mit dem Psychotherapiegesetz, das ihm vorschreibt, den Patienten bei Abbruch der Behandlung in andere Betreuung überzuleiten.

Anhang 2: Höchstgerichtliche Entscheidungen

Der OGH hat in seiner Entscheidung vom 18.8.1998 wie folgt ausgeführt: Im Zuge der 50. Novelle zum ASVG wurde die psychotherapeutische Behandlung durch Personen, die gem. § 1 des Psychotherapiegesetzes, BGBl 1990/361 zur selbständigen Ausübung der Psychotherapie berechtigt sind, im Rahmen der Krankenbehandlung der ärztlichen Hilfe gleichgestellt; ... Wenn es sich daher bei seelischen Störungen um Störungen mit Krankheitswert im Sinne des § 120 Abs. 1 Z 1 in Verbindung mit § 133 Abs. 2 ASVG handelt, dann hat die soziale Krankenversicherung die Kosten für deren Behandlung bzw. Diagnostik als Maßnahme der Krankenbehandlung (§ 133 Abs. 2 ASVG) nach dem durch die 50. ASVG Novelle neu eingeführten § 135 Abs. 1 2. Satz Z 3 ASVG (freilich mit den durch diese Gesetzesstelle normierten Einschränkungen) zu übernehmen.

§ 135 Abs. 1 2. Satz Z 3 ASVG sieht vor, dass im Rahmen der Krankenbehandlung (§ 133 Abs. 2) der ärztlichen Hilfe eine psychotherapeutische Behandlung durch Personen, die gemäss § 1 des Psychotherapiegesetzes, BGBl. Nr. 360/1990, zur selbständigen Ausübung der Psychotherapie berechtigt sind, gleichgestellt ist, wenn nachweislich vor oder nach der ersten, jedenfalls vor der zweiten psychotherapeutischen Behandlung eine ärztliche Untersuchung stattgefunden hat. Laut § 133 Abs. 2 muss die Krankenbehandlung ausreichend und zweckmäßig sein, sie darf jedoch das Mass des Notwendigen nicht überschreiten. Durch die Krankenbehandlung sollen die Gesundheit, die Arbeitsfähigkeit und die Fähigkeit, für die lebenswichtigen Bedürfnisse zu sorgen, nach Möglichkeit wiederhergestellt, gefestigt oder gebessert werden.

Die Behandlung schwerer Entwicklungsdefizite und Verhaltensstörungen eines Minderjährigen, bei denen es sich um seelische Erkrankungen mit Krankheitswert, also um Krankheitszustände handelt und deren Bekämpfung psychotherapeutische Behandlungen erfordert, können auch dann der Leistungszuständigkeit der sozialen Krankenversicherung zugeordnet werden, wenn die Wurzeln der Verhaltensstörungen milieubedingt sind (OGH 18.8.1998, 10 Ob S 250/98g).

Mit Bezug auf psychotische Störungen von Kindern wurde vom OGH festgestellt, dass es sich dabei um Störungen mit hohem Krankheitswert handelt (OGH 8.9.1993, 9 Ob A 218, 219/93).

Zur Transsexualität hat der OGH festgehalten, dass sie als Krankheit zu werten ist wenn die innere Spannung zwischen dem körperlichen Geschlecht und der seelischen Identifizierung mit dem anderen Geschlecht eine solche Ausprägung erfahren hat, dass nur durch die Beseitigung dieser Spannungsschwere Symptome psychischer Krankheiten behoben oder gelindert werden. Die für das Kostenbegehren relevante Krankenbehandlung beginnt nicht erst mit der geschlechtsumwandelnden Operation, sie schließt vielmehr auch psychotherapeutische Behandlungen ein (OGH 12.9.1996, 10 Ob S 2303/96s).

Die Behebung von Depressionen einer kinderlosen Frau durch ärztliche Befruchtung ist laut OGH hingegen keine Krankenbehandlung im Sinne des ASVG. Das Problem eines Kostenersatzes kann sich immer nur für tatsächlich gegebene psychische Störungen des Gesundheitszustandes einer vom unerfüllten Kinderwunsch belasteten Frau stellen; soweit bloß die Abwendung der Gefahr einer schwerwiegenden Schädigung ihres geistigen Gesundheitszustandes (also einer erst in der Zukunft möglicherweise drohenden Erkrankung im Sinne der Legaldefinition des ASVG) angestrebt wird, wäre das Klagebegehren schon von vornherein als verfehlt anzusehen: die bloße Möglichkeit des Umschlagens einer psychischen Belastung in eine psychische Störung mit Krankheitswert, mit anderen Worten: die bloße Gefahr einer psychischen Erkrankung, ist keine Krankheit iSd § 120 Abs. 1 Z 1 ASVG (OGH 23. 6. 1998, 10 Ob S 11 5/98d).

Im Hinblick auf den sozialen Zweck der Krankenversicherung muss auch bei Dauerzuständen die Notwendigkeit von Krankenbehandlung schon dann als gegeben erachtet werden, wenn diese nur dem Ziel einer erträglichen Gestaltung des Leidens und der Verlängerung des Lebens dient (OLG. W. 15. 3. 1963). Die Krankenversicherung hat daher grundsätzlich auch für Dauerleiden einzutreten, solange deren Entwicklung nicht abgeschlossen und eine Behandlung noch erforderlich ist (OLG. W.5. 10. 1962 und 26. 9. 1980).

Der zwischen dem Hauptverband der österreichischen Sozialversicherungsträger und dem österreichischen Bundesverband für Psychotherapie verhandelte, aber bis heute nicht abgeschlossene Gesamtvertrag bestimmt in Anlage 1 1 1 ZI den Begriff der seelischen Krankheit wie folgt:

Seelische Krankheit im Sinne der §§ 120 Absatz 1 ZI und 133 Absatz 2 ist eine regelwidrige (krankhafte) Störung, die durch seelische oder körperliche Faktoren verursacht wird und eine Krankenbehandlung notwendig macht; durch die Krankenbehandlung soll die Gesundheit, die Arbeitsfähigkeit und die Fähigkeit, für die lebenswichtigen persönlichen Bedürfnisse zu sorgen, nach Möglichkeit wiederhergestellt, gefestigt oder gebessert werden. Seelische Krankheiten sind der willentlichen Steuerung durch den Patienten nicht mehr oder nur zum Teil zugänglich; sie werden in seelischen, körperlichen Symptomen bzw. in krankhaften Verhaltensweisen erkennbar (Störungen der Wahrnehmung, des Verhaltens, der Erlebnisverarbeitung, der sozialen Beziehungen und der Körperfunktionen). Störungen der sozialen Beziehungen gelten nur dann als Ausdruck einer seelischen Krankheit, wenn die Beziehungsstörung mit einer regelwidrigen (krankhaften) Veränderung des seelischen oder körperlichen Zustandes eines Menschen verknüpft ist und eine Krankenbehandlung notwendig ist.

Anmerkung

Der besondere Dank für die Erarbeitung der Diagnostik-Leitlinie gilt folgenden Personen:

Bartuska, Heinrich, *Baumgartner*, Gertrude, *Bolen*, Inge, *Höll*, Kathleen, *Hutterer*, Robert, *Gruber*, Eva, *Margreiter*, Ursula, *Mehta*, Gerda, *Mückstein*, Eva, *Parfy*, Erwin, *Pawlowsky*, Gerhard, *Ruhs*, August, *Tuchacek*, Andreas, *Wieser*, Michael, *Wiesnagrotzki*, Stefan

Erläuterungen zu Kapitel 1

MANFRED BUCHSBAUMER & HERAUSGEBER

1 Trennung von Diagnostik und Indikation

Diagnose ist die fachliche Einschätzung des momentanen Zustandsbildes, Indikation die Feststellung und Präzisierung eines Behandlungsbedarfes. Die Indikation kann nur als Folge einer erarbeiteten fachlichen Einschätzung getroffen werden.

2 Lege artis (= state of the art)

Hier: Gemäß dem derzeitigen Stand des Wissens oder der Heilkunst (österreichisches PthG § 14 (1): „nach bestem Wissen und Gewissen und unter Beachtung der Entwicklung der Erkenntnisse der Wissenschaft"). Damit wird dem psychotherapeutischen Prozesses der Vorrang vor der Diagnostik eingeräumt. Der diagnostische Prozess ist ein Begleitprozess im Bewusstsein der Psychotherapeutin.

3 Prozess

Damit ist der Verlauf der Behandlung gemeint und seine Beeinflussung durch Psychotherapie und/oder Medizin. Heilung ist ein Prozess, in den der Arzt mit Hilfe des Medikamentes und auch physikalischen Mitteln eingreift und zu steuern versucht. In der Psychotherapie steht die Beteiligung einer fachkompetenten Person und damit die therapeutische Beziehung im Vordergrund, weil sich in dieser therapeutischen Beziehung Wiederholungen ergeben und neue Erfahrungsmuster erarbeitet werden können.

4 Allmachtsanspruch
Ein Allmachtsanspruch wäre es, wenn diese psychotherapeutische Diagnostik den Anspruch erheben würde, dass alle wesentlichen psychotherapeutischen diagnostischen Überlegungen beinhaltet sein sollten. Das ist hier nicht der Fall.

5 Einheitsdiagnostik
Auch eine Einheitsdiagnostik soll die psychotherapeutische Diagnostik nicht sein, sondern die gemeinsame Grundlage der methodenspezifischen diagnostischen Ausführungen. Damit wird eine Leitlinie für den Mindeststandard der psychotherapeutischen Diagnostik vorgelegt.

6 Menschenbild
Damit wird der Tatsache von verschiedenen Vorstellungen als Antwort auf die Frage, was der Mensch ist, Rechnung getragen.

7 Psychogeneseverständnis
Damit ist das Erklärungsmodell der Entstehungsgeschichte der Störung / des Leidenszustandes gemeint.

8 Verdichtete systematisierte Pragmatik
Die Grundlage der Arbeit bildete die langjährigen konkreten Praxiserfahrungen der Arbeitsgruppenmitglieder und ihren verschiedenen methodenspezifischen Ausrichtungen und ihren verschiedenen Arbeitskontexten. In der Diskussion wurden methodenspezifische Begriffe abgewandelt und neue Begriffe gesucht, bis sie konsensfähig waren. Die Arbeitshypothese war, analog der Metapher „Architekt – Statiker" (siehe auch Entstehungsgeschichte), die psychotherapeutische Behandlung und die selten ausdrücklich gemachten diagnostischen Überlegungen in ähnlicher Relation zueinander zu sehen.

9 Warum in dieser Reihenfolge?
Sinnvolle Abfolge, die in der Praxis häufig ineinander verschränkt abläuft, da viele Psychotherapeutinnen einen Praxisschwerpunkt und Zuweisungsgewohnheiten haben. Zuweisungen zu anderen Methoden sind relativ selten. Üblicherweise kommt es z.B. bei einer Psychoanalytikerin nicht vor, dass ein Mann zu seinem Erstgespräch seine Frau und sein Kind mitnimmt, die dann schon im Wartezimmer stehen. In diesem Fall sollte wegen der relativen Unabgegrenztheit eine Zuweisung zu einer anderen Methode, z.B. der Familientherapie überlegt werden.

10 Siehe Einleitung Entstehungsgeschichte der psychotherapeutischen Diagnostik.

11 Methodenspezifische Diagnostik
Die methodenspezifische Diagnostik soll auf der gemeinsamen psychotherapeutischen aufbauen, so ferne diese nicht ohnehin bereits beinhaltet ist.

12 Entdeckungsverfahren
Die Arbeitsgruppe ist von der Vorstellung ausgegangen, dass es Gemeinsamkeiten der diagnostischen Überlegungen gibt, die jedoch noch nicht ausformuliert und definiert sind. Diese Gemeinsamkeiten der Psychotherapeuten mussten entdeckt werden.

13 Sprachlich beschreibende Muster
Das zur Sprache bringen, ist das wichtigste Werkzeug der Psychotherapie, ebenso die nonverbale Kommunikation und Inszenierungen als in Szene setzen jeder Äußerung.

14 Transparenz
Die Psychotherapeutinnen als Berufsgruppe müssen in der Lage sein, für Vertreter anderer Berufsgruppen in der Zusammenarbeit transparent zu machen, nach welchen Kriterien und Standards sie fachliche Einschätzungen vornehmen (Siehe auch PthG Aufklärung und Kooperation § 14 (2)).

15 Krankheitswertig
Im juristischen Sinn äquivalent zum Begriff Krankheit. Inhaltlich siehe auch Erl. 58

16 Fachspezifischen diagnostischen Systeme
Siehe Kapitel 2. Handhabung und Verwendung der Diagnostik aus Sicht der fachspezifischen Methoden.

17 Feststellung des Versicherungsfalles
Für die Finanzierung durch die Krankenkasse muss wenigstens die behandelnde Psychotherapeutin dies für die Krankenkasse diagnostisch festgestellt haben.

18 Verwaltung
Damit ist die Verwaltung des Gesundheitswesens (Spitäler, Ambulanzen und Krankenkassen, Rehabilitationszentren) gemeint.

19 Inadäquate Mittel der Bewältigungsversuche
Inadäquate Mittel sind im Prinzip geeignete Strategien, die jedoch nicht geeignet sind, eine Milderung der Schädigung zu erreichen, und zur Aufrechterhaltung der vorliegenden Störung beitragen. Z B.: ist eine Durchsetzungsstrategie in manchen Fällen sinnvoll, jedoch nicht geeignet dazu, vom Verlierer gemocht zu werden.

20 Normensysteme
Gemeint sind gesellschaftliche Normen: gesetzliche, ethische, ethnische, familiäre, religiöse, persönliche, nonverbale, erwartungsgesteuerte Normen, Prophezeihungen, etc.

21 Subjektivität von Erleben und Leiden
Eine Patientin schildert einen für sie entsetzlichen Albtraum: Der Kopf der Mutter liegt auf dem Tisch des Richters und konnte noch reden oder sie zwanghaft zu Handlungen zwingen. Der Traum stellt für die Patientin ein schreckliches Erlebnis dar, indem das „sich selbst zu Arbeiten zwingen" eine ständige Qual (=Sklaverei) nach dem Vorbild der Mutter dargestellt wird. Objektiv ist es nicht feststellbar, ob sie bei der Durchführung ihrer Arbeit leidet oder nicht.

22 Dimensionen
Hier sind damit Ebenen der Betrachtung oder Blickwinkel gemeint.

23 Indikationsstellung
Dabei sind klare Entscheidungen zu treffen. Die Psychotherapeutinnen werden darauf aufmerksam gemacht, dass die Grenzen zwischen einer bestehenden Indikation und einer nicht bestehenden Indikation, zwischen notwendigen weiteren Abklärungen oder nicht, und ausgewählten methodenspezifischen Behandlungsangeboten, sehr genau bestimmt werden sollen.

24 Umgrenzte Symptomatik
Hier: Die Patientin lebt in einem intakten, zufriedenstellenden Umfeld, aber sie entwickelt eine Phobie.

25 Monosymptomatische Diagnostik
Die Betrachtungsweise aufgrund eines Symptoms reichte für Psychotherapeuten schon bisher nicht aus: Siehe Klassifikationsmotive unter Psychotherapeutischer Diagnostik.

26 Persönlichkeitsdiagnostik
Psychotherapeuten sehen bei allen Symptomen die Notwendigkeit einer Persönlichkeitseinschätzung (Struktur, Dynamik der Persönlichkeit) und Diagnose, z. B. bei psychotischen Symptomen: beziehungsfähige Persönlichkeit oder nicht; bei Zwangssymptomen, z. B. Waschzwang: Schutz vor Abgleiten in eine Psychose oder Abwaschen der Schuldgefühle aufgrund geheimer bösen Absichten. („Aufgrund welcher Persönlichkeit kann so ein Symptom hervorgebracht werden?")

27 Existentielle Bedrohung
Verlust von Einkommen, Beruf, Arbeitsplatz, Wohnung oder Beziehungen.
Z. B.: Akute Scheidungsproblematik bei sonst gut kompensierten Personen
kann akute Selbstmordgefahr auslösen.

28 Siehe Kapitel 4. Beziehung.

29 Explizite Standards
Im Propädeutikum werden die allgemeinen psychotherapeutischen Grundan-
nahmen gelehrt und erprobt, in den methodenspezifischen Ausbildungen die
Prinzipien der jeweiligen Methode.

30 Siehe Kapitel 4. Reflexion – Selbstreflexion – Selbsterfahrung.

31 Wohlwollende Aufmerksamkeit
Die wohlwollende, anregende und vertrauensfördernde Aufmerksamkeit und
die neutrale Haltung benötigen ausreichend Erfahrung in der Selbstreflexion,
z. B. bei Themen wie Aggression, Missbrauch, Misstrauen, Verrat etc.

32 Reflektiertes Vorgehen
Während der Ausbildung und Berufserfahrung sind beträchtliche Reflexionstrainings erforderlich, da es gilt, die Selbsterfahrung, Supervision und Theorie
in die Reflexionserfahrungen, zu integrieren.

33 Nicht benötigte Themen und Inhalte
Hier sind persönliche Wünsche und Vorlieben sowie Probleme und private
Konflikte der Psychotherapeutin gemeint, die den Therapieprozess nicht nur
nicht fördern, sondern sogar behindern.

34 Vorinformation
Eine telefonische Anmeldung oder die Zuweisung einer Kollegin erzeugt auch
bei aller organisatorischen Sachlichkeit Erwartungsbilder, die als erster Eindruck ergänzt oder auch gänzlich revidiert werden müssen.

35 Beziehungsgestaltung
Die Beziehungsgestaltung entsteht konkret ab den ersten Minuten im „Hier
und Jetzt" der teilnehmenden Personen, so z. B. ist auch relevant, wie jemand
wartet, hereinkommt und Platz nimmt.

36 Relevante Variablen
Je nach methodenspezifischem Ansatz werden z. B. Konflikte, Probleme, Störungen, Erregtheit, Mängel, Befindlichkeiten, Unkonkretes etc. zunächst aufgegriffen, bestätigt, überprüft oder nachgefragt.

37 Vorerfahrungen
Vorerfahrungen bestehen bei der Psychotherapeutin (siehe auch Anforderungen an Reflexion) als Vorerfahrungen der persönlichen Lebensgeschichte und auch als professionelle aus dem Berufsleben. Bei der Patientin beinhaltet Vorerfahrung ihre Strategien die Handhabung, Deeskalation und Eskalation in sozialen Situationen. Diese entsprechen unterschiedlichen Grundmustern mit an sich vielen persönlichen Gestaltungsmöglichkeiten.

38 Beziehungsmuster
Darunter sind eingeübte Erfahrungen zu verstehen, wie Beziehung aufgenommen und gestaltet wird, wobei einer flexiblen gegenüber einer rigiden Anwendung der Beziehungsmuster sehr große Bedeutung zukommt.

39 Aktivierte Vorerfahrungen
Die verschiedenen spezifischen Methoden nehmen die aktivierten Vorerfahrungen unterschiedlich auf und schreiben ihnen unterschiedliche Bedeutungskontexte zu. Das bedeutet, das es in der Psychotherapie eine Variationsbreite der Zuschreibungsmöglichkeiten gibt, die ein reichhaltiges Repertoire der Verstehenszusammenhänge und damit Entwicklungsmöglichkeiten darstellen.

40 Genese
Die Genese bedeutet Entstehungsgeschichte der Erfahrungen, die zum Menschenbild etc. beitragen.

41 Verunmöglichung
Eine Patientin sagt z. B. als erstes: „Wenn sie nicht katholisch sind, kann ich nicht mit Ihnen reden."

42 Mangelnde Abgegrenztheit, Beziehungsfähigkeit und Bereitschaft
Beispiele: Eine Patientin ist nicht bereit, das Mobiltelefon auszuschalten; eine Patientin läuft alle 10 Minuten aufs WC; eine Patientin betont andauernd, dass sie es nicht notwendig hätte und dass es unnötig und lächerlich sei, miteinander zu sprechen.

43 Siehe Kapitel 1. Diagnostik-Leitlinien für Psychotherapeutinnen und Psychotherapeuten B.I.2.

44 Parameter für die Therapiewahl
Hier ist zu beachten, welche Therapiemethode und welches Setting für die Patientin am besten geeignet ist. Informationen darüber sind durch Praktika und Fortbildungen zu erweitern.

45 Siehe Kapitel 3. Diagnostik in Medizin, Psychiatrie und Psychosomatik.

46 Vorgabe

Diese ist teilweise immer der Fall: Wenn es subjektiv keinerlei Einschränkung der Selbstverantwortung gibt, wird die Patientin die Psychotherapeutin nicht aufsuchen.

Im Normalfall einer psychotherapeutischen Praxis gehen die Psychotherapeutinnen dennoch von der Annahme einer Freiwilligkeit und der Selbstverantwortung aus. Im stationären Kontext, z.B. bei Zwangsanhaltungen, wird dagegen oft über den Kopf der Patientin hinweg entschieden, ob eine Psychotherapie begonnen wird. Die Patientin hat dabei oft keine Information und Vorstellung über eine Psychotherapie. Die Freiwilligkeit muss aber trotzdem angenommen und erweitert werden.

47 Freiwilligkeit der Patientin

Ein Mindestmaß an Wahlfreiheit ist für die Patientin immer möglich („Will ich mit der Psychotherapeutin reden oder nicht?") und auch erweiterbar.

48 Noncompliance

Das Wort Noncompliance bedeutet in der Übersetzung: Widerstand, Blockierung, Fixierung, Nichteinhaltung oder auch Uneinsichtigkeit. Gleichgültig, ob sich die Noncompliance als Ungehorsam oder Uneinsichtigkeit gegenüber einer medizinisch angeordneten Therapie oder einer Skepsis dieser gegenüber oder als Widerstand oder Skepsis gegenüber der Psychotherapie zeigt, muss in der Psychotherapie damit ausführlich gearbeitet werden. Es ergeben sich daraus auch wertvolle Hinweise für die Diagnosestellung sowie auch für den therapeutischen Prozess.

49 Iatrogene Krankheiten

Iatrogene Krankheiten sind in der Medizin zusätzlich entstehende Krankheiten, die durch unsachgemäße Behandlung und/oder Systemfehler entstehen. In der Psychotherapie hat die entsprechende unsachgemäße oder fehlerhafte Beeinflussung durch Dritte eine Vordringlichkeit in der Diagnostik und Bearbeitung. Wenn z.B. jemandem gesagt wurde, dass seine Manie eine reine Stoffwechselkrankheit wäre und keine seelischen Konflikte beinhalten würde, dann ist dadurch eine weitere psychotherapeutische Bearbeitung solange blockiert, als diese rein biologische Sicht nicht entsprechend bearbeitet und aufgeklärt ist. Damit sind zusätzlich störende, erschwerende oder irreführende Beeinflussungen durch Erklärungen über die Entstehungsgeschichte und/oder die Ursachen bzw. über Zusammenhänge durch psychotherapeutisch unkundige Personen gemeint.

50 Diagnoseprozess
Der Diagnoseprozess geht immer mit dem Therapieprozess einher, beeinflusst jedoch Fragestellungen und Probedeutungen dieses therapeutischen Prozesses.

51 Behindernde Vorstellung
Z. B.: „Mein Problem ist ein Herzinfarkt, was soll ich bei Ihnen? Ich habe schon 17 EKGs machen lassen, ich habe sie mit, schauen sie sich diese an!"

52 Siehe Kapitel Handhabung und Verwendung aus methodenspezifischer Sicht.
Z. B. hinreichende Abgegrenztheit bei der Psychoanalyse.

53 Anhand der Metapher: Architekt – Statiker siehe auch Erläuterung 8 und Kapitel Entstehungsgeschichte.

54 Fehlendes Bewusstsein
Bei teilweise gelingenden Kompensationen empfindet die Patientin ihre problematischen Emotionen nicht. Bei sehr angehobener Stimmungslage herrscht eine Euphorie vor, die nicht den realen Lebensumständen entspricht.

55 Krise
Eine auf der Beziehungsebene und der Symptomatik stabile Persönlichkeit unternimmt bei einem drohenden oder tatsächlichen Verlust einen Selbsttötungsversuch. Die situative Komponente kann zu einer akuten Krise führen.

56 Suchverhalten
Suchverhalten meint das vermehrte Suchen nach unbestimmten Verbesserungsmöglichkeiten und vermeintlich befriedigenden Lösungen in verschiedensten Lebensbereichen.

57 Desintegration von Funktionen
Z. B. Denkstörung, emotionale Überflutung, Realitätsverkennung etc.

58 Krankheitswertige Störungen
Hier wird eine wesentliche Unterscheidung getroffen. Krankheitswertige Störungen sind als Begriff für die Psychotherapie viel besser geeignet als der Krankheitsbegriff, da er gesunde Anteile (Ressourcen) anerkennt und die Chance bietet, das zugrundeliegende Problem oder den Konflikt als allgemein menschlich verstehbar anzusehen.
Dabei wird die einseitige Abhängigkeit vom Schicksal und den behandelnden Fachpersonen nicht festgeschrieben sondern als veränderbar aufgezeigt. Der Krankheitsbegriff führt hingegen zur Passivität bis hin zum Stigmatisierungsge-

fühl, was einer aktiven Arbeit zur Bewältigung entgegenwirkt. Die geforderte Krankheitseinsicht wird dabei oft auch als Unterwerfungsforderung unter einen von außen aufgedrängten Behandlungsplan ohne Einbezug des eigenen Willens erlebt. Dies kann als Demütigung, Abwertung oder Beschimpfung von außen wahrgenommen werden.

Bei der Bezeichnung krankheitswertige Störung ist vor allem der Leidenszustand angesprochen, in seinen Lebensvollzügen gestört zu sein. Das ist nicht nur weniger kränkend, sondern auch leichter akzeptabel und nachvollziehbarer. Die Patientin wird damit als aktive Person in der Auseinandersetzung mit ihrem Leiden angesprochen.

59 Somatische Krankheiten

Mit körperlichen Krankheiten leben lernen, die dabei notwendigen Umstellungsprozesse zu planen, durchzuführen, sowie sich von alten Lebensstilen zu verabschieden, benötigt oft psychotherapeutische Hilfe, wenn dies gelingen soll.

60 Interaktionelle Strukturen

Unter interaktionellen Strukturen werden sowohl die erlernten Verhaltensmöglichkeiten zur Interaktion im jeweiligen sozialen Feld (Familien, Bezugsgruppen, Partnerschaften, Arbeit, Kultur etc.) verstanden als auch die, aus den gesammelten Erfahrungen und den daraus gezogenen Schlüssen stammenden intrapsychischen Abbildungen dieser sozialen Interaktionen.

61 Andere Abklärung

Wird zusätzlich Sozialarbeit, Logopädie, Physiotherapie oder Andere benötigt?

62 Trennung der Funktionen

Dies, weil die Vermischung der Funktionen (z. B.: zuerst Medikamente verschreiben und dann eine Psychotherapiebehandlung durchführen) häufig gleichzeitige Abhängigkeit fördert, da die Patientin diese Bedeutung subjektiver Abhängigkeit leicht unterlegen kann. Eine Hauptfunktion der Ärztin ist es, die Meinung zu vertreten: „Nehmen Sie bitte diese Medikamente!" Eine Hauptfunktion der Psychotherapeutin ist es, zu hinterfragen: „Was hat dazu geführt, dass sie diese Medikamente nehmen?"

Diese beiden Funktionen sind unmöglich in der selben Stunde für die Patientin von einander unterscheidbar ausführbar (Rollendiffusion).

63 Automatische Zuweisung

Die Sozialversicherung fordert in manchen Fällen eine psychiatrische oder klinisch-psychologische Diagnose als Voraussetzung für die Finanzierung oder deren Fortsetzung. Auch das Delegationsprinzip, wobei die Psychotherapeutin nur auf ärztliche Zuweisung in ihrer Funktion tätig wird, ist nicht geeignet, die eigenständige, selbstverantwortliche Behandlung von krankheitswertigen Störungen durchzuführen.

64 In Aussicht genommen
Meistens entsteht in den ersten Minuten in der Psychotherapeutin eine klare Vorstellung, dass diese Patientin eine Psychotherapie benötigt. Die Psychotherapeutin erwägt dabei, eine Behandlung selbst durchzuführen. Diese Vorstellung muss aber erst mehrfach abgeklärt werden.

65 Spezifische Indikationen
Bei einigen Patienten werden zur gründlichen Durcharbeitung z. B. 3–4 Stunden pro Woche benötigt. In stationären Settings psychotherapeutischer Behandlung bei krisenhaften Verläufen sind zwischen 5 und 7 Gruppen- und Einzeltherapiestunden pro Woche notwendig.

66 Heftiges Agieren
Darunter ist zu verstehen: die Praxis nicht zu verlassen; die Psychotherapeutin mit Geschenken zu überhäufen; außerhalb der Therapiestunden mit der Psychotherapeutin über Therapie-Inhalte Kontakt aufzunehmen sowie aggressive Akte ohne Aufklärungsbemühung zu setzen etc.

67 Charakteristik der Persönlichkeit
Hier: Jegliche Anforderung wird als konflikthaft und belastend erlebt.

68 Siehe auch 24.

69 Reziprozität
Die Reziprozität meint die kooperative Wechselwirkung zwischen zwei oder mehreren Partnerinnen. Die Personen können die Vorteile der Kooperation im Verlauf und im Nachhinein nützen. Dabei entstehen gegenseitige Korrekturen und Ergänzungen, die zu Entsprechungen führen.

70 Subjektive Bedeutung
Hier: Eine weitgehende Resignation der persönlichen Ziele.

71 Setting
Z. B.: Ein Mann kommt mit Frau und Kind zum Erstgespräch zur Psychoanalyse und wünscht deren Anwesenheit und Mitarbeit. Damit würde sich die Rahmenbedingungen einer Familientherapie eher anbieten als die einer Einzelpsychoanalyse.

2. Handhabung und Verwendung der Diagnostik aus Sicht der fachspezifischen Methoden

Analytische Psychologie (AP)

BENEDIKT LESNIEWICZ

Einleitung

Die Diagnostik in der Praxis der Analytischen Psychologie (AP) ist im Kontext zum Menschenbild, zur Erkenntnistheorie und zu den Grundkonzepten der Jungschen Schule zu sehen. Sie hat eine jeweils andere Ausprägung in der diagnostischen Abklärung bei Kindern, Jugendlichen und Erwachsenen.

Menschenbild und theoretische Konzepte

Die Analytische Psychologie sieht die Ursache von seelischen Leiden Krankheitssymptomen in einer Störung des vom Selbst gesteuerten Individuationsprozesses zur seelischen Reifung. Es handelt sich um einen Austauschprozess zwischen dem Unbewussten und dem Bewusstsein, der auf Differenzierung und seelisches Ganz-Werden angelegt ist. Dabei kommt der Beziehung des Ich zum Selbst eine entscheidende Bedeutung zu. Die psychische Störung wird als „Selbstentfremdung" erlebt. In der „Entzweiung mit sich selbst" liegt zugleich die Möglichkeit zur Selbst- und Sinnfindung (Jung, GW 10, § 361).

Der Mensch ist von Anfang an zur individuellen Entwicklung und zur Bewältigung von seelischen Krisen auf den Austausch mit Bezugspersonen angewiesen. Es braucht länger dauernde Therapien für korrigierende Beziehungserfahrungen und seelische Nachreifung. In der Jungschen Analyse haben die psychotherapeutische Beziehung, die Symbolarbeit mit Träumen und Bildern, aber auch die spirituelle Dimension eine Bedeutung. Im kreativen psychotherapeutischen Prozess werden keine standardisierten Techniken verwendet und vorformulierte Behandlungsziele angestrebt. Im Mittelpunkt der analytischen Arbeit stehen das Bewusstwerden, Bearbeiten und Integrieren von störenden Verhaltensmustern, seelischen und sozialen Konflikten, sowie strukturellen Störungen in einem freien und geschützten Begegnungsraum. Es geht grundsätzlich um die individuelle Entwicklung des Menschen und den adäquaten Umgang mit Lebenskrisen, seelischen Störungen und Krankheiten und letztlich um das Erleben von Sinnhaftigkeit des Lebens, um Wohlbefinden und seelische Ausgeglichenheit (vgl. Mattanza et al. 2003).

Erkenntnistheorie und Diagnostik

Jung formuliert seine Erkenntnistheorie: „Das ist konsequenterweise das Prinzip meiner Methode überhaupt: Sie ist im Grunde genommen ein reiner Erlebnisprozess." (GW 8, § 421). Es geht beim diagnostischen Erkennen um das Verstehen des Individuellen und Persönlichen im anderen mit Hilfe des eigenen Fühlens und Erleben. Durch das In-Beziehung-Treten kommt der andere in unser subjektives Wahrnehmungsfeld und zeichnet sich dort in seinem Verhalten und in seinem Wesen ab. In dieser „Intersubjektivität" sind durch Wahrnehmung der Erscheinung, der verbalen und a-verbalen Äußerungen, durch Empathie, Übertragung und Gegenübertragung objektive, phänomenologisch erfassbare und damit diagnostische Erfahrungen möglich. Jung vertrat die Auffassung, dass die Beschreibung der Phänomenologie psychischer Vorgänge in der analytischen Praxis eine eigenständige psychotherapeutische Diagnostik gegenüber der Medizin begründet (GW 16, § 211).

Er warnt vor einer voreiligen Festlegung der Diagnose. Er verweist auf den Prozesscharakter der Diagnostik. Es gehe um einen fortschreitenden Verstehensprozess. Eine Diagnose müsse immer wieder korrigiert und ergänzt werden. Erst am Ende einer Therapie könne man eine genaue Diagnose stellen (GW VI, § 197).

Grundsätzlich hat die diagnostische Abklärung in der Analytischen Psychologie phänomenologisch beschreibenden Charakter. Sie beinhaltet jedoch auch dynamische, nosologische und typologische Aspekte.

Zur Evaluation des Prozessverlaufs von Jungschen Psychotherapien hat sich die Operationale Diagnostik (OPD) bewährt. Die OPD ist eine psychoanalysespezifische Untersuchungsmethode. Die OPD ist auf die Theorien der AP anwendbar. Sie wurde zur Untersuchung des Verlaufs und der Resultate von Jungschen Psychotherapien eingesetzt. Kernstück der Studie war die psychodynamische Befunderhebung und die Messung der Veränderungen durch das Forscherteam (Mattanza et al. 2003). Die Einführung der prozessorientierten OPD in die Diagnostik der AP ist vor allem wegen der verwendeten psychodynamischen Variablen von Nutzen.

Ein weiterer diagnostischer Ansatz stützt sich auf empirische Forschungsmethoden. Im Assoziationsexperiment (AE) werden mit Hilfe naturwissenschaftlicher Messmethoden (das Experiment geht auf Galton zurück) seelische Störungen erfasst.

Das AE wird heute noch in der von Jung entwickelten Form angewendet

(Kast 1980). Jung fand heraus, dass verlängerte Reaktionszeiten auf Komplexe hinweisen, d.h. auf weitgehend unbewusste affektgeladene seelische Konstellationen, in denen Erfahrungsmuster der Vergangenheit emotional gespeichert sind. Ein Komplex kann durch bestimmte innere oder äußere Erlebnisse von neuem belebt werden. Komplexe beeinflussen unsere Wahrnehmung, unser Erleben und unsere Beziehungen. Komplexe prägen die Persönlichkeit. Sie lassen sich nicht wegtherapieren. Sie müssen so weit integriert werden, dass das Entwicklungspotential, das sie enthalten, wieder frei gesetzt wird. Die Komplextheorie wurde im Verlauf der weiteren Forschung und Differenzierung in der AP zu einem wichtigen diagnostischen Instrument.

Noch ein Ausblick: Die Ergebnisse der Säuglingsforschung gehören an vielen Jung-Instituten zum Ausbildungsprogramm. Die Relevanz der frühen Austauschprozesse und der Bindungstheorie für die analytische Arbeit ist anerkannt. In der Diagnostik sind die Forschungsergebnisse jedoch noch nicht genügend berücksichtigt (Jacoby 1998).

Handhabung der psychotherapeutischen Diagnostik in der Analytischen Psychologie

Die AP kennt keine einheitliche, systematisierte Diagnostik. Das Menschenbild, die Erkenntnistheorie, die Neurosenauffassung/Komplextheorie und die therapeutische Praxis der AP sind Modelle, die sich auf die psychotherapeutische Diagnostik auswirken. Modelle strukturieren einen Gegenstand, sie veranschaulichen ihn und sie helfen ihn zu reflektieren.

Diagnostik ist ein Prozess. Das diagnostische Vorgehen unterscheidet sich nur formell und durch die Zielsetzung vom therapeutischen Prozess. Der final-therapeutische Aspekt ist daher von Anfang an auch in die Diagnostik impliziert. Die Person der AnalytikerIn ist mit ihrem subjektiven Erleben in den Diagnoseprozess involviert. Gleichzeitig ist Diagnostik ein objektiv empirischer Erkenntnisvorgang. Jung vertrat die Auffassung, dass auch in der Diagnostik der ganze Mensch in seiner Individualität zu sehen sei (GW XVI, § 200). Ein symptomorientiertes Vorgehen lässt zwar die Diagnose leichter handhaben, vernachlässigt jedoch die individuelle Beurteilung. Es geht in der Diagnostik darum, die wesentlichen Eigenschaften eines Menschen hinsichtlich seiner persönlichen Entwicklung und der Art der Konfliktverarbeitung wahrzunehmen und zu verstehen. Die Diagnose soll helfen, um möglichst differenziert entsprechende Therapiemöglichkeiten zu finden.

Der analytischen PsychotherapeutIn steht ein Spektrum von diagnostischen Möglichkeiten zur Verfügung. Dazu gehört u.a. die Anamneseerhebung, das Erfassen der aktuellen Symptomatik, der persönliche Eindruck, die Komplexdiagnostik, projektives Material, wie es in Übertragung und Gegenübertragung oder in Träumen und Imaginationen erfahrbar ist. Falls die übliche diagnostische

Klärung nicht ausreicht, können gelegentlich Tests angewendet werden, beispielsweise das AE, der TAT, Rorschach oder der Sceno. Bei persönlichen oder sozialen typologischen Konflikten eignet sich der auf der Jungschen Typologie (GW VI) basierende MBTI-Typentest zur Klärung (Myers, Briggs, 1989).

Die Diagnostik bei Kindern, Jugendlichen und Erwachsenen hat, entsprechend den unterschiedlichen Theorien der Methodik, eine jeweils andere Ausprägung. Die ungleiche Lebenssituation und Psychodynamik macht entsprechende diagnostische Methoden erforderlich. Bei Kindern ist die Persönlichkeitsstruktur noch nicht gefestigt. Sie sind weitgehend emotional abhängig von ihrer Umwelt.

Die empathische Einstellung der PsychotherapeutIn und ihre Fähigkeit, eine dialogische Beziehung herzustellen, ist für das Gelingen einer diagnostischen Abklärung mit Kindern von großer Bedeutung. Von Anfang an entsteht eine wechselseitige Kommunikation auf bewusster und unbewusster Ebene. Dies erklärt, warum in manchen Fällen nach wenigen Stunden Abklärung bereits therapeutische Wirkungen zu verzeichnen sind. Der Dialog setzt voraus, dass die PsychotherapeutIn sich kennt und Übertragung und Gegenübertragung auch zur Selbstreflexion zu nutzen versteht.

Die Symptomatik ist bei Kindern im Kontext der Lebenssituation und der psychischen Entwicklung zu sehen. Die AP geht von der Annahme aus, dass Kinder meistens in der Lage sind, ihre seelischen Konflikte in kreativen Prozessen des Spiels und Gestaltens symbolisch zu verarbeiten. Die Diagnostik bei Kindern nutzt den freien geschützten Begegnungsraum als Medium zur Wahrnehmung der Beziehungsqualität in ihren bewussten und unbewussten Dimensionen und als Raum, in dem symbolisches / projektives Material zur Wirkung kommt. Seelische Reifung lässt sich durch auftauchende Übergangsobjekte (Winnicott) graduell feststellen. Komplexphänomene können in ihrer unterschiedlichen Qualität erfasst werden. Diagnostische Medien sind beispielsweise das Sandspiel, Kinderzeichnungen, Sceno, CAT und andere projektive Tests. In einer sich anschließenden Therapie setzt sich der Diagnoseprozess fort. Das symbolische Material, das in Bildern oder im Sandspiel auftaucht, wird ständig unter dem diagnostischen und therapeutischen Aspekt reflektiert und fließt in die weitere Arbeit ein (Rasche J 1992).

Durch die Erhebung der Anamnese werden die Eltern eingebunden und die Familiendynamik erfasst. Die anschließende reflektierende Hypothesenbildung beinhaltet die Klärung der Beziehungsfähigkeit, der Motivation für eine Psychotherapie und der Symbolfähigkeit (die in manchen Fällen erst durch Therapie entwickelt werden muss). Die klinische Diagnose wird in der Regel nach den Klassifikationen des ICD-10 vorgenommen. Weiter ist die Indikation für eine Einzeltherapie (die eine analytische Arbeit mit den Eltern impliziert) bzw. für andere Therapieformen (z. B. Gruppen- oder Familientherapie) oder weiteren Untersuchungen zu klären.

Ein Diagnoseprozess bei Jugendlichen nähert sich an den von Erwachsenen an. Die PsychotherapeutIn benötigt spezielle Fähigkeiten im Umgang mit jungen Menschen in ihren Autonomie- und Ablösungskonflikten. Adoleszenzkrisen sind geprägt von besonderer psychischer Instabilität. Im Gespräch werden die Introspektionsfähigkeit der Jugendlichen und die Einsicht in die eigene Problematik geprüft. Eine Diagnose ist wegen der schnellen Änderungen und Entwicklungen in diesem Alter schwierig. Bei der Beurteilung des Schweregrades der seelischen Störung ist der Kontext der äußeren Realität und der inneren Schwankungen zwischen progressiven und regressiven Tendenzen zu beachten. Die Schwere der Probleme wird am Anfang oft verschwiegen oder heruntergespielt. In solchen Situationen sind vor allem die Gegenübertragungsreaktionen hilfreich. Die Wahrnehmung und Prüfung der Körperempfindungen, der Gefühle und der Phantasien tragen dazu bei, die innere Situation der PatientInnen zu beurteilen. In der Gegenübertragung zeichnen sich die unreifen und komplexhaften Anteile der PatientIn ab. Auf diese Weise können die Ich-Entwicklung sowie die Fähigkeit, Beziehungen herzustellen und Angst zu bewältigen, abgeschätzt werden (Bovensiepen/Sidoli 1999).

Ausgangsmaterial für die diagnostische Hypothesenbildung bei Erwachsenen ist neben dem Erscheinungsbild der PatientIn, die Problemschilderung und die Symptomatik. Die Angaben werden in Zusammenhang gebracht mit der Lebensgeschichte und den aktuellen Lebensumständen der Betroffenen. Die Anamnese wird in den ersten Stunden erhoben. Zur Beobachtung können intuitive Eindrücke hinzukommen, die dann auf ihre Richtigkeit überprüft werden. Die Wahrnehmung und Reflexion der Übertragung und Gegenübertragung sowie der Komplexphänomene, die im Beziehungsraum spürbar werden, geben Hinweise auf die Psychodynamik und die Psychopathologie. In diesem Zusammenhang sind die Bindungs- und Beziehungsfähigkeit sowie die Motivation für eine analytische Psychotherapie zu prüfen. Der psychoenergetische Status ist diagnostisch von Bedeutung. Es geht um die Wahrnehmung von Vitalität, Erschöpfung, Flexibilität, Festigkeit, Tendenzen zur Regression oder Progression, Zugang zur Kreativität. Die gesammelten Eindrücke tragen zur Hypothesenbildung bei. Sie bilden die Voraussetzung für das Formulieren einer klinischen Diagnose und vorläufigen Prognose. Die Zuordnung der psychischen Krankheitsbilder kann nach Jungschen Theoriekonzepten erfolgen (Schattenanteile, Komplexstörungen, wie Anima- und Animuskomplexe, Ich-Selbststruktur und die entsprechenden Störungen usw.). Oder sie wird nach den Klassifikationen der internationalen Manuale (ICD-10 oder DSM-IV) vorgenommen. Eine wichtige Aufgabe der psychotherapeutischen Diagnostik ist der Nachweis der Indikation für eine tiefenpsychologische Behandlung bzw. je nach Festigkeit der Ich-Struktur die Indikation für stützende oder analytisch aufdeckende Psychotherapie. Medizinische Befunde sind in einer diagnostischen Abklärung wegen des Ausschlusses von organischen Krankheiten oder der möglichen Indikation für eine medikamentöse Behandlung einzubeziehen.

Diagnostik der Analytischen Psychologie im Rahmen der Leitlinie

Die Leitlinie des BMGF Österreich für psychotherapeutische Diagnostik ist richtungsweisend und zeigt eine Entwicklung an. In der weitgehend systematisierten strukturierenden Form vermittelt sie Orientierung und bietet Anregungen für eine weitere Differenzierung der bestehenden Diagnosekonzepte. Es besteht allerdings die Notwendigkeit der Auseinandersetzung und Abstimmung sowie einer begrifflicher Klärung. Wünschenswert wäre z. B. eine Berücksichtigung einer eigenständigen psychotherapeutischen Diagnostik für Kinder und Jugendliche, die sich wegen der speziellen Theorien und Methoden von Kinder- und Jugendlichenpsychotherapien empfiehlt.

Betrachtet man die Leitlinie als Rahmen für methodenspezifische Diagnostik, so lassen sich die diagnostischen Methoden der AP ohne weiteres einfügen.

Die Beschreibung der Jungschen Diagnostik hat deutlich gemacht, dass die Grunddimensionen der psychotherapeutischen Diagnosenstellung (Symptomatik in Relation zur Persönlichkeit, psychotherapeutische Beziehung, Krisenhaftigkeit sowie die Leitlinien zur Indikation) in der Diagnostik der AP Anwendung finden. Die spezifische Ausprägung der diagnostischen Methodik lässt sich aus der Theorie und der therapeutischen Praxis der AP begründen. Ich möchte dies am Beispiel der Komplexdiagnostik verdeutlichen. Sie ist unter den diagnostischen Methoden der AP am weitesten entwickelt. Die Komplexdiagnostik erlaubt ein differenziertes Verständnis innerseelischer Vorgänge und erfasst psychische Störungen von leichten Neurosen bis zu tiefgehenden strukturellen Persönlichkeitsstörungen.

Die Komplextheorie ist ein Modell der psychischen Struktur. Sie beschreibt emotional gespeicherte Reaktions- und Beziehungsmuster. Komplexe konstellieren sich zu jeder Zeit im Spannungsfeld zwischen den Anforderungen der Umwelt und dem schmerzlichen Erleben von Ungenügen oder Versagen. In der frühen Kindheit entstehen Komplexe durch seelische Traumen oder eine emotional ungenügende Umwelt. In Komplexen sind gleichzeitig die konflikthaften Beziehungsmuster der Kindheit und des späteren Lebens abgebildet, zusammen mit den dazugehörigen Affekten und den entsprechenden stereotypen Verhaltensmustern. Die Entstehung von Komplexen stellt eine Art Spaltungsmechanismus dar. Die Anteile, die nicht integriert werden können, existieren unbewusst weiter. Alle Erlebnisse, die den Komplex „ansprechen", konstellieren ihn von neuem.

Psychopathologisch erklären Komplexe das Entstehen von Neurosen und Psychosen. Die Neurose wird als Anpassungsleistung des Ich verstanden, das den Anforderungen der Umwelt nicht gewachsen ist und Kompromisse schließt, die eine seelische Weiterentwicklung behindern. Bei tiefergehenden strukturellen Störungen handelt es sich um eine Dissoziation der Persönlichkeit, die bis in Bereiche des Selbst reichen kann (Knox J 2003). Die Beschreibung der seelischen Störungen erfolgt psychogenetisch (d.h. sie werden im Zusammenhang mit den Prägungssituationen und den nachfolgenden seelischen Entwicklungen gesehen) oder psychodynamisch (d.h. es geht um das Ineinanderwirken von innerseelischen Kräften und deren Wechselwirkungen in Beziehungssituationen).

In einer Jungschen Psychotherapie werden in Übertragungs- und Gegenübertragungsreaktionen Komplexkonstellationen erlebbar und phänomenologisch erfassbar, wobei auch die Entwicklungspotentiale wahrgenommen werden können. Im Kontext mit Symptomen und der Strukturiertheit des Ich-Komplexes bzw. der Ich-Selbst-Beziehung können differenzierte dynamische Diagnosen formuliert werden (Kast V 1998).

Die vorangehende Beschreibung der Komplexdiagnostik hat gezeigt, wie innerpsychische Dynamik durch Beziehungserfahrungen zugänglich wird und diagnostisch genutzt werden kann. Grundsätzlich lassen sich diagnostische Beobachtungen nicht nach einem Modell erklären. Mit den unterschiedlichen Perspektiven verbinden sich verschiedene Systeme der Wahrnehmung, Theorien, Terminologien und Vorlieben – auch innerhalb der Jungschen Schule. Die beschriebene Vielfalt von Diagnosemöglichkeiten erlaubt dem Psychotherapeuten die Wahl der passenden Methode.

Literatur

Briggs K C, Myers I (1989) Jung-Myers-Briggs Type Indikator – Test (MBTI). Consulting Psychologists, Palo Alto, Calif

Bovensiepen G / Sidoli M (1999) Anmerkungen zur Technik und zur Persönlichkeit des Analytikers. In: Bovensiepen G, Sidoli M (Hrsg) Inzestphantasien und selbstdestruktives Handeln. Psychoanalytische Therapie von Jugendlichen. Brandes und Apsel, Frankfurt a.M.

Dieckmann H (1979) Methoden der Analytischen Psychologie. Walter, Olten

Jacoby M (1998) Grundformen seelischer Austauschprozesse. Jungsche Therapie und neuere Kleinkindforschung. Walter, Zürich und Düsseldorf

Jung CG (1947/1976)Theoretische Überlegungen zum Wesen des Psychischen. In: GW Bd. 8. Walter, Olten

Jung CG (1934/1976) Zur gegenwärtigen Lage der Psychotherapie. In: GW Bd. X. Walter, Olten

Jung CG (1945/1976) Medizin und Psychotherapie. In: GW Bd. XVI. Walter, Olten

Kast V (1980) Das Assoziationsexperiment in der therapeutischen Praxis. Bonz, Fellbach

Kast V (1998) Der Zusammenhang zwischen Diagnostik und Psychodynamik. In: C.G. Jung-Institut Zürich (Hrsg) Handbuch zur Supervision, Psychotherapeutische Supervision in der Analytischen Psychologie

Knox J (2003) Archetype, Attachment, Analysis, Jungian Psychology and the emergent mind. Brunner-Routledge, Hove and New York

Mattanza G et al (2003) Zur Wirksamkeit Analytischer Psychotherapien – Forschungsbericht. Eine Forschung der Schweizer Gesellschaft für Analytische Psychologie und des C.G. Jung-Institutes in Zürich-Küsnacht in Kooperation mit der Praxisstudie Analytische Langzeittherapie (PAL). C.G. Jung-Institut, Zürich

Rasche J (1992) Sandspiel in der Kinderpsychiatrischen Diagnostik. Dissertation an der Medizinischen Fakultät der Freien Universität Berlin

Autogene Psychotherapie (ATP)

FRANZ SEDLAK

Zunächst muss hinsichtlich der Diagnostik gesagt werden: Diagnostik in der Autogenen Psychotherapie (ATP) kann sich nicht mit dem Feststellen dystonischer Befindlichkeit begnügen. Das Autogene Training ist als Entspannungsverfahren nur ein Baustein der Autogenen Psychotherapie (Sedlak 1994; Sedlak 2000b; Bischof 2004). So wertvoll die Entspannung als Präventivmaßnahme und als Selbsthilfe im Alltagsstress ist, so sehr transzendiert die Autogene Psychotherapie den Präventionsbereich, wenn man von den zahlreichen psychischen Implikationen ausgeht, die sich naturgemäß hinter dem Erscheinungsbild vegetativer Dysbalance und Dystonie verbergen. Es ist daher erforderlich, *diagnostisch hinter die Kulisse bionomer Spannungsregulation* (Eutonus als Spannkraft und Entspannung anstelle Verkrampfung und Erschlaffung) und *optimierter Rhythmik* (zwischen aktiver Expansion und passiver Rückzugsbewegung) zu blicken und sowohl die frühen *Erfahrungsmatrizen* als auch die zukünftigen Entwicklungspotentiale wahrzunehmen und therapeutisch zu verwerten. *Die Verschränkung der wichtigen Diagnostik-Leitlinien mit der therapeutischen Zielsetzung in der ATP wird im Folgendem demonstriert.* Der Autor hat ein Modell entwickelt, den ATP-WÜRFEL für Indikation, Arbeitshypothese und Methodenwahl in der Autogenen Psychotherapie (Druck in Vorbereitung). Der ATP-Würfel ist ein dreidimensionales Modell, das verschiedene Therapiekonzepte miteinander verbindet: nämlich die *Methoden-Stufen der ATP-Therapie* Grundstufe (GS), Mittelstufe (MS), Oberstufe (OS), *basale Therapiedimensionen* wie Wärme, Rhythmus und Konstanz, *basale Entwicklungsfähigkeiten* wie Regulieren, Differenzieren, Integrieren, das *grundlegende Beziehungsthema*, nämlich die Ich-Stufe, Du-Stufe, Wir-Stufe; weiters wird der *Entwicklungsansatz* berücksichtigt: Spüren, Fühlen, Denken als Zugangsweg und das jeweilige Strukturniveau. Dieser breite diagnostische und therapeutische Ansatz ermöglicht, dass trotz der Schulenspezifität (entsprechend den Aussagen der Leitlinie: *„Jede wissenschaftlich anerkannte methodenspezifische Ausrichtung definiert* *insbesondere Persönlichkeit auf spezifische Weise, als Struktur, Stil, Dynamik, System et cetera. Diese Aspekte werden in unterschiedlicher Gewichtung in den entsprechenden Modellbildungen verwendet")* ein umfassender Zugang gewährt ist.

Ein Ausschnitt aus diesem Modell zeigt die untenstehende Abbildung:

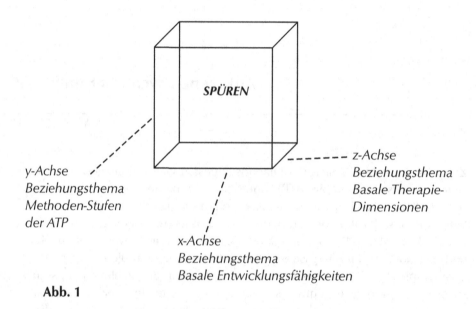

y-Achse
Beziehungsthema
Methoden-Stufen
der ATP

SPÜREN

z-Achse
Beziehungsthema
Basale Therapie-
Dimensionen

x-Achse
Beziehungsthema
Basale Entwicklungsfähigkeiten

Abb. 1

Dieses mehrere Konzepte zusammenfassende Modell eignet sich hervorragend für die diagnostischen Entscheidungen in der ATP und hat viele Querverbindungen zu den diagnostischen Leitlinien. Einige Beispiele seien angeführt. Ein Konzept, das im ATP-Würfel zum Einsatz gelangt, ist das psychosoziale ICH-DU-WIR-MODELL von Sedlak (Sedlak, Chiba 2001). Dieses umfasst die Ich-Stufe der Entwicklung (den grundlegenden Aufbau eines angemessenen Selbstbewusstseins). Störungen in diesem Bereich wären egozentrische Wahrnehmung, infantile Selbstüberschätzung, autoaggressive Selbstabwertung. Weiters die Du-Stufe (d.h. die grundsätzliche Dialogfähigkeit und Einfühlung); Störungen in diesem Bereich würden etwa mangelnde Empathie betreffen; und die Wir-Stufe (d.h. die Gemeinschaftsfähigkeit aufgrund von Selbstbewusstheit und Beziehungsoffenheit); Störungen in diesem Bereich würden z.B. mit mangelnder Integrationsfähigkeit zusammenhängen. *Hier ergibt sich ein interessantes Spannungsfeld zwischen der Dimension der Symptomatik in Relation zur Persönlichkeit (1. Leitlinie) und der Dimension der (psychotherapeutischen) Beziehung(sfähigkeit) (2. Leitlinie):* Fehldosierungen (Exzesse, Defizite) können auf jeder Stufe vorhanden sein, zu Wechselwirkungen und zu Unausgewogenheiten in der Selbstwahrnehmung und Beziehungsgestaltung

führen. *Störungen auf der Ich-Stufe hängen mit der 1. Leitlinie zusammen, Störungen auf der Du-Stufe und der Wir-Stufe mit der 2. Leitlinie.* Die Betrachtung dieser drei Stufen (Selbstwahrnehmung, Beziehungsgestaltung und Integrationsfähigkeit) ermöglicht auch eine umfassendere Beschreibung der Persönlichkeit (entsprechend den Zielsetzungen der diagnostischen Leitlinie: *„Die zusätzliche Beachtung der spezifischen Persönlichkeit bei bislang nur monosymptomatisch diagnostizierten Störungen wird in der vorliegenden psychotherapeutischen Diagnostik als unumgänglich gesehen."* (Diagnostische Leitlinie, 10). Die Diagnostik dieser Inbalancen führt direkt zur therapeutischen Zielsetzung: z.B. Entwicklung von Ichfunktionen. Wenn diese in früher Strukturbildung gestört scheinen, dann bietet die ATP besondere diagnostische Zugänge: Mit dem „Gedächtnis des Organischen" kann man durch die Grundstufe der ATP in präverbale Bereiche und somit zu ersten Spuren der Ichbildung gelangen (hier ergibt sich ein neues Verständnis der Forderung der diagnostischen Leitlinie: *„Krankheitswertige Störungen entstehen auch durch aktuelle Überforderungen einer sonst gesunden Persönlichkeit. Wenn die interaktionellen Strukturen nicht ausreichen somatische Erkrankungen zu bewältigen, liegt eine Indikation zur psychotherapeutischen Behandlung vor."* (Diagnostische Leitlinie, 20). Dem Somatischen kommt hier nicht nur die Rolle eines bedeutsamen Therapieindikators zu. Es wird schon aus den Übungen der Grundstufe die Ausdrucksleistung des Organischen sichtbar und damit ihre diagnostische Wertigkeit. Andererseits entwickeln sich die Ichfunktionen der differenzierten Wahrnehmung in dem Maße, wie es in der therapeutischen Beziehung gelingt, übergroße Bedürfnisspannungen zu kanalisieren und abzubauen, in ihrer Adäquatheit (Dosierung und Situationsangemessenheit) so zu moderieren, dass Erinnerungsspuren spezifischer Reiz-Entspannungs-Schemata oder Reiz-Spannungs-Schemata bearbeitet werden können. Liegt der Schwerpunkt auf der Du-Stufe, dann ist der Rhythmus Diagnose- und Therapiethema, die Schwingungsfähigkeit zwischen Selbstbehauptung in der Beziehung und flexiblem Eingehen auf die Umwelt. Dies ist auch eines der Hauptziele der Mittelstufe des Verfahrens, nämlich die Ausdifferenzierung von Sozialisation und Individuation in einem Fließgleichgewicht. *Hier ermöglichen die Leitfragen der 2. Leitlinie (Dimension der psychotherapeutischen Beziehung) eine interessante Vertiefung, z.B.: „Ist das Beziehungsangebot des/r Patient/in eine Einladung zur Strukturierung, zur Bewertung, zur Parteinahme? Wie sind Wahrnehmung, Reziprozität und Kontakt einzustufen?"* (Diagnostische Leitlinie, 25).
Ein anderer Baustein des ATP-Würfels sind die basalen Fähigkeiten Regulieren, Differenzieren, Integrieren. Die Regulation dominiert die Grundstufe der ATP, der/die Patient/in wird ermutigt, seine/ihre eigene bionome Mitte und damit sein/ihr optimales Regulationsmuster zu finden. In der ATP werden die mit der ganzkörperlichen Spannungsregulierung verbundenen Affekte nicht bloß als angeborene Reaktionsmuster auf auslösende Reize, sondern als grundlegende Orientierungsmechanismen bewusst gemacht. Emotionale Autonomie

wird durch eigenständige Handlungsvollzüge gefördert (was auf jeder Metho-
denstufe der ATP zum Ausdruck kommt: Sei es im selbständigen Üben, im so
genannten Autogenen Training, sei es in eigenständigen Imaginationen in der
Oberstufe des Verfahrens), diese Eigenständigkeit, dieser Mut zum Autogenen wird zunächst in Gegenwart des/r Therapeut/in (stellvertretend für die
primäre Bezugsperson) gebahnt. Die Autonomieförderung, die Ausarbeitung
der adäquaten Affektsteuerung, die Hinwendung zu reifen Objektbeziehungen, all dies ist der ATP in ihrem bionomen und autogenen Ansatz ein Grund-
anliegen. Die bionome Regulation ist Schwerpunkt der Grundstufenarbeit der
ATP. Den Tonus-Irregularitäten liegen psychische Hemmungen, Verdrängun-
gen zugrunde. *Der Schweregrad dieser Störungen des Regulierungsvermögens
bestimmt auch die Indikationsfrage* (Leitlinie, S 10). Die weiters angeführte basale Fähigkeit der Differenzierung zwischen verschiedenen Verhaltensweisen
und Ausdrucksformen und ihrer situativen Angemessenheit *(siehe 2. Leitlinie,
z. B. Beziehungsmuster und Rollenverhalten dominant/unterwürfig; fürsorglich/
zurückweisend; kontrollierend/freigebend; oder Bedürfnisse, Erwartungen,
Wünsche und Willensäußerungen)* stellt den Schwerpunkt der Mittelstufenar-
beit der ATP dar. In der Mittelstufe des Autogenen Trainings wird die autogene Sammlung und Ruhe ausgenützt, um aufsteigende problembesetzte
Gedanken, Gefühle und Bilder aus einem inneren Zustand der Gelassenheit
zu beobachten und damit Angst- und Spannungsreduzierung gegenüber spezifischen Problemthemen zu erreichen. Außerdem werden die im Entspan-
nungszustand leichter zufließenden Gedanken, Gefühle und Bilder und dazu
aufsteigende persönliche Einfälle in einer vorwiegend supportiven, kompen-
satorischen und prospektiven Weise aufgegriffen (Sedlak 2000a und b). Hingegen liegt der Akzent der Oberstufenarbeit auf der tiefer gehenden Integration, sowohl intra- als auch interpsychisch (Siehe dazu Diagnostische Leitlinie,
S 13: Genese, Veränderbarkeit des Menschenbildes, der Weltanschauung und
des Lebenskonzeptes).

Ein weiterer Bestandteil des ATP-Würfels ist der psychoontogenetische Ansatz Spüren-Fühlen-Denken von Gerber und Reinelt (Gerber u. Sedlak 1990,
Sedlak u. Gerber 1998). Dieser hat insbesondere Beziehungen zur *1. diagnostischen Leitlinie, der Einschätzung des Schweregrades und des Verhältnisses von Beschwerden und Ressourcen. Aber es ist auch ein besonderer Bezug
zu den Indikationsleitfragen gegeben* und zwar verglichen mit den Vorgaben
der Leitlinien (Introspektionsfähigkeit, Psychogeneseverständnis, potentielle Lösungsansätze, Motivation oder Bereitschaft zu einer Veränderung etc.
(Diagnostische Leitlinie, 27) zusätzlich für die Diagnostik der einzusetzenden
therapeutischen Zugänge.

Ist die Störung tiefgreifend, so kann weder auf der begrifflichen Ebene (Denken), noch auf der vorstellungsbezogenen Ebene (Fühlen) angesetzt werden,
sondern es ist die Auseinandersetzung mit sinnlichen Erfahrungen notwendig.
Hier ist durch die Grundstufe der ATP und das „organische Feedback" der

eigenen Körperwahrnehmung eine reichhaltige diagnostische und therapeutische Zugangsmöglichkeit gegeben. Hingegen kann die erreichte Stufe der
Abstraktion (Denken) in der Oberstufe des Verfahrens durch entsprechende
Übungen aufgegriffen und sinnlich angereichert werden, um nur einige Möglichkeiten anzureißen.

Ein weiterer Handlungsansatz, der im ATP-Würfel seinen Platz findet, ist
das Konzept von Wärme, Rhythmus und Konstanz nach G. Bartl (Bartl 1989,
Gerber, Sedlak 1990). Mit „Wärme, Rhythmus und Konstanz" sind 1) die positive, entwicklungsförderliche Beziehung und Zuwendung zu sich selbst und
anderen, 2) das lebendige Schwingen zwischen Assimiliation und Akkommo-
dation bzw. 3) die Verlässlichkeit gegebener Rahmenbedingungen und der
„rote Faden" der sinnhaften Lebensgestaltung gemeint. Diese drei Faktoren
sind wichtig für die Persönlichkeitsentwicklung und Gemeinschaftsförderung.
Es ist daher sinnvoll, sie in der ATP diagnostisch aufzuspüren.

Dabei zeigt sich, dass die drei Stufen der ATP auch drei verschiedene
Schwerpunkte aufweisen.

	Wärme	Rhythmus	Konstanz
Grundstufe Ziel: Auffinden der bionomen Mitte Zusammenhang mit diagnostischer Leitlinie 1	Regeneration der Selbst-Beziehung Schwerpunkt der Grundstufe	Vertrauensbildung gegenüber eigenen bionomen Regel-kreisen	Bionomes Selbst-bewusstsein = Ver-trauen in die eigene Verlässlichkeit (Wer es lernt loszulassen, der kann sich auf sich verlassen)
Mittelstufe Ziel: Stärkung der Eigenkompetenz Zusammenhang mit diagnostischer Leitlinie 1 und 2	Verbesserung der Selbst- und Objekt-beziehung	Verbesserung der flexiblen Anpassung zwischen Assimi-lation und Akkom-modation, Passivität Expansion und Rückzug Schwerpunkt der Mittelstufe	Selbstbehaup-tung gegenüber intrapersonalen Schwierigkeiten und interpersonalen Widerständen
Oberstufe Ziel: Analytische Selbsterfahrung und meditative Selbst-entfaltung Zusammenhang mit Menschenbild, die Weltanschauung und das Lebenskon-zept	*Beziehung zum Ganzen*	Selbstfindung zwischen Analyse und Synthese, Selbstimmanenz und Selbsttrans-zendenz	Analytische Selbst-erfahrung bis hin zur Ergründung der Existenzialwerte Schwerpunkt der Oberstufe

Abb. 2

Alle oben in der Tabelle angeführten Ziele lassen sich entsprechend der diagnostischen Leitlinie in unterschiedlichen Settings realisieren (je nach Ich-Stufe, Du-Stufe, Wir-Stufe des Patienten) und folgen damit der Aufforderung aus der Leitlinie *„Das vorzusehende Setting muss die Ressourcen und die Defizite der Patientin berücksichtigen. Dabei sind alle in Frage kommenden Settings wie Einzel-, Gruppen-, Paar- oder Familientherapie in Betracht zu ziehen"* (Diagnostische Leitlinien, 21). Anschauliche Fallvignetten bringt Bischof (Sedlak, 2005).

Literatur

Bartl G (1989) Strukturbildung im therapeutischen Prozess. In: Bartl G, Pesendorfer F (Hrsg) Strukturbildung im therapeutischen Prozess. Literas, Wien, S 15–20

Bischof B (2004) Autogene Psychotherapie. Imagination 2: 51–61

Diagnostik-Leitlinie für Psychotherapeutinnen und Psychotherapeuten des Bundesministeriums für Gesundheit und Frauen auf Grundlage eines Gutachtens des Psychotherapiebeirates vom 15. Juni 2004

Gerber G, Sedlak F (Hrsg) (1990) Autogenes Training – mehr als Entspannung. Eine ganzheitliche Betrachtungsweise des Autogenen Trainings in Ausbildung, Vermittlung, Supervision. Ernst Reinhardt, München

König K (1986) Angst und Persönlichkeit. Das Konzept vom steuernden Objekt und seine Anwendungen. Vandenhoeck & Ruprecht, Göttingen

Sedlak F (1994) Autogene Psychotherapie (Autogenes Training) – katathym imaginative Psychotherapie – Hypnose. Imagination 4: 5–49

Sedlak F (2005) (Druck in Vorbereitung): Die besonderen Chancen der Autogenen Psychotherapie. Eigenverlag Sedlak, Wien

Sedlak F, Gerber G (Hrsg) (1998) Dimensionen integrativer Psychotherapie. Facultas, Wien

Sedlak F (2000a) Die besonderen Möglichkeiten der Mittelstufe der Autogenen Psychotherapie. Persönlichkeitsentwicklung und Kompetenzsteigerung. Imagination 2000

Sedlak F (2000b) Wie wirkt die Autogene Psychotherapie. In: Hochgerner M, Wildberger E (Hrsg) Was wirkt in der Psychotherapie. Facultas, Wien

Sedlak F, Chiba R (2001) Mit Träumen Brücken bauen. Eigenverlag Sedlak, Wien

Daseinsanalyse (DA)

AUGUSTINUS KARL WUCHERER-HULDENFELD,
HANS-DIETER FOERSTER

Ausgangspunkt des daseinsanalytischen Krankheitsverständnisses ist das Existieren des Menschen. DA Psychotherapie versteht die seelischen Leiden als Weisen unfreien Existierens in Bezug auf die jeweilige Um- und Mitwelt. Existieren meint hier nicht das Vorhandensein (existieren) von etwas Wirklichem oder das Vorhandensein des menschlichen Lebewesens in seiner freien Verantwortlichkeit, sondern ist die Bezeichnung für die besondere Seinsweise des Menschen (Da-sein), die darin besteht, dass wir sind und zwar selber anwesend sind, in dem wir jeweils einen Weltbereich offen halten und uns aus ihm zu ihm verhalten (Freiheit).

Mit ihrem Grundverständnis eignet sich die DA für die Behandlung aller seelischen Störungen, wenn der Kranke motiviert, bereit und in der Lage ist, sich mit der eigenen Existenz und deren Konflikten auseinanderzusetzen. Das therapeutische Ziel ist optimales sich Offenhaltenkönnen für den jeweiligen Weltbereich, Ermöglichung freien Existierens durch Freilegung des Daseins und seiner Dynamik, in der es um Sein oder Nichtsein, Leben und Tod geht, aber auch um unser eigenes Selbst-sein sowie das Sorgetragen für uns selbst und für Andere (Mit-sein) wie auch unsere Umwelt, alles belebte und unbelebte Nichtmenschliche, das im Offenen der Welt uns begegnet.

Der daseinsanalytische Krankheitsbegriff

Das daseinsanalytische Verständnis kranken Existierens geht vom Begriff des Gesundseins aus. Das grundsätzliche Wesen des Gesundseins kann gekennzeichnet werden als das optimale, freie Verfügenkönnen über sämtliche einem Menschen mitgegebenen Beziehungsmöglichkeiten gegenüber solchem, was sich ihm vom Offenen seines Weltbereiches her in einem freien Gegenüber zeigt. Dementsprechend ist Kranksein ein Unfreisein, ein Mangel an Gesundheit und letztlich eine Bedrohung des menschlichen Daseins. Es wird eher vom Kranksein als von Krankheit gesprochen, um das Persönliche des menschlichen Daseins zu unterstreichen. Der kranke Mensch ist immer in seinem gesamten Existieren beeinträchtigt. Nicht einzelne Organe werden also von einer Krankheit befallen, sondern das ganze Dasein ist in Mitleidenschaft gezogen.

Gesundsein heißt auch offen sein für Krankheit. Ist es doch eindrücklich zu sehen, wie krampfhaftes Vermeiden, Umgehen, Sichwehren gegen jede Art des Krankwerdens oder Krankseins gerade als krankmachend oder krankhaft anmuten. Ängstliches Vermeiden von Kontakten mit Kranken, Umgehen von Besuchen im Krankenhaus, eine Bakterienphobie etwa oder das Ignorieren somatischer Beschwerden deuten auf einen unfreien Umgang mit dem Kranksein hin. Jede Krankheit verweist den Menschen auf sein Sterblichsein. Die Möglichkeit des Todes kommt auf den Menschen zu. Krankheit verweist auf Endlichkeit, Beschränktheit und Vergänglichkeit. Der gesunde Mensch aber weiß um seine Vergänglichkeit, ist offen für die Möglichkeit, krank zu sein und krank zu werden. Eine erweiterte Definition von Gesundheit muss demnach das Offensein für Krankheit als Zeichen von Gesundsein mit einbeziehen. Damit verliert das Kranksein die abwertende Bedeutung von Defizienz und Einengung. Es wird erweitert um die Dimension des Krankseins als Aufgabe und der Leidensfähigkeit als Zeichen von Gesundheit.

Existenziale Systematik des Krankseins als Grundlage der daseinsanalytischen Neurosen- und Psychosenlehre und Psychosomatik

Die DA bahnt sich einen systematischen Zugang zum Kranksein durch die dreifache Grundfrage: Auf welche Weise sind welche Beziehungsmöglichkeiten gegenüber welchen Bereichen von Begegnendem eingeschränkt bzw. gestört? Ausgehend vom jeweiligen Sinn- und Bedeutungsgehalt des Krankheitsgeschehens wird versucht, das Wesen der Krankheit durchsichtiger zu machen und die Motive, welche zu einem kranken Verhalten führen und den Menschen in seinen Beziehungsmöglichkeiten einschränken, zu verstehen. Dabei wird untersucht, in welcher Weise die Grundcharaktere menschlichen Daseins (die Existenzialien) in ihrem Vollzug beeinträchtigt sind. Bei der von Boss gewählten „Klassifikation" menschlichen Krankseins geht es jeweils um die augenfällige und betonte Einschränkung im Vollzug der verschiedenen Charaktere menschlichen Existierens. Boss unterteilt:

I. Kranksein mit augenfälliger Beeinträchtigung im Vollzug des Offenständigseins und der Freiheit des Da-seins.

II. Kranksein mit betonter Störung in den Vollzügen des wesensmäßigen Gestimmt-seins.

III. Kranksein mit besonderer Beeinträchtigung des Mit-seins.

IV. Kranksein mit betonter Beeinträchtigung des Sicheinräumens und des Sich-zeitigens des In-der-Welt-seins.

V. Kranksein mit augenfälliger Beeinträchtigung des Leiblich-seins menschlichen Existierens.

Absichtlich wird bei dieser „Klassifikation" immer nur von augenfälliger oder betonter Beeinträchtigung gesprochen. Da alle Wesenszüge des Daseins zusammen ein einheitliches und unteilbares Gefüge bilden, ist der kranke Mensch immer in allen Vollzügen gestört, wenn auch in unterschiedlichem Maße (Condrau, 1992).

–   Zur ersten Krankheitsgruppe gehören u.a. die Psychotiker und Zwangsneurotiker.

–   In der zweiten Gruppe finden wir die bipolare affektive Störung, schwere Angstneurosen, Langeweile- und Sinnlosigkeitsneurosen;

–   in der dritten schizoide und asoziale Verhaltensmuster, Kontakt- und Beziehungsstörungen;

–   in der vierten Gruppe sind es vor allem Erkrankungen wie die sog. „organischen Psychosen", progressive Paralyse, senile Demenz, Epilepsie, Agora- und Klaustrophobie.

–   Die fünfte Gruppe bilden die zahlreichen gemeinhin als somato-psychisch genannten Gesundheitsstörungen sowie auch alle im engeren Sinne „psychosomatisch" genannten Leiden, Stresskrankheiten, Leibschmerzen.

Gegenwärtiges Erkranktsein als Zugang zur motivischen Ätiologie (spezielle Pathogenese)

Das Sichverhalten jedes Menschen (aus der existenzialen Strukturmannigfaltigkeit seines Daseins und zu dieser) zeitigt sich in lebensgeschichtlicher Entwicklung. Kranksein ist immer eine Beeinträchtigung und Störung im Vollzug der existenzialen Wesenszüge des Menschen mit einer spezifischen Pathogenese. Können spezifische psychopathologische Phänomene klar und deutlich dem beeinträchtigten Vollzug einzelner Existenzialien zugeordnet werden, dann liegt darin eine Erhellung der speziellen motivischen Pathogenese: Ganz von selbst werden dann die pathogenen Anlässe und Erstantworten am Leitfaden dieses besonderen Existenzials (das nie vereinzelt gegeben ist!) dem Phänomen selbst entnommen, insoweit das Gewesene seine Anwesenheit in der Gegenwart bekundet.

Dieser Sichtweise kommt die „Internationale Klassifikation psychischer Störungen (ICD-10)" der Weltgesundheitsorganisation entgegen. „Diagnostizieren ist Beschreibung der Phänomene". So ersetzt der Begriff „Störung" den der psychischen Krankheit weitgehend. Es wird versucht, einem „atheoretischen" Ansatz folgend, auf Begriffsbildungen wie etwa Neurose, Psychose und Endogenität zu verzichten und diese durch Einführung einer deskriptiven, an diagnostischen Kriterien orientierten Klassifikation zu ersetzen (Internationale Klassifikation psychischer Störungen: ICD-10 Kapitel V (F); klinisch-diagnostische Leitlinien/Weltgesundheitsorganisation. Dilling H (Hrsg) (2000) Huber, Bern, p 9–23).

Literatur

Condrau G (1992) Sigmund Freud und Martin Heidegger, Daseinsanalytische Neurosenlehre und Psychotherapie (S 100). Universitätsverlag Freiburg (Schweiz), Huber

Dynamische Gruppenpsychotherapie (DG)

FRIEDERIKE GOLDMANN, LILLI LEHNER

Diagnoseprozesse in der Dynamischen Gruppenpsychotherapie

Die Dynamische Gruppenpsychotherapie geht grundsätzlich davon aus, dass die Gruppe mit ihren vielfältigen Angeboten zur Übertragung und Rollengestaltung im aktuellen Beziehungsgeflecht optimale Möglichkeiten bietet. Durch die im Hier und Jetzt stattfindende Wiederinszenierung der Konfliktdynamik der einzelnen Personen im Kräftefeld des Gruppenprozesses entwickelt sich in einer wechselseitigen Dynamik ein Prozess der psychosozialen Reifung. Zentraler Wirkfaktor ist das Bewusstwerden von Widerständen, Abwehrmechanismen und inter- und intrapersonellen Konfliktinszenierungen, die zu jenen Störungen geführt haben, die als Barrieren seelischer Gesundung entgegenwirken.

Auch im dualen Setting der Dynamischen Gruppenpsychotherapie liegt der therapeutische Fokus auf der Beziehungsgestaltung, die im Hier und Jetzt in der realen Beziehung zur Therapeutin inszeniert wird. Die Abwehr- und Konfliktkonstellationen, die sich aus dem sozialen Leben und den Bezugsgruppen der Klientin abbilden, werden wie auch in der Gruppentherapie durch Analyse von Widerstand, Übertragungs- und Gegenübertragungsphänomen bearbeitet.

Dem Diagnostik-Modell der Dynamischen Gruppenpsychotherapie liegt der auf die Feldtheorie Kurt Lewins zurückgehende Persönlichkeitsbegriff zu Grunde, nach dem „Person und Umwelt einen interdependenten, unauflöslichen Systemzusammenhang bilden, in welchem der Zustand jedes Teiles von jedem anderen Teil abhängig ist" (Teutsch/Pölzl 1998, 24). Demnach wird das Verhalten einer Person als strukturierte dynamische Gesamtheit von Bedingungen aufgefasst, und ist nach Lewin eine Funktion des „psychologischen Lebensraumes", der durch Person- und Umweltfaktoren gebildet wird und in dem der historische Aspekt des „So-geworden-Seins" der Person in ihren Handlungen und Emotionen im Hier und Jetzt repräsentiert wird. Die spezielle Symptombildung wird bezogen auf Zusammenhang und Wechselwirkung von Umwelt und Individuum untersucht. Äußerungen von Einzelpersonen formulieren gleichzeitig Konflikte, Wünsche, Vorstellungen der gesamten Gruppe – dies gilt sowohl für die aktuelle Therapiegruppe als auch für die Herkunfts- und Bezugsgruppen.

Dementsprechend wird psychische Krankheit nicht als individuelles Problem gesehen, sondern als Ausdruck eines gestörten „Feldes", welches als Summe aller Bedingungsfaktoren sowohl der äußeren Umwelt als auch der innerpsychischen Situation verstanden wird.

Störungen werden im Sinne der Dynamischen Gruppenpsychotherapie also als Pathologie des Umfeldes und der in ihm herrschenden Beziehungen und Kommunikationsstrukturen verstanden, die sich für das Individuum als Verlust von Kommunikations- und Beziehungsfähigkeit darstellen, und die entwicklungshindernd als „Barrieren" wirken, wodurch die Ausweitung des Lebensraumes und die persönlichen Entfaltungsmöglichkeiten eingeschränkt werden. Daraus folgt das Verständnis von Krankheit als definierte soziale Rolle – in Anlehnung an T. Parsons –, die sich aus gestörten Umweltbezügen entwickelt hat und über misslungene Anpassungsleistungen/Symptome beobachtbar und diagnostizierbar wird.

„Therapieziel ist keine Idealvorstellung von Gesundheit, sondern jeweils die Optimierung der Lebensvorgänge gegenüber den als Krankheit erlebten Einschränkungen und Abwehrfiguren." Gesundung bedeutet die Organisation von Ganzheit auf der Grundlage der vorhandenen Ressourcen und ist „nach Schindler die Erweiterung des persönlichen Freiraums – in Auseinandersetzung mit Hemmung und Zwang – im Kontext der sozialen Kommunikation, somit die Organisation seelischer, leiblicher und sozialer Ganzheit." (Majce-Egger 1998b, 265).

Der Prozess der Diagnosestellung beginnt für Einzel- wie für Gruppensetting mit dem Erstkontakt bzw. dem Erstgespräch mit dem Ziel, erste Hypothesen zu bilden und eine klinische Diagnose nach ICD 10 zu stellen. Die anfängliche Hypothesenbildung wird im Prozess der Verlaufsdiagnose überprüft und dient der weiteren Planung und Evaluation therapeutischer Interventionen.

Diagnosestellung im Erstgespräch

Methodisch legt die Dynamische Gruppenpsychotherapie den Schwerpunkt auf minimal strukturiertes Vorgehen im Erstgespräch, und gibt dadurch der Patientin den Raum, die Beziehungssituation in der Krankheitsrolle zu gestalten und den Grundkonflikt zu inszenieren. Die relative Unstrukturiertheit macht es möglich, den Zusammenhang zwischen geschilderter Symptomatik, momentaner Gesprächssituation, aktueller Lebenssituation und berichteter Anamnese herzustellen, dient also dazu, die „interaktionelle Situation zwischen Klient und Therapeut zu erfassen, [d. h.] wie der Klient die relativ unstrukturierte Situation des Erstgesprächs organisiert, welche Rolle er selbst übernimmt und welche Rolle er dem Interviewer zuschreibt. Aus der jeweiligen sozialen Inszenierung ist abzuleiten, welche Konflikte und Störungen der Patient hat und wie er mit diesen umgeht." (Fliedl 1998, 167 f)

Diese Möglichkeit der Selbstgestaltung durch die Patientin impliziert aber auch, dass Inhalte und Themen vermieden werden, die von der Therapeutin als beobachtete Auffälligkeiten (verbal und nonverbal als Mimik, Gestik, Körperhaltung) angesprochen und nachgefragt werden. Auch aus der Art, wie auf Fragen reagiert wird, ergeben sich zusätzliche Hinweise auf Introspektionsfähigkeit, Ich-Entwicklung und Abwehrmodi, die Qualität der Objektbeziehungen und die Realitätsprüfung; zusätzliches Diagnosekriterium sind Gegenübertragungsgefühle der Therapeutin.

„Während des Gespräches kann der Untersucher mittels Nachfragen, Konfrontieren und Deuten die Annahmen verifizieren und falsifizieren und damit abklären, ob seine Form, den Patienten zu verstehen eine für diesen speziellen Patienten brauchbare ist. Dies ist ein wesentliches Kriterium, um mit dieser Person eine Therapie zu beginnen oder nicht. Denn besteht eine grundsätzliche Schwierigkeit, den Patienten zu verstehen oder ihm dieses Gefühl vermitteln zu können, wird eine Zusammenarbeit nicht sinnvoll sein." (Fliedl 1998, 167)

Da aus gruppentherapeutischer Sicht die präsentierte Störung immer im Kontext der Herkunftsgruppe verstanden wird, wird untersucht, was die Patientin mit ihrem Symptom für diese Gruppe formuliert, welche Position und welche Rollen sie dort einnimmt oder welche ihr zugeschrieben werden, welche Funktion die Störung für die Herkunftsgruppe hat, und wie gefährdend sich Veränderungen der Patientin auf diese auswirken werden. „Kann die Umgebung eine Veränderung des Patienten zulassen oder wird das Gleichgewicht der Bezugsgruppen so instabil werden, dass diese die Veränderungen des Patienten verhindern wird" (Fliedl 1998, 166 f), wie haltgebend die Bezugsgruppen in der gegenwärtigen oder in zukünftigen Krisen sein werden bzw. auf welche Ressourcen zurückgegriffen werden kann.

Über die Einstellung, die einerseits die Patientin und andererseits ihre Umgebung zur Psychotherapie hat, können diagnoserelevante Hinweise auf Gruppennormen und Gruppenkultur gewonnen werden. Darüber hinaus ergeben sich Aufschlüsse über die Haltung und die Beweggründe, ob z.B. die Motivation zur Psychotherapie aus einer abhängigen, angepassten, oppositionellen, schuldzuweisenden usw. Überzeugung kommt und mit welchen Widerständen zu rechnen sein wird. Auch die Abklärung der realen Möglichkeiten und welchen Aufwand die Patientin auf sich nimmt, erlauben zusätzliche Prognosen über Erwartungen an die Psychotherapie und das Ausmaß an Motivation.

Prozessdiagnose im Gruppensetting

Die kontinuierliche Analyse des Gruppenprozesses dient dem Verständnis der Dynamik der in der Gruppe wirkenden Kräfte und Hindernisse.

„Die einzelne Person ist als Teil der Gruppe dynamischer Akteur bei der Entstehung der Gruppendynamik, gleichzeitig ist die Person Objekt der unbewussten Übertragung der Gruppe, wobei die Übertragungsreaktionen der Gruppe etwas anderes sind als die der einzelnen betroffenen Personen. Einerseits findet also der individuell einzigartige Ausdruck der Person, die Aktion der Person, statt, andererseits werden von der einzelnen Person auch unbewusste Phantasien/Themen der Gruppe ausgedrückt und mitgestaltet." (Majce-Egger 1998a, 240 f)

Die Verlaufsdiagnose hat die Aufgabe, über die Beobachtung der Interaktionen von Gruppenmitgliedern und der entstehenden Dynamiken in und zwischen Personen und Systemen die Bedeutung des Geschehens vor dem Hintergrund von Gruppentheorien und Gruppenmodellen (Phasenmodelle, Rangdynamik, Modell der Grundannahmen nach Bion etc.) zu verstehen und über Bildung von Hypothesen Interventionen zu setzen, um auf Entwicklungen in der Gruppe in Hinblick auf ein gemeinsames Arbeitsziel Einfluss nehmen zu können (Majce-Egger 1998b, 267 f).

„Aspekte der Prozessanalyse sind die persönliche Entwicklung der TeilnehmerInnen, die interpersonalen Beziehungen zwischen den TeilnehmerInnen (z. B. Qualität, Häufigkeit und Intensität von Beziehungen), die Entwicklung der dynamischen Rangstruktur, die Rollensysteme, die Rollenstruktur und die Gruppenentwicklung an Hand von Ereignissen in der Gruppe (Gruppenphase: Entwicklungsstand und Abwehr)." (Majce-Egger 1998a, 251)

Kriterien zur Diagnosestellung in der Gruppe
(nach Majce-Egger 1998b, 268 f)

Gruppale Situationsanalyse
- Erkennen einer kritischen Situation (z. B. drohender Zerfall der Gruppe)
- Rangordnungsdynamik
- Gruppendiagnose nach Subsystemen der Gruppe (Interaktionsmuster, Gruppenemotionen, Normen, Ziele, Werte)
- Prozessanalyse (bisheriger Verlauf, Wiederholungen, Vermeidungen)
- Gruppenphase
- Gruppenkonflikt (Wunsch versus Angst, Kompromissbildung)
- Widerstand (Widerstandsphänomene)

Interpersonale Situationsanalyse
- Abbildung des Konflikts (Protagonisten für Wunsch, Angst, Kompromissbildung)
- Beziehungsebene – Interaktionsdynamik
- Beziehungs- und Bedeutungsebene
- Zusammenspiel der Positionen der dynamischen Rangstruktur

Personale Situationsanalyse
- Persönlichkeitsstruktur (Grundkonflikt)
- Ressourcen
- Rangposition
- Rolle (Differenzierung, Flexibilität)
- Rigidität – Durchlässigkeit – Barriere
- Entwicklungsansatz (Fähigkeiten)

Literatur

Fliedl R (1998) Erstgespräch, Anamnese, Diagnose. In: Majce-Egger M (Hrsg) Gruppentherapie und Gruppendynamik – Dynamische Gruppenpsychotherapie. Theoretische Grundlagen, Entwicklungen und Methoden. Facultas, Wien, S 166–183

Majce-Egger M (1998a) Methodik der Dynamischen Gruppenpsychotherapie. In: Majce-Egger M (Hrsg) Gruppentherapie und Gruppendynamik – Dynamische Gruppenpsychotherapie. Theoretische Grundlagen, Entwicklungen und Methoden. Facultas, Wien, S 237–254

Majce-Egger M (1998b) Interventionstechniken. In: Majce-Egger M (Hrsg) Gruppentherapie und Gruppendynamik – Dynamische Gruppenpsychotherapie. Theoretische Grundlagen, Entwicklungen und Methoden. Facultas, Wien, S 255–270

Teutsch H-R, Pölzl G (1998) Sozialpsychologische Wurzeln und Aspekte der Methode. In: Majce-Egger M (Hrsg) Gruppentherapie und Gruppendynamik – Dynamische Gruppenpsychotherapie. Theoretische Grundlagen, Entwicklungen und Methoden. Facultas, Wien, S 17–34

Existenzanalyse (EA)

ALFRIED LÄNGLE

Zusammenfassung des Diagnoseprozesses

Diagnose wird in der Existenzanalyse verstanden als Erkenntnis der Störung, ihrer Regelmäßigkeiten in der Erscheinung, ihrer Struktur und individuellen Ausprägung zum Zwecke der Orientierung für die Behandlung. Sie kommt am Beginn der Psychotherapie (Erstdiagnose), im Behandlungsverlauf (Prozessdiagnose) und als reflektierende Einschätzung am Ende der existenzanalytischen Behandlung (Abschlussdiagnose) zum Einsatz. In ihr geht es darum, das sich am Patienten zeigende Störphänomen so mit der existenzanalytischen Theorie in Verbindung zu bringen, dass eine dem Patienten, dem Phänomen und der psychotherapeutischen Ethik adäquate Behandlung möglich wird. Sinn der Diagnostik ist die Einschätzung des Phänomens hinsichtlich des Störungswertes (Behandlungsbedürftigkeit), der Störungsursache und -zusammenhänge (Anthropologie mit besonderer Berücksichtigung somatischer Mitbeteiligung, existentielles Milieu), der Prognose (Therapieerwartung, Hindernisse und Gefahren während Therapie) und eine Abstimmung der Erkenntnisse mit den Methoden einer optimalen Behandlung (inklusive ökonomische Kommunikation mit Fachleuten). In der Diagnostik wird die durch Anamnese, Tests und Phänomenologie erhobene konkrete Kenntnis durch die Vernetzung mit einem Allgemeinwissen im Aussagewert verdichtet. Die existenzanalytische Diagnostik geht als phänomenologische Diagnostik aus von dem, was den Patienten bewegt und richtet ihre Aufmerksamkeit auf die existentiellen Fähigkeiten und Erfordernisse des Patienten. Diese werden durch die Klärung der Voraussetzungen für ganzheitliche Existenz (Grundmotivationen) und der Begegnungsfähigkeit mit sich und der Welt (Personale Existenzanalyse) erhoben. Damit werden die dynamische Ebene und das Verarbeitungsniveau der Psychopathologie beleuchtet.[1]

---

1 Als Grundlage dieser Arbeit dient das Ergebnis eines Projektes, das von Luss, Freitag,

Existenzanalytischer Diagnosezirkel

In der Abfolge des existenzanalytischen Diagnoseprozesses lassen sich sechs Etappen unterscheiden, nach denen das geschilderte Symptom bzw. Problem sowie das eigene Erleben des Patienten (und des diagnostizierenden Therapeuten) beleuchtet wird, um die für eine existenzanalytische Therapie notwendige Information zu erhalten. Die Reihenfolge der Diagnoseschritte folgt einem losen Aufbau, ist aber nicht festgelegt. Die Diagnostik zieht sich in der Regel über mehrere Therapiestunden hin und bleibt im gesamten Therapieverlauf aktuell. Für ein vollständiges Diagnose-Bild sind alle Bereiche des Diagnosezirkels mindestens einmal zu beleuchten.

Das *Ziel* der existenzanalytischen Diagnose ist in jedem Falle zumindest festzustellen,

1. ob eine *existenzanalytische* Therapie indiziert ist oder ob es *anderer* Hilfe bedarf;
2. welche therapeutische *Vorgangsweise* zu wählen ist und wo sie ansetzen soll;
3. auf welche *Ressourcen* des Patienten und seiner Welt (Umwelt, Mitwelt) zurückgegriffen werden kann;
4. was an *Problemen und Gefahren* für den Patienten, den Therapeuten und die therapeutische Arbeit zu erwarten ist (Prognosewert);
5. welches *Ausmaß* und welcher *Rahmen* für eine vertretbare (zu verantwortende und zeitlich wie finanziell realistische) Behandlung anzupeilen ist;
6. wie sich die Symptomatik nach internationalen psychiatrischen *Diagnosesystemen* einordnen lässt, um eine bessere Kommunizierbarkeit, eine wissenschaftliche Vergleichsforschung und eine Kassenabrechnung zu ermöglichen.

Eine existenzanalytische Diagnose erfolgt somit über *zwei Diagnoseschemata*: über die *methodenspezifische Diagnostik*, in der die spezifische Psychopathologie, Anthropologie und das Existenzverständnis beleuchtet wird, als auch über die gängigen, *schulenübergreifenden Diagnoseschemata* (ICD und DSM). In der Praxis handelt es sich um einen homogenen Prozess, in welchem die einzelnen Schritte oft ineinander fließen.

Längle A, Tutsch, Längle S, Görtz für die Existenzanalyse durchgeführt und 1999 publiziert worden ist.

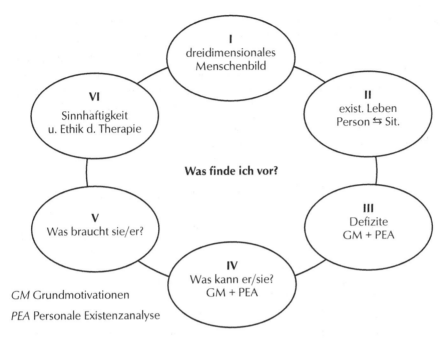

Abb. 3. Existenzanalytischer Diagnosezirkel: überblicksartige Zusammenfassung der wesentlichen Elemente, die in einer vollständigen, existenzanalytischen Diagnostik enthalten sind

1. Diagnoseschritt: Bezugnahme zum dreidimensionalen Menschenbild

Das dreidimensionale Menschenbild nach Frankl (z. B. 1990, 198 f) bietet ein erstes, grobes Raster zur Lokalisierung des Störungsschwerpunktes im somatischen, psychischen und personalen (noetischen, existentiellen) Bereich. Dieser Schritt dient einer ersten, groben Orientierung und Zuordnung des Störbildes nach dem anthropologischen Schwerpunkt und der Klärung, ob zur existenzanalytischen Psychotherapie auch noch andere Behandlungsverfahren einbezogen werden sollen (Überweisungen und weitere Untersuchungen in anderen Fachdisziplinen).

2. Diagnoseschritt: Existentialität – die Person im dialogischen Austausch mit der Situation

Im nächsten Diagnoseschritt geht es darum, die Person in ihrer Existentialität zu erfassen. Die *dialogische Offenheit* kann grundsätzlich auf drei Ebenen gestört sein: auf der Inputebene, auf der Prozessebene und auf der Outputebene. Liegen hier Blockaden vor, so kommt es zur existentiellen Verarmung des Menschen, die den Nährboden für die Psychopathologie darstellt.

Die Diagnostik der Beziehungs- und Begegnungsfähigkeit des Menschen ist dem Bericht des Patienten[2] zu entnehmen, wenn er seinen Umgang und sein Verhalten in seinen Lebenssituationen schildert. Sie spiegelt sich außerdem unmittelbar in der *therapeutischen Beziehung*, die daher erhebliche diagnostische Relevanz besitzt. Der *Störungsgrad* der Existentialität vermittelt einen Einblick in die Schwere der psychischen Krankheit.

3. Diagnoseschritt: Psychopathologie und Psychopathogenese

Nach der Erfassung der existentiellen Situiertheit des Patienten geht es nun um die Diagnose des *spezifischen Leidens* mit seinen kausalen Zusammenhängen. Das Ziel ist das Verstehen des Patienten in seinem (bewussten und unbewussten) Anliegen, Fremdhilfe aufzusuchen. Damit wird die *Therapiemotivation* des Patienten diagnostiziert. In diesem Schritt wird auch das *subjektive Krankheitsverständnis* erhoben. Damit sind *Einstellungen* zur Krankheit sowie *Erwartungen* in die Psychotherapie (das subjektive Therapieziel) verbunden.

Neben den subjektiven Erwartungen, die der Patient in die Therapie hat, geht es auch um die *fachliche Feststellung* von Störelementen und krankheitsbedingenden Ursachen. Das verlangt einerseits eine phänomenologische, einfühlsame Vorgehensweise und andererseits für die Erklärungen des Krankheitsbildes die Kenntnis der speziellen, existenzanalytischen Psychopathologie auf der Basis von *anamnestischen* Rückfragen.

4. Diagnoseschritt: Personale Ressourcen „Was kann der Patient?"

In diesem und dem nächsten Diagnoseschritt werden das gestörte Erleben, die Leidenserfahrung und das pathologische Verhalten des Patienten auf die Theorie der Person und auf die Theorie der Existenz bezogen. Zunächst geht es darum, die eigenen Fähigkeiten des Patienten zur selbständigen Lösung oder Verbesserung seiner Problemlage und damit zur Verbesserung seiner Existentialität zu erkennen. In der Existenzanalyse werden dazu in erster Linie die *personalen Ressourcen* beleuchtet, aber ergänzend dazu auch die psychischen, somatischen sowie sozialen, ökonomischen und beruflichen Ressourcen zu Hilfe genommen.

---

2 Der leichteren Lesbarkeit halber wird das generische Maskulinum verwendet, das keine Geschlechtszugehörigkeit impliziert.

Mit der Erhebung der Ressourcen und personalen Kräfte wird der *spezifische Boden für die existenzanalytische Psychotherapie* erarbeitet. In manchen Fällen (z. B. bei Kindern) ist dazu eine *Außenanamnese* hilfreich oder gar erforderlich.

Für das Finden der personalen Ressourcen dient als schematischer Hintergrund das *Strukturmodell* der Existenzanalyse, die personalen *Grundmotivationen* (Längle 1997, 2002). Es erlaubt die systematische Exploration, welche der Grundbedingungen des Existierens entfaltet bzw. blockiert sind. Damit wird die „Substanz" des Existieren-Könnens erhoben. Dazu stehen auch methodenspezifische *Tests* zur Verfügung (Längle, Orgler, Kundi 2000; Längle, Eckhard 2001).

Zusätzlich werden aber auch die Fähigkeiten hinsichtlich der personalen Dynamik auf dem Hintergrund der Personalen Existenzanalyse eingeschätzt. Zur aktuellen und situativen Bewältigung der Situation verfügt die Person über vier dynamische Verhaltensformen, die in der Personalen Existenzanalyse beschrieben sind (Längle 1993, 2000), und die als *„Personale Prozessvariablen"* bezeichnet werden können.

5. Diagnoseschritt: Bedarfsanalyse: Was braucht der Patient?

Eng mit dem letzten Diagnoseschritt verbunden ist die Bedarfsanalyse. Es geht darum, wie der Therapeut auf der Grundlage seines Fachwissens und seiner Beobachtungen die existentielle Situation des Patienten/Klienten hinsichtlich dessen *einschätzt*, was dieser unmittelbar zur Verbesserung seiner Lebenssituation bedarf. Diese fachliche Einschätzung verlangt vom Therapeuten den Einsatz derselben Fähigkeiten der Personalen Existenzanalyse.

Dieser Diagnoseschritt führt zur Erstellung des *Therapieplans* durch die Aufsummierung der Information aller vorangegangenen Schritte. Es kann der Überblick über die dialogischen Blockaden ergeben, dass das Störungspotential weniger bei ihm selbst liegt, als im System bzw. in der Pathologie des Partners. Darüber hinaus ergibt sich aufgrund des Gesamtbildes bereits eine prognostische Einschätzung.

6. Diagnoseschritt: Selbsteinschätzung des Therapeuten

Zur Abrundung der psychotherapeutischen Diagnostik im Rahmen einer phänomenologisch orientierten Vorgangsweise gehört auch das *Einschätzen der eigenen Kompetenz*, der eigenen Motivation, der persönlichen Zuständigkeit sowie der Sinn- und Zweckhaftigkeit der Therapie. Die Diagnostik der eigenen Persönlichkeit im Spiegel der Persönlichkeit, Symptomatik und Problematik des Patienten ist einerseits zum Schutz des Patienten und für einen effizienten

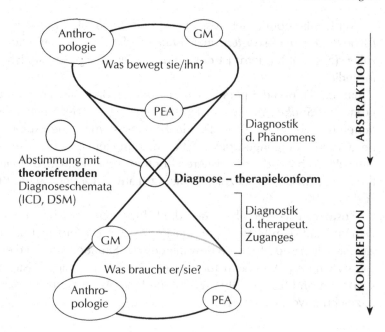

Abb. 4. Der existenzanalytische Diagnoseprozeß im Überblick (aus Luss et al. 1999)

Therapieverlauf von Wichtigkeit, wie andererseits auch für den Schutz und die Psychohygiene des Therapeuten selbst.

Die Selbstbefragung des Therapeuten kann wieder theoriekonform anhand der vier Grundbedingungen menschlicher Existenz erfolgen.

Im Anschluss an die Erhebung der existenzanalytischen Diagnose (oder parallel zu ihr) wird eine *theoriefremde Diagnose* anhand der von Kommissionen erstellten, jeweils aktuellen Diagnoseschemata erhoben. Sie hat die Aufgabe, Korrektur zur methodenspezifischen Diagnose zu sein und allfällige „blinde Flecken" aufgrund der Anthropologie und Methodik aufzudecken und den breiteren Erfahrungsschatz der Disziplin beizuziehen. Durch die standardisierte und schematisierte Gliederung kann die Diagnose der Psychopathologie noch eine weitere Präzisierung erhalten. Diese schulenübergreifende Diagnostik erlaubt außerdem eine leichtere Kommunizierbarkeit mit Vertretern anderer Methoden bzw. Disziplinen.

Der Diagnoseprozess im Überblick

In dem obenstehenden Schema wird der Diagnoseprozess durch einen Kegel dargestellt, dessen Basis von der theoriespezifischen Diagnostik gebildet wird. Durch zunehmende Abstraktion entsteht ein einheitliches Bild, das im Schema als Spitze des Kegels symbolisiert ist. Dort erfolgt die Anbindung an die theoriefremde Diagnostik. Dieses Ergebnis liefert die Grundlage für die praktische Behandlung, was als Hauptaufgabe der Diagnostik angesehen wird. Die gewonnene Erkenntnis wird in der Folge auf die praktische Ebene gehoben. Das, was den Patienten bewegt, wird nun im Spiegel dessen aufgefangen, was er braucht, um aus seinem Leiden/Problem herauszufinden. Dafür dienen gleichermaßen wie beim Erfassen des Problems die Anthropologie, die Strukturelemente der Existenz und die Prozessdynamik der Verarbeitung. Damit kommt die gewonnene Erkenntnis gewissermaßen auf den Boden. Als Modell zur Darstellung schlug Silvia Längle einen Doppelkegel vor, der die komplexen Abläufe übersichtlich darstellt (vgl. Abb. 4). Er verdeutlicht die epistemologischen Schritte der Diagnostik, die zunächst in einer progredienten Abstraktion liegen, um dann wieder den gegenteiligen Weg in die Konkretion zu folgen.

Mit diesem Modell wird sowohl inhaltlich als auch methodisch der Diagnoseprozess in der Existenzanalyse zusammengefasst.

Literatur

Frankl V (1990) Der leidende Mensch. Anthropologische Grundlagen der Psychotherapie. Neuausgabe. Piper, München

Frankl V (1992) Ärztliche Seelsorge. Deuticke, Wien

Längle A (1992) Existenzanalyse und Logotherapie. In: Pritz A, Petzold H (Hrsg) Der Krankheitsbegriff in der modernen Psychotherapie. Junfermann, Paderborn, S 355–369

Längle A (1993) Personale Existenzanalyse, In: Längle A (Hrsg) Wertbegegnung. Phänomene und methodische Zugänge. Tagungsbericht der GLE 1+2, 7. GLE, Wien, S 133–160

Längle A (1997) Modell einer existenzanalytischen Gruppentherapie für die Suchtbehandlung. In: Längle A, Probst Ch (Hrsg) Süchtig sein. Entstehung, Formen und Behandlung von Abhängigkeiten. Facultas, Wien, S 149–169

Längle A (1999) Existenzanalyse – Die Zustimmung zum Leben finden. Fundamenta Psychiatrica 12: 139–146

Längle A (2000) (Hrsg) Praxis der Personalen Existenzanalyse. Facultas, Wien

Längle A (2002) Die Grundmotivationen menschlicher Existenz als Wirkstruktur existenzanalytischer Psychotherapie. Fundamenta Psychiatrica 16 (1): 1–8

Längle A, Eckhard P (2001) Skalen zur Erfassung von existentieller Motivation, Selbstwert und Sinnerleben. In: Existenzanalyse 18 (1): 35–39

Luss K, Freitag P, Längle A, Tutsch L, Längle S, Görtz A (1999) Diagnostik in Existenzanalyse und Logotherapie. In: Laireiter AR (Hrsg) Diagnostik in der Psychotherapie. Springer, Wien New York

Längle A, Orgler Ch, Kundi M (2000) Existenzskala ESK. Hogrefe-Beltz, Göttingen

Simhandl Ch (1997) Diagnostik psychischer Störungen in der Praxis. Existenzanalyse 14 (1): 33–37

Existenzanalyse und Logotherapie (EL)

OTMAR WIESMEYR

Begriffsklärungen und Definitionen

Mittels Definition und detaillierter Darstellung einer Grundlagendiagnostik wird der im Psychotherapiegesetz ausgeführten Berufsumschreibung im Sinne einer umfassenden psychotherapeutischen Behandlung entsprochen. Damit wird auch eine Spezifizierung der methodenübergreifenden Ausbildungsinhalte in Richtung psychotherapeutische Diagnostik gefördert und gemeinsam mit der Ausarbeitung allgemeiner Diagnosestandards für psychotherapeutische Behandlungen zur Qualitätssicherung in der Psychotherapie beigetragen.

Die Betonung des methodenspezifischen Reichtums und die damit in Zusammenhang stehende Vielfalt und Unterschiedlichkeit der diagnostischen Zugänge bestätigen die Eigenständigkeit der jeweiligen psychotherapeutischen Methode.

Die Beschreibung der psychotherapeutischen Diagnostik als Entdeckungsverfahren lässt Ähnlichkeiten mit dem diagnostischen Ansatz in der sinnzentrierten Psychotherapie erkennen, indem durch Interaktion mit Klientinnen/Klienten neue und zukünftige komplexe Sichtweisen auf der Ebene der Sprache, der Emotionen, der Kognitionen und des Verhaltens entwickelt werden. Die Existenzanalyse erweitert diesen diagnostischen Rahmen, indem sie zusätzlich einen Ein- und Durchblick auf Freiheit und Verantwortlichkeit des Menschen gewährt.

In der Zusammenarbeit mit psychotherapeutisch arbeitenden Professionen mit dem Ziel, über psychotherapeutische Methoden genau und umfassend zu informieren, wird auf gegenseitige Akzeptanz und Wertschätzung geachtet.

Die Formulierung von Krankheit als „regelwidriger Körper- oder Geisteszustand" im österreichischen Sozialversicherungsrecht und die Definition der krankheitswertigen seelischen Störung „als Bewältigungsversuche mit inadäquaten Mitteln" erfährt im Menschenbild der Existenzanalyse und Logotherapie mittels des Begriffs „der unbedingten Würde der Person" eine notwendige Aufwertung.

Die Einteilung der psychotherapeutischen Diagnosestellung in drei Dimensionen „Symptomatik in Relation zur Persönlichkeit", „psychotherapeutische Beziehung" und „Krisenhaftigkeit" wird in der Diagnostik der Existenzanalyse und Logotherapie durch eine vierte Dimension „Ressourcenorientierte Diagnostik" in Hinblick auf die gesunden Anteile der Persönlichkeit und ihrer Umwelt sowie auf Sinn und Werte ergänzt.

Andockbegriffe: Definition der psychotherapeutischen Behandlung im Psychotherapiegesetz, allgemeine Diagnosestandards, Qualitätssicherung in Ausbildung und Psychotherapie, Eigenständigkeit der psychotherapeutischen Methode, Diagnostik als Entdeckungs- und Informationsverfahren, psychotherapeutische Diagnosestellung und Indikation

Methodenspezifische Ergänzung: Diagnose als Ein- und Durchblick auf Freiheit und Verantwortlichkeit des Menschen, Aufwertung des Krankheitsbegriffs durch den im Menschbild der Existenzanalyse und Logotherapie verankerten Begriffs der Würde der Person, zusätzliche Dimension „Ressourcenorientierte Diagnostik" in Hinblick auf die gesunden Anteile der Persönlichkeit und ihrer Umwelt sowie auf Sinn und Werte

Diagnosestellung

Symptomatik in Relation zur Persönlichkeit

Übereinstimmung besteht in der Anwendung der ICD 10, der Berücksichtigung des Phänomens der Co-Morbiditäten und einer Weiterentwicklung der Persönlichkeitsdiagnostik mittels einer sorgfältigen Differentialdiagnose. In diese Richtung geht auch „die Zuordnung der klinisch-diagnostischen Leitlinien der ICD 10 zur Terminologie der Existenzanalyse und Logotherapie" (Lukas 1998). Anhand dieser Zuordnung können auch methodenspezifische Unterschiede verdeutlicht werden, die auf einem Menschenbild und einem Personbegriff beruhen, die die noetische Ebene, einen spezifisch humanen Bereich, beinhalten. Davon ist auch die Symptomatik in Relation zur Persönlichkeit betroffen, indem geistige Konflikte, die zur Entstehung von psychosozial oder auch psychosomatisch bedingten Verhaltensstörungen und Leidenszuständen beitragen, einen Schwerpunkt in der methodenspezifischen Diagnostik bilden. Viktor E. Frankl beschreibt in diesem Zusammenhang unterschiedliche Prozesse zwischen der noetischen, psychischen und somatischen Ebene in Form von „Auswirkungen, Auslösern und Rückwirkungen" (1983, 48). Er legt damit eine äußerst differenzierte Ätiologie zur Krankheitsentstehung vor. Dieser Ansatz ermöglicht die psychotherapeutische Behandlung einer „aus einem geistigen Konflikt entstandenen und daher vom Geistigen her behandlungsdürftigen Neurose" (1983, 145).

Andockbegriffe: Anwendung der ICD 10, Berücksichtigung des Phänomens der Co-Morbiditäten, sorgfältige Differentialdiagnostik in der Persönlichkeitsdiagnostik

Methodenspezifische Ergänzung: Einbeziehen der noetischen Ebene – einem spezifisch humanen Bereich; differenzierte Ätiologie hinsichtlich der Auswirkungen, Auslöser und Rückwirkungen in der psychischen, somatischen und noetischen Ebene; noogene Neurosen und Depressionen, die in einem geistigen Konflikt wurzeln

Psychotherapeutische Beziehung

Übereinstimmung besteht in der Beschreibung der therapeutischen Beziehung, die Entwicklungs- und Veränderungsprozesse zum Wohle und im Sinne der Patienten fördern soll.

Eine methodenspezifische Ergänzung ergibt sich aufgrund einer ethischen Schwerpunktsetzung in Form der personalen Begegnung. Verantwortung, wie sie auch im Berufskodex übereinstimmend beschrieben wird, kennzeichnet die psychotherapeutische Haltung in der sinnzentrierten Psychotherapie. „Die Verantwortung von Psychotherapeutinnen und Psychotherapeuten schließt die Achtung vor der Würde und Eigenverantwortlichkeit des Einzelnen und den Respekt vor dessen Einstellungen und Werthaltungen mit ein." (Firlei et al. 2002, 161)

Aufnahme und Gestaltung der psychotherapeutischen Beziehung, Rahmenbedingungen und Setting sowie Zielorientierung weisen weitgehende Übereinstimmung auf, wobei von den definierten Interventionen das Herstellen von Zusammenhängen, um Sinn (Bedeutung) aufzufinden und zu stiften, hervorzuheben ist.

In der Existenzanalyse und Logotherapie wird die Prozessdiagnostik in Form einer „Wechseldiagnostik" praktiziert, was auf das Bemühen verweist, behutsam und unter Wahrung einer guten therapeutischen Beziehung diagnostische Prozesse in den Behandlungsverlauf einer psychotherapeutischen Behandlung zu integrieren. Auch der Einsatz von psychodiagnostischen Verfahren wird zunehmend erprobt. „In den letzten Jahren sind in der Psychotherapie vielfältige Entwicklungen sowohl in Richtung von Konzeptualisierungsversuchen wie die Entwicklung von Verfahren festzustellen." (Stieglitz 2003, 114) Insbesondere für Indikationsentscheidungen könnten diagnostische Verfahren an Bedeutung zunehmen. „Dabei geht es um die Entscheidung zwischen mehreren therapeutischen Behandlungsmöglichkeiten mit dem Ziel einer möglichst optimalen Zuordnung von Klient, Therapeut und Behandlungsmethode." (Brähler et al. 2002, 114) Dies entspricht auch den Intentionen Viktor E. Frankls. „Die Bestimmung der ‚Methode der Wahl' in einem gegebenen Falle läuft auf eine Gleichung mit zwei Unbekannten hinaus: $M = x + y$ – wobei x für die Einmaligkeit und Einzigartigkeit der Patientenpersönlichkeit steht, und y für die nicht weniger einmalige und einzigartige Persönlichkeit des Therapeuten. Mit anderen Worten, weder lässt sich jede Methode in jedem Falle mit der gleichen Erfolgsaussicht anwenden, noch kann jeder Therapeut jede Methode mit der gleichen Wirksamkeit handhaben." (1979, 118)

Zusätzlich zur Bewertung der psychotherapeutischen Beziehung, in der beobachtbare Fort- und Rückschritte thematisiert werden, werden in der Existenzanalyse und Logotherapie auch dereflektorische Aspekte eingebracht, um eine „Hyperreflexion" zu vermeiden und das therapeutische Geschehen mit einem In-der-Welt-Sein und In-die-Welt-hinein-Wirken zu verbinden. Auch der sorgfältigen und genauen Dokumentation von diagnostischen Daten wird besondere Aufmerksamkeit geschenkt. Eine dafür entwickelte Datenbank soll angehende Psychotherapeutinnen unterstützen und vergleichbare Daten ermitteln helfen.

Andockbegriffe: Therapeutische Beziehung zur Förderung von Entwicklungs- und Veränderungsprozessen, Aufnahme und Gestaltung der psychotherapeutischen Beziehung, Rahmenbedingungen und Setting sowie Zielorientierung, Prozessdiagnostik

Methodenspezifische Ergänzungen: Ethische Schwerpunktsetzung in Form der personalen Begegnung, die eine verantwortungsvolle Haltung der Therapeuten beinhaltet; behutsames Einbeziehen diagnostischer Prozesse in Form einer Wechseldiagnostik, Einsetzen von evaluativer Diagnostik zur Optimierung von Indikationsentscheidungen, dereflektorische Aspekte bei der Bewertung der psychotherapeutischen Beziehung, sorgfältige und genaue Dokumentation

Krisenhaftigkeit

Der Begriff der Krisenhaftigkeit in der psychotherapeutischen Diagnostik kommt dem Verständnis von Krise in der sinnzentrierten Psychotherapie entgegen. Die Existenzanalyse und Logotherapie verfügt dementsprechend über eine lange Tradition, was auch in einer Vielzahl von begrifflichen Darstellungen wie existentielle Frustration, existentielles Vakuum, Verlust an Sinnorientierung zum Ausdruck kommt. Damit wird der vorliegende umfassende Krisenbegriff noch um jene Krisenhaftigkeit ergänzt, die mit einem frustrierten

Willen zum Sinn einer geht und die Krisenhaftigkeit in ihren verschiedenen und vielfältigen Facetten begreifbarer macht. Zudem wird die Krise nicht ausschließlich als pathogener Zustand sondern auch als Herausforderung zur Bewältigung verstanden.

Die Einschätzung der Krise durch die Psychotherapeutin entsprechend verschiedener Schweregrade und daraus sich ergebende Handlungsnotwendigkeiten für den Psychotherapeuten erscheinen plausibel.

Andockbegriffe: allgemeine Krisenhaftigkeit, Einschätzung der Krise nach verschiedenen Schweregraden und sich daraus ergebende Handlungsnotwendigkeiten für die Psychotherapeutin

Methodenspezifische Ergänzungen: Krisen, die auf einen frustrierten Willen zum Sinn zurückgehen; Krisen als Herausforderung und Chance

Ressourcenorientierte Diagnostik

Die ausführliche Beschreibung der gesunden Anteile des Menschen und ihrer Bedeutung für Heilungsprozesse in der Existenzanalyse und Logotherapie führten zur Entwicklung einer spezifischen Ressourcenorientierten Diagnostik, die sich in besonderer Weise der Zunahme und Abnahme von Sinnwahrnehmungs- und Sinnfindungsprozessen zuwandte. Dazu gehört auch das Einbeziehen paradoxer Interventionen und des therapeutischen Humors. „Der Patient soll die Neurose objektivieren und sich von ihr distanzieren. Der Patient soll lernen der Angst ins Gesicht zu sehen, ja ihr ins Gesicht zu lachen." (Frankl 1983, 162)

Psychotherapeutische Indikation

Die Definition für eine Indikation zur psychotherapeutischen Behandlung entspricht den Kriterien in der Existenzanalyse und Logotherapie. Zusätzliche Kriterien betreffen existentielle Krisen und Konflikte, die im Geistigen wurzeln, sowie die mit Sinn und Werten in Zusammenhang stehenden Themen- und Problembereiche. Einen weiteren Schwerpunkt bildet die psychotherapeutische Behandlung von schwer kranken und sterbenden Menschen.

Notwendige Zuweisungen und Kooperationen nach entsprechender Aufklärung und Zustimmung der Patientin, das Erstellen eines adäquaten Behandlungsangebots im Sinne eines Verständnisses für die Leidens- und Verhaltensstörungen unter Berücksichtigung des Schweregrads entsprechen gängigen Standards.

Bei Störungen der Persönlichkeitsentwicklung ohne Krankheitswert besteht in der sinnzentrierten Psychotherapie zusätzlich der Ansatz, zur kulturellen Integration insbesondere bei Immigrantinnen und Randgruppen beizutragen.

Hinsichtlich der Kontraindikationen und Ausschlusskriterien besteht Übereinstimmung.

Andockbegriffe: Definition der Indikation für psychotherapeutische Behandlung, Zuweisung und Kooperationen, adäquates Behandlungsangebot, Verständnis für Leidens- und Verhaltensstörungen unter Berücksichtigung des Schweregrads, Kontraindikationen und Ausschlusskriterien

Methodenspezifische Ergänzungen: existentielle Krisen und Konflikte, die im Geistigen wurzeln; Themen- und Problembereiche, die mit Sinn und Werten in Zusammenhang stehen; psychotherapeutische Behandlung von schwer kranken und sterbenden Patienten, Beiträge zur kulturellen Integration von Immigrantinnen und Randgruppen

Zusammenfassung

Die psychotherapeutische Diagnostik stellt eine gute Ausgangsbasis für die Existenzanalyse und Logotherapie dar, wobei insbesondere der Krisenbegriff eine große Affinität aufweist.

Ergänzende Bereiche beziehen sich auf eine Ressourcenorientierte Diagnostik der gesunden Anteile der Persönlichkeit und ihrer Umwelt sowie in Hinblick auf Sinn und Werte. Einer sorgfältigen und genauen Dokumentation diagnostischer Ergebnisse wird zusätzlich besondere Aufmerksamkeit geschenkt.

Methodenspezifische Ergänzungen betreffen die Diagnose als Ein- und Durchblick auf Freiheit und Verantwortlichkeit des Menschen, die Aufwertung des Krankheitsbegriffs, das Einbeziehen der noetischen Ebene, eine differenzierte Ätiologie, die Beschreibung der noogenen Neurosen und Depressionen als Folgen von unlösbaren geistigen Konflikten, ethische Schwerpunktsetzung in Form einer verantwortungsvollen Haltung der Therapeutin, behutsames Einbeziehen diagnostischer Prozesse in Form einer Wechseldiagnostik, evaluative Diagnostik, dereflektorische Aspekte bei der Bewertung der psychotherapeutischen Beziehung, Krisen infolge eines frustrierten Willens zum Sinn, Krisen als Herausforderung und Chance, Ressourcenorientierte Diagnostik zur Beschreibung von Sinnwahrnehmungs- und Sinnfindungsprozessen, Einbeziehen paradoxer Interventionen und des therapeutischen Humors, psychotherapeutische Behandlung von schwer kranken und sterbenden Patientinnen sowie Ansätze zur kulturellen Integration von Immigrantinnen und Randgruppen.

Literatur

Brähler E, Schuhmacher J, Strauß B (2002) Einleitung: Psychodiagnostik in der Psychotherapie. In: Brähler E, Schuhmacher J, Strauß B (Hrsg) Diagnostische Verfahren in der Psychotherapie. Hogrefe, Göttingen Bern Toronto Seattle, S 9–15

Firlei K, Kierein M, Kletecka-Pulker M (2002) Berufskodex für Psychotherapeutinnen und Psychotherapeuten. In: Firlei K, Kierein M, Kletecka-Pulker M (Hrsg) Jahrbuch für Psychotherapie und Recht II. Facultas, Wien, S 159–169

Frankl V E (1979) Theorie und Therapie der Neurosen. In: Der Mensch vor der Frage nach dem Sinn. Piper, München, S 118–140

Frankl V E (1983) Theorie und Therapie der Neurosen. Reinhardt, München

Lukas E (1998) Lehrbuch der Logotherapie. Profil, München Wien, S 215–230

Stieglitz R-D (2003) 4 Psychodiagnostische Verfahren. In: Härter M, Linster H W, Stieglitz R-D (Hrsg) Qualitätsmanagement in der Psychotherapie. Hogrefe, Göttingen Bern Toronto Seattle, S 97–117

Integrative Gestaltpsychotherapie (IG)

KATHLEEN HÖLL

Diagnostik in der Integrativen Gestalttherapie

Die Zuordnung eines Menschen zu einer Kategorie steht im Gegensatz zu den grundlegenden theoretischen Sichtweisen der Gestalttherapie (vgl. Perls 1988, Staemmler 1989). Jene betont die Einmaligkeit jedes Individuums. Von daher stand man lange Zeit jedweder Diagnostik mit Skepsis gegenüber. Diese ist auch dadurch zu begründen, dass die Einnahme eines „nosologischen" Standpunktes (was kaum ohne emotionale Distanzierung zu bewerkstelligen ist) bereits während des Erstgesprächs zur emotionalen Unerreichbarkeit der Psychotherapeutin führen kann und zur Verminderung ihrer Fähigkeit, der Klientin die Empathie und Achtsamkeit entgegenzubringen, die jene braucht, um ihre Ängste vor der Aufdeckung von Kränkungen und Defiziten auszuhalten.

Die prozessuale Auffassung des Selbst (es wird verstanden als ein Prozess der Auseinandersetzung mit der Umwelt an der Kontaktgrenze, vgl. Perls, Hefferline, Goodman 1951) führte folgerichtig in der Gestalttherapie zum Verständnis von Diagnosen als momentane Arbeitshypothesen, die sich auf bestimmte Erlebens- und Verhaltensaspekte beziehen: auf die Art und Weise, wie ein Mensch den Kontakt sowohl mit sich selbst wie auch mit seiner Umwelt (fehl)gestaltet. Worunter die Klientin leidet, betrachten wir als gestörte bzw. in bestimmten Zusammenhängen dysfunktionale Wahrnehmungs-, Erlebnis- und Verhaltensweisen, welche einst schöpferische Lösungen in schwierigen Lebenssituationen darstellten, die (als fixierte) unter neuen Lebensumständen unangemessen sind.

Unter diesen Vorannahmen handelt sich bei der gestalttherapeutischen Diagnostik um eine phänomenologische und strukturelle Analyse: Ausgangspunkt sind die Phänomene, das der direkten Beobachtung Zugängliche. Hierbei wird das Erscheinungsbild der Klientin möglichst vollständig erfasst, einschließlich ihrer Körpersprache, Stimme, Kleidung, Atmosphäre sowie ihres Kontaktangebotes. Gestalttherapeuten werden in der Wahrnehmung der Feinmotorik, der sprachlichen Eigenarten und des Atmosphärischen ihres Gegenübers sowie ihrer eigenen auch subtilen Reaktionen darauf speziell geschult. Besonderer Wert wird darauf gelegt, Wahrnehmungen von Fantasien und Interpretationen zu trennen. Von daher kann man sagen, dass zu Beginn eines therapeutischen/diagnostischen Kontaktes das Beiseitelassen aller diagnostischen Hypothesen steht, um frei für eine möglicherweise völlig neue Konstellation von persönlichen und sozialen Faktoren zu sein, die jeder Mensch tendenziell mitbringt.

Diese jeweils individuelle Konstellation mitsamt der Geschichte ihres Gewordenseins lässt sich aus der körperlichen Präsenz eines Menschen, aus seinen Aussagen über sein Selbst- und Weltbild, aus seinen in Rollenspielen explorierten sozialen Beziehungen, seinen imaginativen Manifestationen (Malen, Texte, Melodien, Träume), seinen Werten und seinen aktuellen Verhaltensweisen zunehmend präziser und umfassender erschließen.

Das Medium, in dem sich dieser Kontaktprozess zwischen Patientin und Therapeutin ereignet, ist das Awarenesskontinuum: die beiderseitige Bewusstmachung und Bewussthaltung dessen, was in der Klientin nach Ausdruck und Verwirklichung sucht. Je achtsamer der Therapeut in Bezug auf alle Aspekte des Geschehens einschließlich seiner eigenen Körperlichkeit, Emotionalität und seiner Geschichte ist, desto offener ist er für alle Nuancen und Facetten seines Gegenübers.

Diagnostik wird in der Integrativen Gestalttherapie als interaktiver Prozess verstanden, der zwischen zwei Menschen mit ihren gegenwärtigen Potentialen und Begrenztheiten abläuft, also als ein beidseitiger Lernprozess. Der Kontaktprozess zwischen beiden Teilnehmern geht daher in die Diagnose ein. Dabei wird eine Vorgefasste diagnostische Kategorie, die im gegenwärtigen Moment aussagekräftig erscheint, als Hilfskonstruktion genützt, um einzelne Züge der Person zu bündeln, daraus Hypothesen abzuleiten und weiterführende Fragen zu stellen.

Die gewählte diagnostische Kategorie kann im Verlauf des therapeutischen Prozesses einer anderen Kategorie weichen. Dies hängt vom Fortgang der Therapie und damit auch von der Ebene der erreichten Tiefe (Verdrängungsschicht) ab. Jedenfalls ist immer die Gesamtheit der Phänomene im Auge zu behalten und die Suche nach der besten weil sinnvollsten „Diagnose", um eine möglichst sinnvolle Einschätzung des jeweilige Störungsbildes vornehmen zu können.

Von der Gestalttherapie her ist an eine zukünftige Diagnostik die Forderung zu stellen, entsprechend einer Forderung Lewins aus den Dreißigerjahren von einer Einteilung nach Symptomen (Symptomgruppen) abzugehen und statt dessen konkrete psychologische Situationen zu erfassen, in denen bestimmte Störungen auftreten, einschließlich der in ihnen wirksamen Gesetze. Wertheimer (1918) postulierte bereits, dass pathologisches Verhalten geordnetes

Verhalten ist und den gleichen Gesetzmäßigkeiten folgt wie gesundes (vgl. hierzu Stemberger 2002).

Von den erforschten Phänomenen wird in der Gestalttherapie daher traditionell gemeinsam mit der Klientin auf die zugrunde liegenden Strukturen geschlossen, die das bisherige dysfunktionale Erleben und Verhalten sinnvoll gemacht haben. Diese Strukturen bieten wiederum Anhaltspunkte, die benutzte Diagnose zu überprüfen und zu korrigieren. Denn um sinnvoll zu sein, muss eine Diagnose Anhaltspunkte für Interventionen bieten, d. h. ohne Bezug auf die dahinter liegenden Strukturen enthält eine diagnostische Kategorie keine psychotherapeutisch sinnvolle Interventionshilfe.

Folgende Fragen sind für eine handlungsleitende Diagnostik sinnvoll, ob in eine Kategorie gekleidet oder nicht:

1. die Frage nach den gut funktionierenden Anteilen: was ist vorhanden und kann für den Selbstheilungsprozess herangezogen werden?
2. die Frage nach den Defiziten: was fehlt und muss nachgenährt/nachsozialisiert werden?
3. die Frage nach den Störungen: welche Funktionen sind gestört und müssen neu strukturiert werden?
4. die Frage nach den Potentialen: wohin will sich dieser Mensch entwickeln, welchen Wachstumsschritten ist er bisher ausgewichen?

Literatur

Perls L (1989) Leben an der Grenze. Essays und Anmerkungen zur Gestalttherapie. Edition Humanistische Psychologie, Köln
Stemberger G (Hrsg) (2002) Psychische Störungen im Ich-Welt-Verhältnis. Gestalttheorie und psychotherapeutische Krankheitslehre. Krammer, Wien

Gestalttheoretische Psychotherapie (GTP)

GERHARD STEMBERGER

Für die Erarbeitung der vom Forschungsausschuss des Psychotherapie-Beirates vorgelegten „Diagnostik-Leitlinie" gebührt allen Kolleginnen Dank und Anerkennung, die daran im methodenübergreifenden Dialog mitgewirkt haben. Vor allem sind auch ihr Mut und ihre Zurückhaltung zu würdigen: Ihr Mut, sich mit einem zwangsläufig vorläufigen Arbeitsergebnis zur Formulierung methodenübergreifender Grundsätze für die psychotherapeutische Diagnostik zu exponieren und damit einen konkreten Vorschlag zur Diskussion und Überprüfung vorzulegen; sowie ihre Zurückhaltung gegenüber der Versuchung, vorschnell die Erhebung dieser Vorlage in den Rang einer verpflichtenden Richtlinie zu betreiben.

Die Leitlinie steht in einer guten Tradition in Österreich: Den historisch gewachsenen Reichtum der vielfältigen methodischen Ansätze in der Psychotherapie weder einem Kahlschlag zugunsten einiger weniger vermeintlich „besonders ökonomischer" oder „einzig wirksamer" Ansätze zu opfern, noch die zunehmenden Konvergenzbewegungen dieser verschiedenen Ansätze als Beweis für die Überholtheit der psychotherapeutischen Schulen anzusehen und sie vorschnell zu einer Einheitspsychotherapie gleichschalten zu wollen. Stattdessen hat sich hierzulande der Weg des respektvollen und behutsamen Auslotens des Entwicklungspotentials durchgesetzt, das in der Weiterentwicklung der besonderen Blickwinkel und der Übereinstimmungen zwischen den verschiedenen Schulen steckt, unter Einbeziehung der Ergebnisse und Blickwinkel angrenzender Wissenschaften. Als vorgelagerte Arbeiten in diesem Sinn zu thematisch einschlägigen bzw. verwandten Feldern erwähne ich hier beispielsweise die Sammelbände zum Krankheitsbegriff in der Psychotherapie (Pritz & Petzold 1992), zur Psychotherapie als Wissenschaft (Pritz 1996), zu Fragen der Ethik in der Psychotherapie (Hutterer-Krisch 1996), zur Diagnostik in der Psychotherapie (Laireiter 2000) und zum Sonderbereich des psychotherapeutischen Gutachtens (Lanske & Pritz 2002).

Eine der wesentlichen Stärken der vorliegenden Leitlinie liegt meines Erachtens vor allem darin, dass sie auch der Frage nach den expliziten und impliziten *Vorannahmen* nicht aus dem Weg geht, die das diagnostische Vorgehen von Psychotherapeutinnen leiten, insbesondere der Frage des Menschenbildes. Dass das nicht selbstverständlich ist, zeigt ein Blick auf die Entwicklung etwa der diagnostischen Leitlinien zur ICD.

Dort wurde bekanntlich mit der Tatsache, dass es natürlich auch in der Psychiatrie (so wie auch in der Klinischen Psychologie) unterschiedliche Schulen und theoretische Ansätze gibt, so umgegangen, dass man sich für einen dem Anspruch nach völlig „atheoreischen" Ansatz diagnostischer Leitlinien entschieden hat. Man beschränkt sich dort auf Einschließungs- und Ausschließungsregeln, nach denen in einem bestimmten Fall die Zuordnung zu der einen oder anderen Klasse vorzunehmen ist. Die in Psychotherapeutenkreisen leider kaum rezipierte internationale kritische Diskussion zur Entwicklung von ICD und DSM (vgl. dazu etwa den von der *American Psychological Association* publizierten Sammelband Beutler & Malik 2002) belegt jedoch schon lange, dass weder diese weitgehend willkürlichen Zuordnungsregeln, noch die Klassifikationssysteme selbst von theoretischen Vorannahmen frei sind. Die weitgehende Beseitigung der semantischen und systematischen Bezüge auf *bestimmte* theoretische Modelle in diesen Klassifikationssystemen (etwa die tiefenpsychologisch geprägten) hat nicht zu einer Theoriefreiheit dieser Systeme geführt, sondern unter der Hand zur Durchsetzung eben *anderer* theoretischer Modelle, die durch einen Variablen-isolierenden Elementarismus gekennzeichnet sind, „wonach die Psyche als Aneinanderreihung einzelner Gegebenheiten betrachtet werden kann, ohne eine ganzheitliche Integration, geschweige denn einen individuellen Strukturaufbau; im Grunde geht es um einen elementaristischen ‚Störungskatalog'" (Plaum 2000, 154).

Demgegenüber haben sich die Autorinnen der vorliegenden Leitlinie dafür entschieden, in allgemeiner Weise eine methodenübergreifend gemeinsame anthropologische Ausgangsposition für die psychotherapeutische Diagnostik explizit zu machen, die bei allen Differenzierungen in den einzelnen Schulen jedenfalls einer *holistischen Perspektive* verpflichtet ist: Der Mensch soll als leib-seelisches Ganzes in seinen sozialen Bezügen erfasst werden und nicht als Ansammlung isolierter Defizite und Entgleisungen.

Diese holistische Perspektive, die mit der Betonung des Beziehungscharakters auch des diagnostischen Prozesses in der Psychotherapie Hand in Hand geht, kommt in der Leitlinie auch in den vorgeschlagenen praktischen Vorgangsweisen und deren Begründung und Erläuterung zum Ausdruck. Auf dieser grundsätzlichen Ebene werden sich Gestalttheoretische Psychotherapeutinnen meines Erachtens mit den wesentlichen Grundgedanken der vorliegenden Diagnostik-Leitlinie durchaus identifizieren können. Diese Übereinstimmungen führe ich im Folgenden etwas konkreter aus, bevor ich noch einmal auf das Verhältnis der Leitlinie zur Frage der Klassifikationen und zu den Klassifikationssystemen zurückkomme.

Zum Diagnostikverständnis in der Gestalttheoretischen Psychotherapie

Übereinstimmend mit den Grundgedanken der Leitlinie wird auch in der Gestalttheoretischen Psychotherapie davon ausgegangen, dass diagnostischer Entdeckungs- und therapeutischer Veränderungsprozess nicht voneinander zu trennen sind. Mit beiden Prozessen sind zwar unterschiedliche Aufgaben mit jeweils besonderen Anforderungen verbunden. Eine wirksame Hilfestellung für die Patientin erfordert jedoch gerade das sachgerechte Ineinandergreifen und Zusammenwirken von Entdecken und Verändern über die gesamte Dauer der Therapie.

Jede neue Entdeckung ist bereits selbst mit einer Veränderung verbunden und kann Ausgangspunkt für weitere Veränderungen werden; diese wiederum können ihrerseits zum Ausgangspunkt neuer Entdeckungen werden. Bekanntlich trifft dies allerdings auch dann zu, wenn dieser Gesamtvorgang und Wirkungszusammenhang weder beabsichtigt, noch geplant, noch mit Einsicht betrieben und nachvollzogen wird. Die Autorinnen der Richtlinie stellen daher zu Recht die Prozess-Einheit von Entdecken und Verändern in der Psychotherapie nicht nur als faktisches Geschehen fest. Vielmehr verbinden sie damit die Forderung an die Psychotherapeutin, an diesem Gesamtvorgang auf Grundlage ihrer jeweiligen wissenschaftlich-methodischen Ausrichtung bewusst und geplant zu arbeiten.

Auch für die diagnostische Seite psychotherapeutischer Arbeit sehen Gestalttheoretische Psychotherapeutinnen dabei die von Wolfgang Metzger (1962) ausgearbeiteten und von Hans-Jürgen P. Walter (1977) in die psychotherapeutische Anwendung übertragenen „Kennzeichen der Arbeit am Lebendigen" als bestimmend an. In ihnen kommen zugleich prägnant wesentliche anthropologische, epistemologische und ethische Grundpositionen der Gestalttheorie zum Ausdruck.[1] Ich führe sie im Folgenden kurz an, wobei ich sie hier auf die diagnostische Aufgabenstellung bezogen formuliere. Die Übereinstimmung mit den wichtigsten Gesichtspunkten der Leitlinie in der Charakterisierung des diagnostischen Vorgehens in der Psychotherapie wird daraus meines Erachtens klar ersichtlich.

---

1 Die hier angeführten Kennzeichen der Arbeit am Lebendigen werden zunehmend auch über die Gestalttheoretische Psychotherapie hinaus als methodenübergreifend relevant anerkannt. Jürgen Kriz vertritt in seinem bekannten Kompendium „Grundkonzepte der Psychotherapie" die Auffassung, „dass jeder Praktiker sie berücksichtigen muss und wird" (Kriz 1985; vgl. auch Kriz 1996). Zur Berücksichtigung dieser Kennzeichen für die diagnostische Vorgangsweise in der klinisch-psychologischen Diagnostik vgl. u.a. Soff 1990, in der nervenärztlichen Praxis Berger-Knecht 2000.

Wechselseitigkeit des Geschehens

In der psychotherapeutischen Diagnostik stehen sich nicht ein persönlich un-
beteiligtes und unberührtes diagnostizierendes Subjekt und ein passives diag-
nostiziertes Objekt gegenüber. Diagnostik ist vielmehr ein gemeinschaftliches
Entdeckungsverfahren im lebendigen Beziehungsgeschehen zwischen zwei
Menschen. Dieses ist zwar auf die Klärung der Situation, der Entwicklungsmöglichkeiten und des Unterstützungsbedarfs des *einen* unter fachgerechter
Mithilfe des *anderen* gerichtet, doch wirken darin beide aufeinander wechselseitig ein, sind für diese wechselseitige Einwirkung auch in partnerschaftlicher
Haltung offen und nutzen sie möglichst aufmerksam und bewusst für die an-
stehenden Klärungen.[2]

Gestaltung aus inneren Kräften

Auch diagnostische Klärung kann nur auf die in der Patientin selbst angelegten
inneren Kräfte gestützt gelingen. Sowohl das Bestreben und die Fähigkeit, zu
einer solchen Klärung zu kommen, als auch die dem entgegengesetzten Kräfte haben wesentlich in der Patientin selbst ihren Ursprung. Auch die scharf-
sinnigste und erfahrenste Psychotherapeutin steht bei der diagnostischen Aufgabe letztlich auf verlorenem Posten, wenn es ihr nicht gelingt, die Patientin
wirksam dabei zu unterstützen, in konstruktiver Weise ihre eigene Diagnosti-
kerin zu werden.

Nicht-Beliebigkeit der Form

Dem Lebendigen lässt sich auf Dauer nichts gegen seine Natur aufzwingen.
Es kann auch nur das zur Entfaltung gebracht werden, was in der Person selbst
als Möglichkeit angelegt ist. Auch jede Form der diagnostischen Exploration
im Zusammenwirken von Psychotherapeutin und Patientin muss daher den
individuellen Möglichkeiten und Fähigkeiten beider beteiligten Seiten in der
jeweiligen konkreten Situation angemessen sein. Es verbieten sich alle Vor-

---

2 In allgemeiner Weise findet sich dieser Gedanke auch in der Psychotherapie-Defini-
   tion des österreichischen PthG, indem Psychotherapie insgesamt als interaktionelles
   Geschehen charakterisiert wird. In der Gestalttheoretischen Psychotherapie ist dieses
   allgemeine interaktionelle Verständnis dahingehend spezifiziert und präzisiert, dass
   dieses Geschehen als Feldgeschehen mit den dem psychischen Feld entsprechenden
   Gesetzmäßigkeiten gefasst wird. Die Psychotherapeutin wird zum Teil des Lebensraums
   der Patientin und umgekehrt. Dies wird zur Grundlage der Ausbildung eines beide Teile
   umfassenden sozialen Feldes. Erleben und Verhalten beider Menschen stehen damit im
   Feldzusammenhang, was naturgemäß auch für die diagnostische Situation gilt.

gangsweisen, die nach einem für diese individuellen und situativen Anforderungen blinden Einheits-Schema abgewickelt werden. Vielmehr muss die Psychotherapeutin in enger Fühlung zur gegebenen Situation und den Fähigkeiten und Möglichkeiten – der eigenen wie der der Patientin –, jeweils die angemessenen individuellen Entdeckungswege mit der Patientin finden, die in dieser selbst angelegt sind, auch wenn sie neu, ungewohnt und im scheinbaren oder tatsächlichen Widerspruch zu vorgefundenen Regelwerken oder Anforderungen außenstehender Dritter stehen.

Nicht-Beliebigkeit der Arbeitszeiten

So wie jeder Mensch seine eigenen fruchtbaren Zeiten und Augenblicke für Veränderung hat, so gilt auch für diagnostische Entdeckungsprozesse, dass nicht jede Zeit für jedes Verfahren und für jeden damit verbundenen Schritt geeignet ist. Planmäßiges Vorgehen in der Diagnostik kann für die Psychotherapeutin daher auch nicht heißen, nach einem starren Schema oder Ablaufplan ohne Rücksicht darauf zu explorieren, ob die Zeit für einzelne Schritte oder Verfahren für die Patientin schon da ist.

Nicht-Beliebigkeit der Arbeitsgeschwindigkeit

Auch die mögliche Ablaufgeschwindigkeit diagnostischer Entdeckungsprozesse ist weder bei allen Menschen gleich, noch kann sie beliebig beschleunigt oder verlangsamt werden.

Duldung von Umwegen

Nicht alle diagnostisch bedeutsamen Fragen lassen sich direkt ansteuern. Oft wird es notwendig sein, Umwege in Kauf zu nehmen oder sie aus der Einsicht, dass solche Umwege notwendige Zwischenschritte in der Entwicklung des Entdeckungsprozesses sein können, auch bewusst vorzusehen.

Methodisch ist für das praktische Herangehen an die Prozess-Einheit von Entdecken und Verändern in der Gestalttheoretischen Psychotherapie die „Kraftfeld-Analyse" des Gestalttheoretikers Kurt Lewin zentral (vgl. Lewin 1963). Diese ist Teil seines umfassenden feldtheoretischen (systemtheoretischen) Ansatzes: Erleben und Verhalten des Menschen werden als Funktion von Person und Umwelt (einschließlich der darin enthaltenen anderen Personen) in einem psychischen Feld begriffen, das beide Bereiche – Person und Umwelt – in wechselseitiger Abhängigkeit enthält (vgl. Soff, Ruh & Zabransky 2004).

Das anthropologische Modell dieses Ansatzes ist also nicht monopersonal, sondern hat schon strukturell Beziehungscharakter. Der Akzent liegt nicht einseitig auf den „inneren Komponenten" des Menschen, sondern auf der Beziehung zwischen Mensch und Umwelt, wie sie erlebens- und verhaltenswirksam für den Menschen gegeben ist (vgl. Galli 1999, 29 ff). Die auf dieser Grundlage von Lewin und seinen Mitarbeitern ausgearbeiteten Persönlichkeitskonstrukte, zusammengefasst im „Lebensraum"-Modell, hat Hans-Jürgen P. Walter (1977) unter Einbeziehung der psycho-physischen Annahmen und der kritisch-realistischen Grundposition der Gestalttheorie in den Entwurf einer Gestalttheorie der Person systematisch eingeordnet und für die Psychotherapie fruchtbar gemacht. Als „veränderungsaktivierende Kraftfeld-Analyse" wurde damit zugleich die von Lewin und seinen Mitarbeitern ursprünglich für andere Anwendungsbereiche entwickelte und experimentell erforschte Kraftfeld-Analyse auf das psychotherapeutische Arbeitsfeld übertragen und in die Gestalttheoretische Psychotherapie integriert.[3]

Die Kraftfeldanalyse ist ein phänomenologisches Verfahren, bei dem die Psychotherapeutin mit der Patientin die jeweils situationsangemessen tauglichsten Vorgangsweisen sucht, um mit ihr die Beschaffenheit ihres Lebensraums und die in ihm gegenwärtig wirksamen anziehenden und abstoßenden Kräfte, Barrieren, unzugänglichen Bereiche und andere dynamisch wirksame Faktoren zu explorieren. Dies kann durch eine erlebnisaktivierende Gesprächsführung geschehen, die das Denken, Fühlen, Empfinden, Intuieren und Handeln der Patientin gleichermaßen anzusprechen und zu aktivieren sucht. Es können z. B. aber auch jeweils passende spezielle „Experimente" vorgeschlagen oder mit der Patientin gemeinsam „erfunden" werden, die geeignet sind, der Patientin und damit auch der begleitenden Therapeutin den Lebensraum der Patientin möglichst unmittelbar anschaulich und erfahrbar zu machen.

Die Kraftfeldanalyse (oder allgemeiner: Lebensraumanalyse) ist nicht darauf gerichtet, die Patientin nach Vorliegen der einen oder anderen Symptomkonstellation einer bestimmten phänotypischen „Störungs-Klasse" zuzuordnen, sondern darauf, die dynamischen Eigenheiten der psychologischen Situation zu erfassen, in der sich die Patientin zur gegebenen Zeit befindet. Daraus ergeben sich unmittelbar Hinweise auf die in dieser Situation angelegten Möglichkeiten und Forderungen für die anstehenden Veränderungen. Statt einer *phänotypischen* wird also eine *genotypische* Analyse durchgeführt, wie sie wissenschaftstheoretisch Lewins Forderung nach dem Übergang von

---

3   Vgl. dazu auch Ruh 1999. Im psychodiagnostischen Feld hat die Lebensraumanalyse als holistischer Ansatz in der klinisch-psychologischen Diagnostik eine jahrzehntelange Forschungs- und Anwendungstradition, die hier nur erwähnt, aber nicht näher ausgeführt werden kann. Vgl. dazu u. a. die Arbeiten von Plaum 1989, 1992, 1996, 2000; Maibaum 2001 und Stemberger 2001, wo weitere Quellenverweise zu finden sind.

der aristotelischen zur galileischen Denkweise in den Wissenschaften vom Menschen entspricht (Lewin 1931).

In dieser Denktradition ist z.B. *nicht nach einem entsprechenden Eigenschaftsinventar eines depressiven Patienten, sondern nach den dynamischen Eigenheiten der konkreten psychologischen Situation* zu fragen, in der sich jemand depressiv verhält, und jene Funktion herauszufinden, die depressives Verhalten und Lebensraum verbindet. Oder, in den Worten Lewins, *„von den bloßen Symptombegriffen zur Feststellung der psychologisch realen Fakten fortzuschreiten und dabei an Stelle einer rein klassifikatorischen eine konstruktive Begriffsbildung zu setzen. ... Der Psychotherapeut ... will ja das Seelenleben eines bestimmten Menschen nicht nur erkennen, sondern auch beeinflussen, ... er muss wissen, wie das konkrete Verhalten von der jeweiligen inneren und äußeren Situation abhängt, und welche konkreten Änderungen der Situation die gewünschte Änderung des Verhaltens nach sich ziehen können. Darüber können rein klassifikatorische Feststellungen ... keinen Aufschluss geben, sondern nur die Ermittlung dynamischer Gesetze. Ist es doch das Wesentliche der Gesetze im präzisen Sinne ..., dass sie nicht vom Konkreten zu abstrakten Allgemeinheiten übergehen, sondern trotz ihrer Allgemeingültigkeit die Beziehung zur Wirklichkeit des einzelnen Falles und der einzelnen Situation voll aufrecht erhalten"* (Lewin 1970, 24f). Für die Therapiesituation ist demnach ein richtiges Erfassen dessen, was „ist", nicht nur zugleich „Erklärung" dessen, was *geschieht*, sondern auch Wegweiser dafür, was geschehen *kann* und *soll*.

Dass sich hinter der Unterscheidung zwischen phänotypischer und genotypischer Klassifikation[4] also keine abgehobene wissenschaftstheoretische Spitzfindigkeit verbirgt, von der die klinische Praktikerin unberührt bleibt, zeigt sich tagtäglich im Umgang der Psychotherapeutinnen mit den vorliegenden Klassifikationssystemen ICD und DSM, die im Regelfall aus guten Gründen für ihre therapeutische Praxis (einschließlich ihrer diagnostischen) keine handlungsleitende Relevanz haben. Dazu nun einige auf die vorliegende Richtlinie bezogene Anmerkungen.

Diagnostizieren und Klassifizieren

Bekanntlich haben Diagnostizieren und Klassifizieren miteinander zu tun, sind aber nicht ident. Die Psychotherapeutin will ihre Patientin nicht in einer Störungskartei ablegen, sondern gemeinsam mit ihr ergründen und verstehen, wie ihre Situation ist, was ihr Leiden ausmacht und was ihm zugrunde liegt, welche Möglichkeiten es gibt, damit zurechtzukommen, wo Selbstheilungs-

---

4 Zum Verhältnis phänotypischer zu genotypischer Klassifikation im Bereich psychischer Störungen und zu den Möglichkeiten, beide Ansätze aufeinander zu beziehen, vgl. Stemberger 2001.

kräfte bereits so beeinträchtigt sind, dass die Patientin in einem Teufelskreis gefangen ist, der aus eigener Kraft nicht mehr durchbrochen werden kann, auf welche vorhandenen und noch intakten Ressourcen Psychotherapeutin und Patientin sich im Bewältigungsprozess zugleich aber stützen können, was als nächstes zu tun ist, welche nächsten Schritte in der Therapie möglich und angemessen sind usw.

Auch aus diesem diagnostischen Prozess, wie er hier im Einklang mit der Leitlinie skizziert wurde, können und werden Übereinstimmungen des individuellen Falles mit anderen hervorgehen, also Klassifikationen möglich werden, die allerdings von grundsätzlich anderer Art sind, als wir sie derzeit in der ICD oder im DSM vorfinden. Sie werden nicht primär an Symptomen oder anderen äußeren Übereinstimmungen orientiert sein, sondern an der Übereinstimmung der jeweiligen Geschehensart, deren Bedingungen und der darin wirksamen Gesetzmäßigkeiten, aus denen sich auch Schlüsse auf die therapeutischen Handlungsmöglichkeiten und die Prognose ergeben. Die Einordnung in eine der ICD-Kategorien ist für dieses gemeinsame diagnostische Anliegen von Therapeutin und Patientin im Regelfall bedeutungslos, im ungünstigen Fall sogar hinderlich oder irreführend, weil diese Zuordnung nichts zur wirklichen Klärung beiträgt. Aus diesem Grunde spielen diese Zuordnungen ja eben in der psychotherapeutischen Praxis eine so marginale Rolle und nicht nur hier: Unter Psychiatern und Klinischen Psychologen ist es nicht anders, wie die langjährige kritische Diskussion dieser Klassifikationssysteme zeigt. Psychiater und Klinische Psychologen, die in der klinischen Praxis stehen, leiden unter dem beklagenswerten Zustand der vorliegenden psychiatrischen Klassifikationssysteme genauso wie Psychotherapeuten.

Gemessen an Klassifikationsstandards in anderen Wissenschaften hinken diese Klassifikationssysteme schon in ihrem grundsätzlichen Ansatz und ihrer Methodik anderen Wissenschaftsdisziplinen um Jahrzehnte hinterher. Kein Physiker, kein Chemiker, kein Zoologe, kein Pflanzenkundler würde heutzutage noch in dieser Weise klassifizieren, die auch in den meisten anderen medizinischen Fachbereichen seit Jahrzehnten im wesentlichen überwunden ist. Selbst Kraepelin, der als Stammvater dieser Linie der Klassifikationen im psychiatrischen Bereich gilt, betrachtete das abstrahierende Zusammenfassen in Klassen nach feststellbaren Symptomen und Syndromen nur als eine vorläufige Rückfallslinie, die möglichst bald überwunden werden sollte (vgl. dazu Kihlstrom 2002). Er wäre wohl kaum begeistert, die heutige ICD und den DSM viele Jahrzehnte später noch immer auf dieser vorläufigen Rückfallslinie vorzufinden, die zu Recht als unterste und primitivste Stufe der Taxonomie auch in der Medizin gilt (vgl. Houts 2002). Vielmehr würde er sich wohl jenen Kritikern dieser Klassifikationssysteme anschließen, die wie z. B. Carson (1996) unter Berufung auf den klassischen Beitrag des Gestalttheoretikers Kurt Lewin (1931!) fordern, auch im Bereich der Analyse und Klassifikation psychischer Störungen und Leidenszustände endlich mit dem Übergang von der aristotelischen zur galileischen Denkweise Ernst zu machen[5] und sich nicht mit dem „Umgruppieren der Stühle auf der Titanic" zu begnügen, wie Kihlstrom die „Fortschritte" in den neueren Versionen dieser Klassifikationssysteme ironisch charakterisiert (2002, 290).

Angesichts dieser Sachlage würde ich mir in der Frage des Verhältnisses zu diesen Klassifikationssystemen aus mehreren Gründen eine klarere Positionierung der Leitlinie wünschen. Wenn ich sie recht verstehe, schlagen die Autorinnen diesbezüglich „Nicht-Einmischung" und „pragmatische Anpassung" vor. „Nicht-Einmischung" auf der Grundlage, dass es sich um Klassifikationssysteme aus anderen Wissenschaften handle, die sich auf andere Gegenstände und Kompetenzbereiche („unterschiedliche Aspekte psychischer und körperlicher Zustandsbilder") beziehen würden. „Pragmatische Anpassung" in dem Sinn, dass die Psychotherapeutin auch Klassifikationen nach diesen Systemen trotz Untauglichkeit für die eigenen therapeutischen Zwecke vornehmen soll, weil es eben zum einen institutionelle Forderungen danach gibt (Krankenkassen etc.), zum anderen aus Gründen der erforderlichen Kommunikation mit anderen Berufsgruppen (und Psychotherapeutinnen anderer methodischer Orientierung).

Beide Gesichtspunkte halte ich nur für begrenzt gültig:

Abgesehen von einigen Sonderbereichen, wo die Rede von der Beschäftigung mit „unterschiedlichen Aspekten psychischer und körperlicher Zustandsbilder" natürlich ihre Berechtigung hat, befassen sich klinische Psychologie, Psychiatrie und Psychotherapie in Hinblick auf eine therapeutisch praxisrelevante Diagnostik mit den gleichen Grundthemen und verlaufen Kontroversen und Übereinstimmungen nicht *zwischen* diesen wissenschaftlichen Disziplinen, sondern *quer durch* diese Disziplinen. Dies betrifft sowohl die Frage nach dem Menschen angemessenen Vorgangsweisen im diagnostischen Prozess, als auch die Frage nach der Klassifikation. In dem Sinn ist nicht Nicht-Einmischung gefragt, sondern Austausch über den *gemeinsamen* Gegenstand und Stellungnahme zu den wichtigsten offenen und umstrittenen Fragen. Hier hat

---

5   Vgl. Lewins Beschreibung des dem psychotherapeutischen, psychiatrischen, klinisch-psychologischen Praktiker wohlbekannten Problems mit der abstrahierenden symptomgestützen Klassenbildung aristotelischer Art: „Abstrahiert man einmal von den individuellen Unterschieden', so gibt es keinen logischen Weg zurück vom Allgemeinen zum individuellen Fall. Solche Verallgemeinerungen [...] führen von einem seelisch kranken Individuum zu ähnlichen pathologischen Typen und von da zur allgemeinen Kategorie der ‚abnormen Persönlichkeit'. Jedoch gibt es keinen logischen Weg zurück vom Begriff [...] ‚abnorme Persönlichkeit' zum individuellen Fall. [...] Worin liegt der Wert von Allgemeinbegriffen, wenn sie keine Voraussagen über den individuellen Fall gestatten? Sicherlich ist dieses Vorgehen [...] dem Psychotherapeuten von geringem Nutzen" (1963, 102). Diese Kritik bestimmt auch die zeitgenössische kritische Auseinandersetzung mit den derzeitigen psychiatrischen Klassifikationssystemen, vgl. dazu u. a. Beutler & Malik 2002.

die psychotherapeutische Wissenschaft meines Erachtens auch viel einzubringen und findet sie vielfache Anschlussmöglichkeiten in verschiedenen
Strömungen der beiden anderen Disziplinen.

Ähnliches gilt für die „pragmatische Anpassung". Es steht ja außer Frage,
dass eine Psychotherapeutin, die heute in Österreich mit den Krankenkassen
abrechnen will, in der Regel nicht darum herum kommt, ihre Patientin mit
einem ICD-Code zu „versehen". Dass diese Codierungen einen sinnvollen
Beitrag zur berufsübergreifenden Kommunikation zwischen Psychotherapeutinnen, Psychiaterinnen und Psychologinnen oder innerhalb dieser Berufsgruppen über gemeinsame Patientinnen leisten könnten, daran ließen sich
allerdings starke Zweifel anmelden, die sowohl durch die praktische Erfahrung,
als auch durch eine Vielzahl einschlägiger Forschungsbefunde gut begründet
sind.[6] Aus diesen Gründen spielen diese Codierungen auch überall dort, wo
es zu einer fruchtbaren berufsgruppenübergreifenden Kommunikation und
Kooperation kommt, nur eine bestenfalls untergeordnete Behelfsrolle und
gehen auch die Bemühungen um methodenübergreifende Klassifikationssysteme in der Psychotherapie in eine ganz andere Richtung (ich erwähne nur
beispielsweise die OPD[7]).

Eine klarere Positionierung der Leitlinie zur ICD und ähnlichen Klassifikationssystemen hat daher nicht nur wissenschaftlich Relevanz, sondern auch
unmittelbar für die psychotherapeutische Berufsausübung. Es ist ja unübersehbar, dass es international, aber durchaus auch bereits in Österreich politisch
und ökonomisch motivierte Tendenzen gibt, eine geradlinige Verknüpfung
von ICD-„Diagnosen" und „State-of-the-art-Behandlungen" zu etablieren. Angesichts solcher Tendenzen sollte eine Leitlinie für die psychotherapeutische
Diagnostik meines Erachtens unmissverständlich festhalten, dass aus Sicht der
psychotherapeutischen Wissenschaft (in Übereinstimmung mit der kritischen
Diskussion dieser Diagnosesysteme in der Psychiatrie und Klinischen Psychologie) wie auch der einschlägigen Forschung der derzeitige Stand dieser Klassifikationssysteme derartige Verknüpfungen nicht erlaubt. Nicht wegen ihrer
Abstammung aus anderen Wissenschaften, sondern wegen ihrer grundsätzlichen wissenschaftlichen Mängel bieten diese vorliegenden Klassifikationssysteme keine qualifizierte Grundlage für eine Ableitung der Indikation für
Psychotherapie, für eine bestimmte psychotherapeutische Methode oder für
bestimmte psychotherapeutische Verfahrens- oder Interventionsweisen aus
einer bestimmten ICD-Zuordnung. Auch für eine solche klare Stellungnahme
sehe ich gute Anschlussmöglichkeiten für eine zumindest im Grundsätzlichen

6   Ähnlich problematisch ist aus gleichen Gründen die Verwendung dieser Kategorisie-
    rungen in der Forschung, worauf hier aber nicht näher eingegangen werden kann. Vgl.
    auch dazu u.a. Beutler & Malik 2002.
7   „Operationalisierte Psychodynamische Diagnostik", vgl. Arbeitskreis OPD 1996.

gemeinsame Positionierung mit den Vertretern von Psychiatrie und Klinischer Psychologie.

Die vorliegende Leitlinie nimmt auch aus gutem Grund in den behandelten praktischen Entscheidungsfragen (der Indikation für Psychotherapie, für die Konsultation anderer Berufsgruppen usw.) nicht auf diese Klassifikationssysteme Bezug, sondern schlägt andere Entscheidungsverfahren und -kriterien vor. Die wenigen Erwähnungen der ICD bleiben demgegenüber peripher, sollten meines Erachtens aber im genannten Sinn unmissverständlicher ausfallen. Ähnliches gilt für die Bezugnahmen auf das Potemkinsche Dorf des sogenannten „Krankheitsbegriffs im sozialversicherungsrechtlichen Sinn".[8]

Sowohl die in der Leitlinie vorgeschlagenen praktischen Entscheidungsverfahren, als auch die dafür entwickelten Begriffe, Konstrukte und Dimensionen würden im Detail eine eingehendere, teils zustimmende, teils kritische Erörterung verdienen. Dies würde jedoch den Rahmen dieses Kommentars sprengen und bleibt der vor uns liegenden Etappe der kritischen Rezeption, Diskussion und Überprüfung dieser Vorschläge in der Berufsgruppe vorbehalten. Die grundsätzliche Orientierung der vorgelegten Leitlinie erscheint mir aus meiner gestalttheoretisch-psychotherapeutischen Perspektive jedenfalls positiv und vielversprechend für die weitere Entwicklung dieses Vorhabens.

Literatur

Arbeitskreis OPD (1996) Operationalisierte Psychodynamische Diagnostik: Grundlagen und Manual. Hans Huber, Bern

Berger-Knecht R (2000) Gestalttheoretische Psychotherapie unter besonderer Berücksichtigung meiner Arbeit in einer nervenärztlichen Praxis. ÖAGP-Informationen 9 (2): 1–16

Beutler L E, & Malik M L (eds., 2002) Rethinking the DSM – A Psychological Perspective. American Psychological Association, Washington

Carson R C (1996) Aristotle, Galileo, and the DSM Taxonomy: The Case of Schizophrenia. Journal of Consulting and Clinical Psychology 64: 1133–1139

Galli G (1999) Psychologie der sozialen Tugenden. Böhlau, Wien

Houts A C (2002) Discovery, Invention, and the Expansion of the Modern Diagnostic and Statistical Manuals of Mental Disorders. In: Beutler, Malik (eds) p 17–65

Hutterer-Krisch R (Hrsg) (1996) Fragen der Ethik in der Psychotherapie. (2. aktualisierte Auflage 2001), Springer Wien New York

Kihlstrom J F (2002) To Honor Kraepelin ...: From Symptoms to Pathology in the Diagnosis of Mental Illness. In: Beutler, Malik (eds) p 279–303.

Kriz J (1985) Grundkonzepte der Psychotherapie (5. Aufl. 2001). PVU, Weinheim

---

8 Dem Mythos, dass es sich dabei um einen klar umrissenen Begriff handle, der allgemeinen Kriterien für eine Definition genügen würde, kann etwa die Lektüre von Mazals ausführlicher und scharfsinniger Analyse des Krankheitsbegriffs im österreichischen Krankenversicherungswesen abhelfen – vgl. Mazal 1992.

Kriz J (1996) Zum Verhältnis von Forschung und Praxis in der Psychotherapie. Psychotherapie Forum 4: 163–168

Laireiter A-R (Hrsg) (2000) Diagnostik in der Psychotherapie. Springer, Wien New York

Lanske P, Pritz A (Hrsg) (2002) Das psychotherapeutische Gutachten. LexisNexis, Wien

Lewin K (1929) Die Entwicklung der experimentellen Willenspsychologie und die Psychotherapie. Wissenschaftliche Buchgesellschaft. Zweitauflage 1970 im gleichen Verlag, Darmstadt

Lewin K (1931) Der Übergang von der aristotelischen zur galileischen Denkweise in Biologie und Psychologie. Erkenntnis 1: 421–466. In: Lewin (1981), S 233–278

Lewin K (1963) Feldtheorie in den Sozialwissenschaften. Ausgewählte theoretische Schriften. Huber, Bern Stuttgart

Maibaum M (2001) A Lewinian Taxonomy of Psychiatric Disorders. Gestalt Theory 23 (3): 196–215

Mazal W (1992) Krankheitsbegriff und Risikobegrenzung. Eine Untersuchung zum Leistungsrecht der gesetzlichen Krankenversicherung. Braumüller, Wien

Metzger W (1962) Schöpferische Freiheit (2., umgearbeitete Auflage). Waldemar Kramer, Frankfurt

Plaum E (1989) Psychodiagnostik in der Tradition der Lewin-Schule. Gestalt Theory 11 (2): 122–155

Plaum E (1992) Psychologische Einzelfallarbeit. Enke, Stuttgart

Plaum E (1996) Einführung in die Psychodiagnostik. Primus-Verlag, Darmstadt

Plaum E (2000) DSM-IV und ICD-10 als Grundlagen psychologisch-klinischer Diagnostik? Zeitschrift für Differentielle und Diagnostische Psychologie 21: 125–165

Pritz A, Petzold H (Hrsg) (1992) Der Krankheitsbegriff in der modernen Psychotherapie. Junfermann, Paderborn

Pritz A (Hrsg) (1996) Psychotherapie – eine neue Wissenschaft vom Menschen. Springer, Wien New York

Ruh M (1999) Diagnosis in Gestalt Theoretical Therapy – Map or Territory. Studies in Gestalt Therapy 8: 292–293

Soff M (1990) Psychologische Diagnostik und Begutachtung unter gestalttheoretischem Blickwinkel. Gestalt Theory 12 (1): 33–45

Soff M, Ruh M, Zabransky D (2004) Gestalttheorie und Feldtheorie. In: Hochgerner M (Hrsg) Gestalttherapie. Facultas, Wien, S 13–36

Stemberger G (2001) Eine Taxonomie psychischer Störungen in der Tradition der Lewin-Schule? Gestalt Theory 23 (3): 216–226

Stemberger G (Hrsg) (2002) Psychische Störungen im Ich-Welt-Verhältnis. Gestalttheorie und psychotherapeutische Krankheitslehre. Krammer, Wien

Walter H-J P (1977) Gestalttheorie und Psychotherapie. (3. Aufl. 1994). Westdeutscher Verlag, Opladen

Walter H-J P (1996) Angewandte Gestalttheorie in Psychotherapie und Psychohygiene. Westdeutscher Verlag, Opladen

Hypnosepsychotherapie (HY)

HANS KANITSCHAR

Die Hypnosepsychotherapie ist eine tiefenpsychologisch fundierte Methode, in der tiefenpsychologische und hypnosespezifische Diagnoseschemata zur Anwendung kommen. Sowohl die Symptom- als auch die Persönlichkeits- und Beziehungsdiagnose, wie die Einschätzung der Krisenhaftigkeit werden auf der Basis struktureller, psychodynamischer, ressourcen- und zukunftsbezogener Überlegungen entwickelt.

Die Diagnosebildung ist inhärenter Bestandteil des hypnosetherapeutischen Prozesses und lässt sich in Anfangs-, Verlaufs-, und Abschlussdiagnose gliedern. Es wird dabei von anfänglichen diagnostischen Arbeitshypothesen ausgegangen, die im Verlauf des Prozesses differentialdiagnostisch modifiziert und verfeinert werden.

Die hypnosetherapeutische Diagnose geht von der Subjektivität von Erleben und Leiden aus und stellt den Bezug zu objektiv einschätzbaren Gegebenheiten her.

Quellen der Information für die Diagnosebildung:
1. Die persönliche Geschichte
   a) Anamnese inkl. aller bisherigen Behandlungen
   b) Aktuelle Lebenssituation
   c) Lebensgeschichte
2. Die Beobachtung in der therapeutischen Situation
   Verhalten im Erstkontakt, Kommunikations- und Interaktionsmuster, Kongruenz/Inkongruenz, Übertragungsangebot und Übertragungsreaktionen des Klienten.
3. Reaktionsweisen auf spezifische Interventionsformen der Hypnosetherapie, die eine Einschätzung persönlicher Variablen des Klienten wie Trancefähigkeit, Suggestibilität, Dissoziationsfähigkeit usw. ermöglichen.
   a) Reaktionen auf hypnotherapeutische Gesprächsinterventionen wie

z. B. indirekte oder eingestreute Suggestionen oder Bahnung (Erickson & Rossi 2001).
   b) Reaktionen auf Formen der Tranceinduktion
   c) Individuelle Trancemuster des Klienten
   d) Autosuggestive Muster des Klienten
4. Hypnosetherapeutische Interventionen, die unbewusste Inhalte zu Tage fördern.
   a) Problem- oder ressourcenbezogene Trancen
   b) Trancen zur Hypermnesie
   c) Ideomotorische Befragung, u.a.
5. Gegenübertragungsreaktionen der Therapeutin

Psychotherapeutische Diagnosestellung

Die Symptomatik in Relation zur Persönlichkeit

Die *Symptomatik* wird anhand der deskriptiven Diagnostik des ICD 10 klassifiziert. Es werden dazu Informationen über den Beginn, über auslösende Situationen, über Dauer und Häufigkeit der Symptomatik erhoben, über Faktoren, die die Symptomatik begünstigen, hervorrufen oder verunmöglichen, über Reaktionen der Umwelt, über Auswirkungen auf das alltägliche Leben, über den sekundären Krankheitsgewinn u.a.m.

Im Falle einer Persönlichkeitsstörung wird auch diese nach ICD 10 diagnostiziert, doch wird die deskriptive Diagnostik des ICD 10 vor dem Hintergrund der tiefenpsychologischen *Strukturdiagnose* betrachtet und zu ihr in Beziehung gesetzt. Die Strukturdiagnose beruht auf entwicklungsdiagnostischen, psychoanalytischen und hypnosetherapeutischen Kriterien.

Ermann (1997) unterscheidet nach entwicklungsdiagnostischen und psychoanalytischen Kriterien *drei Niveaus der Neurosenstruktur*. Mit ihrer Hilfe werden der Reifegrad des Ich und die Stabilität der Selbststruktur anhand von beobachtbaren und erschließbaren Kriterien beschrieben. Sie können hier aus Platzgründen nur überblicksartig wiedergegeben werden:

Höheres Strukturniveau: Reife Neurosenstruktur, die durch Objektkonstanz, Selbstkohärenz, realistische Wahrnehmung des anderen, reife Beziehungsfähigkeit, reife Abwehrmechanismen (Verdrängung und Hilfsmechanismen) und anderen Merkmalen gekennzeichnet ist.

Mittleres Strukturniveau: Narzisstische Grundstruktur bei kohärentem Ich, die durch Verdrängungs- und Spaltungsabwehr, Objektabhängigkeit, narzisstischer Beziehungsgestaltung, zentraler Selbstunsicherheits- und Selbstwertproblematik gekennzeichnet ist.

Niedriges Strukturniveau: Borderline-Persönlichkeitsstruktur, die durch Ich-Schwäche, mangelhafte Unterscheidung zwischen Selbst und Objekt,

Identitätsdiffusion und den Haupt-Abwehrmechanismen der Spaltung und projektiven Identifizierung gekennzeichnet ist. Die Objektbeziehungen sind dyadisch, und es besteht Objektangewiesenheit. Es wird zwischen Borderline-Persönlichkeitspathologie, Borderline-Persönlichkeitsstörung und Borderline-Syndrom unterschieden.

Auf psychotischem Niveau findet sich ein graduell desintegriertes Ich bei zugrundeliegenden Teil-Selbst- und Teil-Objektrepräsentanzen. Abwehrmechanismen, die vor Verschmelzungsgefahren schützen, sind Spaltung, primitive Verleugnung und projektive Identifikation.

Als weitere Spezifizierung der Persönlichkeit wird der Modus der Verarbeitung (hysterisch, schizoid, depressiv, zwanghaft, narzisstisch u. a.) einbezogen (Mentzos 1998).

Ressourcen

Unerlässlich für die hypnosetherapeutische Diagnosestellung ist die Kenntnis der Ressourcen des Klienten, die mit den Merkmalen der Strukturniveaus in Beziehung gesetzt werden.

Die Fähigkeiten des bewussten und unbewussten Ich, sowie die Stabilität der Selbststruktur, also die *gesunden Anteile* der Persönlichkeit, stellen jene innerpsychischen Ressourcen dar, die im therapeutischen Prozess utilisiert werden können (Frederick & McNeal 1999).

Beispielsweise werden jene Fähigkeiten des unbewussten Ich, die auch als *Abwehrmechanismen* in Erscheinung treten, als Ressourcen angesehen. Sie können in verschiedenen Kontexten utilisiert werden. Daher kann im Allgemeinen angenommen werden, dass bei Vorliegen differenzierter Abwehrmechanismen auch ebensolche Ressourcen potentiell aktualisierbar sind. Diese Fähigkeiten, zusammen mit integrierten Selbst- und Objektrepräsentanzen bilden jene Strukturen, die als gesundes und kreatives Unbewusstes im Sinne Milton Ericksons (Erickson & Rossi 2001; Gilligan 2005) angesprochen werden können. Konkrete Informationen über diese unbewussten Ressourcen bilden u. a. auch wertvolle prognostische Hinweise.

Unter Ressourcen werden weiters *in der Person liegende Fähigkeiten* verstanden, z. B. Introspektionsfähigkeit, Reflexionsfähigkeit, Imaginationsfähigkeit, Dissoziationsfähigkeit, Ausmaß der Suggestibilität, autosuggestive Fähigkeiten, Gedächtnis, Zugang zu Träumen usw., weiters *Begabungen*, *Talente*, erweiterte Ausdrucksmöglichkeiten z. B. Musikalität, bildnerische, literarische/lyrische Begabung u. ä.

Grundlegende *persönliche Haltungen* wie Offenheit, Lernbereitschaft, Beharrlichkeit, Durchhaltevermögen, Optimismus, Neugier, Humor usw. stellen ebenso Ressourcen dar wie der Bildungsgrad, *kommunikative Fähigkeiten* und Eigenheiten, psychologische oder geisteswissenschaftliche Vorbildung u. a. m.

Vorerfahrungen in imaginativen oder körperorientierten Verfahren, in der Autogenen Psychotherapie oder in diversen Entspannungsmethoden bilden wertvolle Coping-Ansatzpunkte, auf die in der hypnosetherapeutischen Arbeit aufgebaut werden kann.

Weiters werden *äußere unterstützende Bedingungen*, wie z. B. eine intakte Partnerbeziehung, eine sinngebende Beschäftigung, ein unterstützender Freundeskreis, materielle Sicherheit, Mobilität usw. registriert.

Die Verfügbarkeit der oben genannten und anderer Ressourcen bzw. ihr Fehlen liefert Hinweise darauf, was dem Klienten dabei helfen könnte, die Therapie erfolgreich zu gestalten und seine Probleme zu bewältigen. Das Verhältnis der Problemstellungen zu den persönlichen und Umfeld-Ressourcen liefert prognostische Hinweise.

Möglichst schon in der Anfangsphase der Hypnosepsychotherapie ist die Frage zu klären, ob die Beschwerden des Klienten eher der *Charakteristik seiner Persönlichkeit* zuzuordnen sind oder ob sie als *enger umgrenzbare Symptomatik* zu sehen sind.

Grundsätzlich besteht die Tendenz, dass bei höher strukturierten Persönlichkeiten eher eine klar eingegrenzte Symptomatik oder Problemstellung vorliegt, die oft auch im Rahmen einer Kurztherapie behandelbar ist. Je instabiler die Ich- oder Selbststruktur beschaffen ist, desto höher ist auch die Wahrscheinlichkeit der *Komorbidität*, desto enger sind Symptome und Problemstellungen mit Persönlichkeitsdefiziten oder -störungen verknüpft.

Eine wesentliche differentialdiagnostische Unterscheidung betrifft die Frage nach einem möglichen zeitlich begrenzbaren *Struktureinbruch*. Das *Strukturniveau* beschreibt das von der betreffenden Person höchste jemals erreichte Stabilitäts- und Reifungsniveau. Es ist jedoch aufgrund neurotischer Fehlentwicklungen oder aufgrund ungünstiger äußerer Einflüsse wie beeinträchtigender Lebensumstände oder -ereignisse, insbesondere auch aufgrund traumatischer Ereignisse möglich, dass die Stabilität des Ich geringer wird, die Selbst-Sicherheit erschüttert wird und damit das Strukturniveau absinkt. So kann im extremsten Fall (z. B. durch Folter) ein Mensch von einem höheren, voll integrierten Strukturniveau bis auf ein psychotisches Niveau regredieren. Im Falle von schweren, nicht bewältigten Lebenskrisen ist ein zeitlich bestimmbares Absinken des Strukturniveaus häufig zu beobachten. Man kann dieses reduzierte Erscheinungsbild als *Funktionsniveau* bezeichnen. Ein Absinken des Strukturniveaus auf ein niedrigeres Funktionsniveau kann die Komorbidität erhöhen, also die Ursache für das Entstehen weiterer, sekundärer Symptomatik sein. Die Kenntnis dieser Zusammenhänge ermöglicht es der Hypnosetherapeutin, neben der Arbeit an der Symptomatik auf die Wiederherstellung der bereits vorhanden gewesenen Struktur und Stabilität, die eine Ressource darstellt, zu fokussieren.

Eine methodenspezifische Technik zur Informationsgewinnung bildet – neben den bisher genannten Informationsquellen – die *ideomotorische Be-*

fragung. Bei dieser Technik werden offene, nichtsuggestive Ja-Nein Fragen gestellt, auf die der Klient mittels unwillkürlicher Fingerbewegungen in hypnotischer Trance nonverbal reagiert. In Ergänzung dazu kann der Klient verbal über auftauchende Gedanken, Bilder und Erinnerungen berichten (Cheek 1994, Kaiser-Rekkas 1998). Die Informationen aus der ideomotorischen Befragungstechnik bieten der Therapeutin aufschlussreiche Einblicke in die unbewusste Vorstellungswelt des Klienten und können dazu beitragen, psychodynamische Zusammenhänge zu erhellen.

Die psychotherapeutische Beziehung

Aufnahme und Gestaltung der psychotherapeutischen Beziehung

Die psychotherapeutische Beziehung beginnt bereits bei einer evtl. Empfehlung, bei der über die Therapeutin etwas ausgesagt wird und bestimmte Erwartungen geweckt werden. Mit dem Erstkontakt am Telefon, per Brief oder E-Mail beginnt eine Interaktion, die auf die Möglichkeit einer gemeinsamen intensiven Zusammenarbeit gerichtet ist, die das Leben des Klienten zum Positiven hin verändern soll.

Am Beginn einer Hypnosetherapie stehen sowohl die *Erwartungen* an die Methode als auch die Erwartungen an die Therapeutin. Nach der Problemschilderung und erfolgter Information des Klienten über die Möglichkeiten und Grenzen einer Psychotherapie im allgemeinen und über die Methode der Hypnosepsychotherapie im besonderen werden gemeinsam die Möglichkeiten und Ziele einer konkreten Therapie ausgelotet. Dabei werden Haltungen und Tendenzen des Klienten wie beispielsweise passive Behandlungserwartung, Idealisierung, Rivalität, Verführung, Überanpassung o. a. erkennbar, in denen schon ein *Übertragungsangebot* durchschimmert. Gleichzeitig tauchen in der Therapeutin *Gegenübertragungsreaktionen* auf dieses implizite Beziehungsangebot auf. Die Beziehungsaufnahme wird wesentlich auch von Persönlichkeitsvariablen, Charakterstruktur und Kommunikationsstilen beeinflusst (Mende 1998; Revenstorf 2001). All diese Vorgänge werden von der ersten Kontaktnahme an von der Therapeutin registriert und fließen in die ersten diagnostischen Überlegungen mit ein.

Durch eine zwischen Rezeptivität und Aktivität oszillierende, empathische und interessiert zugewandte Haltung ermöglicht die Hypnosetherapeutin dem Klienten, über seine Anliegen zu sprechen und verschiedene Zusammenhänge darzulegen. Die Therapeutin registriert die Sprache des Klienten, die Wortbilder und Metaphern, die er verwendet, seine Bezugsrahmen und sein Weltbild. Sie versucht zu verstehen und sich einzufühlen und gibt dieses Verständnis als Pacing wieder. Die so gelungene Interaktion wird in der Hypnosetherapie als guter *Rapport* bezeichnet (Gilligan 2005). Auf dieser Basis reagiert die Therapeutin authentisch, fragt nach und kommentiert, lässt dabei jedoch keine persönlichen Wertungen einfließen. Die *therapeutische Haltung* vermittelt grundlegende Akzeptanz und Wertschätzung und ist das basale Moment der Beziehungsgestaltung in der Hypnosepsychotherapie. Frederick & McNeal (1999) nennen folgende Faktoren, die die Hypnosetherapeutin in die therapeutische Beziehung einbringt: Respekt und Interesse, interpersonelle Sicherheit, Beständigkeit, Empathie, Resonanz. Eisen & Fromm (1983) wiesen nach, dass das Vertrauen wächst, wenn die Hypnosetherapeutin eine Atmosphäre erzeugen kann, in der der größte Teil der Erfahrung aus den inneren Ressourcen des Klienten erwächst (zit. nach Brown & Fromm 1986).

Bedeutsam ist die Abklärung der *Motivation zur Therapie*. Die Motivation kann lediglich aus dem pragmatischen Wunsch des Klienten bestehen, ein Symptom oder einen Leidenszustand loszuwerden, oder sie kann darüber hinausgehen. Der Klient kann bereits Vorstellungen über die Hintergründe seines Problems haben und möglicherweise sogar Ideen zur Lösung desselben. Die Therapeutin registriert diese Zusammenhänge im Überblick und lässt sich nicht dazu verleiten, Lösungsvorstellungen des Klienten vorschnell und ungeprüft in hypnosetherapeutische Interventionen umzusetzen. Sie behält sich die Diagnosestellung vor und entwirft vor einer tiefergehenden Intervention gemeinsam mit dem Klienten einen Therapieplan. Dies kann möglicherweise auch zu einer ersten *Frustration* des Klienten führen, deren Verarbeitung in Hinblick auf die Übertragungsbeziehung aussagekräftig ist.

Der Verlauf früherer Behandlungen, insbesondere solcher mit psychotherapeutischen Mitteln, sowie die Bearbeitung der Frage nach Behandelbarkeit der Symptome und Störungen mit Hypnosepsychotherapie, deren mutmaßlicher Dauer, die Besprechung der nötigen Stundenfrequenz u. a. geben weitere Aufschlüsse über die beginnende Beziehungsgestaltung von Seiten des Klienten. Es wird von ihm insbesondere die *Bereitschaft zur Eigenleistung in der Therapie* erwartet, die in Hinblick auf mögliche passive, magische Heilungserwartungen an die Hypnose nicht von vornherein gegeben sein muss.

Das *Verhältnis des Klienten zu sich selbst* wirkt sich ebenso auf sein Übertragungsangebot aus. Beschreibt er sich und seine Probleme nur aus einer objektivierten Perspektive, beispielsweise mit pathologischen Fachausdrücken, sind damit auch implizite Erwartungen an die Psychotherapeutin verbunden, die sie ebenso implizit korrigiert. Sie wird den Klienten dazu anleiten, auch aus seinem Erleben heraus zu sprechen bzw. sich diesem anzunähern.

Gleichermaßen wird das *Verhältnis des Klienten zu seinem Körper* beachtet. Das Ausmaß der Distanz oder Ambivalenz, das dem eigenen Körper oder Teilen des Körpers gegenüber besteht, geht des Öfteren mit unrealistischen Erwartungen an eine schnelle, technisch bewerkstelligte Heilung mit Hypnose einher. Auch hier wird die Therapeutin realistisch informieren und mögliche Wege aufzeigen, die Ambivalenzen, Defizite und unbewussten Dynamiken in Zusammenhang mit dem Körper zu bearbeiten, damit der Klient ein neues Verhältnis zum eigenen Körper gewinnen kann.

Durch Beobachtung obiger und weiterer Merkmale, und aufgrund des Gesamteindrucks des Klienten, trifft die Hypnosetherapeutin eine erste Einschätzung seiner *Kooperationsbereitschaft und Bündnisfähigkeit* sowie der *Tragfähigkeit* einer sich entwickelnden therapeutischen Beziehung.

Zielorientierung

Neben dem allgemein gültigen therapeutischen Ziel der Wiederherstellung von Gesundheit auf der psychischen, körperlichen und sozialen Ebene, die durch *Beziehungsfähigkeit, Arbeitsfähigkeit, Genussfähigkeit und einer persönlichen Sinngebung* umschrieben werden kann, erarbeitet die Hypnosetherapeutin mit dem Klienten spezielle Therapieziele.

Der Klient wird anfangs angeleitet, die meist nicht näher reflektierte Wunschvorstellung von der Abwesenheit des Symptoms bzw. der Störung durch *positiv formulierte Zielvorstellungen* zu ersetzen, also zu formulieren, was er mit der Therapie erreichen möchte. Diese Zielvorstellungen sollen möglichst operationalisiert werden, was sie objektiv verifizierbar macht. Die leitende Frage dabei lautet: „Woran werden Sie bemerken, dass die Therapie erfolgreich abgeschlossen ist?" (Gerl 2001)

Die Arbeit an der Beantwortung dieser Frage kann schon als möglicher Einstieg in eine tieferliegende Problematik dienen. Die Leichtigkeit oder Schwierigkeit, konkrete Antworten auf diese Frage zu erarbeiten, liefert wiederum diagnostische Hinweise auf die Umgrenztheit des Problems, auf problemstabilisierende Faktoren und auf Veränderungsbereitschaft.

Nachdem eines oder mehrere Therapieziele vereinbart sind, können auch *Teilziele* formuliert werden, die gleichsam als Wegmarkierungen in Richtung Therapieziel fungieren können.

Neben diesen explizit formulierten Zielen stellt die Hypnosetherapeutin für sich Überlegungen an, mit welchen konkreten Vorgangsweisen und Techniken diese zu erarbeiten sind.

Prozessdiagnostik

Die Prozessbegleitende Beziehungsdiagnostik hilft der Hypnosetherapeutin, ihre diagnostischen Hypothesen weiter zu *differenzieren* und zu verfeinern und damit immer klientenadäquater zu reagieren.

Diamond (1973) unterscheidet vier Ebenen der hypnosetherapeutischen Beziehung:

1. Die Übertragung, *2.* die Arbeitsbeziehung, *3.* die symbiotische Ebene, *4.* die Realebene.

Die Tragfähigkeit der *Arbeitsbeziehung* als reife Ebene wird laufend im Auge behalten, während in der *Übertragungsbeziehung* und auf der *symbiotischen Ebene* frühkindliche oder kindliche Anteile im Stillen reifen, oder, wenn nötig, explizit bearbeitet werden können.

Die Beobachtung der *Übertragung* bildet eine wichtige Informationsquelle für die Entwicklung der Diagnose (Brown & Fromm 1986). Unabhängig vom präsentierten Problem oder Symptom gibt das Übertragungsangebot des Klienten Aufschluss über die Reife seines Ich, die Beschaffenheit der Selbststruktur, über das Bindungsmuster (Brisch 1999), über die vorherrschenden Abwehrmechanismen u.a.m.

In der Reflexion ihrer *Gegenübertragung* identifiziert die Therapeutin ihre eigenen persönlichen Problemanteile und versetzt sich dadurch in die Lage, ihre Gegenübertragungsreaktionen für das Verständnis der Beziehungsgestaltung des Klienten zu nutzen. Beispielsweise kann sie abgespaltene Affekte des Klienten an sich wahrnehmen und „containen" (Bion 1962) oder eigene Phantasien registrieren, die Aufschluss über die Übertragungsstruktur wie Eltern-, Zwillings-, Geschwisterübertragung etc. geben (Brown & Fromm 1986) oder projektive Identifikationen orten, die auf mangelhafte Abgrenzung zwischen Selbst und Objekt hinweisen (Kernberg 1988). Aus diesen Daten kann sie weitere differentialdiagnostische Schlüsse ziehen.

Eine hypnosetherapeutische Technik, die *Arbeit mit Persönlichkeitsteilen* oder Ego-States (Watkins & Watkins 2003), ermöglicht spezifische diagnostische Einblicke in das Verhältnis von reifen zu unreifen, bzw. integrierten zu wenig integrierten oder abgespaltenen Persönlichkeitsteilen. Eine zunehmende Ich-Stärkung und Autonomie des Klienten bedeutet, dass sich die innere Balance zugunsten der integrierten Anteile verschoben hat.

Bewertung der psychotherapeutischen Beziehung

Die psychotherapeutische Beziehung ist das Agens und der Raum, in dem der Klient lernen kann, sich selbst in Abgrenzung zu einem anderen zu erleben (im Falle einer Borderline-Struktur), seine Gefühlsbereiche zu entdecken, anzunehmen, weiterzuentwickeln und damit Vertrauen in sich selbst und in andere zu gewinnen (im Falle einer narzisstischen Neurose), und sich seinen verdrängten Konflikten zu stellen (im Falle einer reifen Neurose).

Die Hypnosetherapeutin beobachtet kontinuierlich die Entwicklung der Therapie und stellt in regelmäßigen Abständen Reflexionen über die therapeutische Beziehung, die Richtung der Arbeit und die angewandten hypnosetherapeutischen Strategien und Techniken an. In größeren Abständen hält sie die wesentlichen Ergebnisse der Reflexion schriftlich fest.

Krisenhaftigkeit

Zur Beeinflussung und Bearbeitung von möglichen Krisen als Teil des notwendigen Veränderungsprozesses in der Hypnosepsychotherapie:

Durch die Kenntnis des Klienten im laufenden psychotherapeutischen Prozess und die diagnostische Orientierung am Strukturniveau wie an der Kenntnis der Ressourcen des Klienten wird es möglich, Krisen innerhalb der Hypnosetherapie hinsichtlich ihres Schweregrades meist schon im vorhinein abzuschätzen und vorbereitende Sicherungsmaßnahmen zu treffen. Diese können z. B. im Erlernen von ressourcenaktivierenden Anker- oder Selbsthypnosetechniken bestehen, im teilweisen Vorwegnehmen von Problemstellungen, in der Anwendung stützender posthypnotischer Suggestionen u. a. m.

Tritt eine Krise aufgrund unvorhergesehener äußerer oder innerer Einflüsse auf, so ist es aufgrund oben erwähnter diagnostischer Kenntnisse leichter, der Krise eine Wendung in konstruktivere Bahnen zu geben. Durch hypnotherapeutisches Pacing (Gilligan 2005) lässt sich ein Rapport zum Klienten herstellen, der die stützende Funktion der therapeutischen Beziehung noch verstärkt. Die Bedeutungsgebung der Krise als eine Chance zu persönlichem Lernen kann im therapeutisch vertrauten Kontext hilfreich sein. Die Verwendung von passenden Metaphern und Geschichten kann Perspektiven eröffnen, und das Entspannen, Abschalten und Auftanken in Trance und die Aktivierung unbewusster, grundlegender Ressourcen können unterstützend wirken.

Psychotherapeutische Indikation

1. Indikation zur psychotherapeutischen Behandlung:
Hypnosepsychotherapie ist bei allen im ICD 10 unter F1 bis F9 angeführten Störungen indiziert.

2. Indikation zur weiteren diagnostischen Abklärung in organmedizinischer Hinsicht, psychiatrischer Hinsicht, klinisch-psychologischer Hinsicht u. a.:
wie in der Leitlinie allgemein beschrieben.

3. Indikation für ein spezifisches psychotherapeutisches Behandlungsangebot:
Hypnosepsychotherapie ist besonders dazu geeignet, somatische Behandlungen und Heilungsprozesse zu unterstützen, und psychosomatische Störungen zu behandeln (Erickson 1997, Revenstorf 2001).

Weiters ist Hypnosetherapie besonders dazu geeignet, Ressourcen aufzubauen, zu aktualisieren und für kritische Situationen außerhalb der Therapie verfügbar zu machen, z. B. bei Verhaltensstörungen oder Angststörungen (Revenstorf 2001).

Hypnosetherapie eignet sich weiters besonders dazu, klar umgrenzte Symptome und Problemstellungen kurztherapeutisch zu behandeln.

Eine weitere besondere Eignung besteht in der Möglichkeit der basalen Nachreifung bei früh gestörten Persönlichkeiten (Zindel 2001).

Literatur

Bion W (1962) Lernen durch Erfahrung. Suhrkamp Verlag

Brown D, Fromm E (1986) Hypnotherapy and Hypnoanalysis. Lawrence Erlbaum. Associates Publishers. Hillsdale, N.J., London

Cheek D (1994) Hypnosis. The Application of Ideomotor Techniques. Allyn and Bacon, Boston

Diamond M (1993) Die interaktionelle Basis der hypnotischen Erfahrung – Über die Beziehungsdimension der Hypnose. In: Imagination. 15. Jg. Nr. 2/93. Facultas, Wien, S 5–32

Eisen M, Fromm E (1983) The clinical use of Self-hypnosis in hypnotherapy: tapping the functions of imagery and adaptive regression. International Journal of Clinical and Experimental Hypnosis 31: 243–245

Erickson M H (1997) Gesammelte Schriften von Milton H. Erickson. Band III. Sonderausgabe für die M.E.G. Carl Auer Systeme, S 202–301

Erickson M, Rossi E (2001) Hypnotherapie. Klett-Cotta

Ermann M (1997) Psychotherapeutische und Psychosomatische Medizin. Kohlhammer

Frederick C, McNeal S (1999) Inner Strengths. Contemporary Psychotherapy and Hypnosis for Ego-Strenghthening. Lawrence Erlbaum Associates, Publishers. Mahwah, N.J., London, p 5–21

Gerl W (2001) Ressourcen- und Zielorientierung. In: Revenstorf D, Peter B (2001) Hypnose in Psychotherapie, Psychosomatik u. Medizin. Springer, Berlin Heidelberg New York Tokyo, S 75–82

Gilligan S (2005) Therapeutische Trance. Das Prinzip Kooperation in der Ericksonschen Hypnotherapie. Carl Auer, S 129–150.127–128

Kaiser-Rekkas A (1998) Klinische Hypnose und Hypnotherapie. Carl-Auer-Systeme, S 96–115

Kernberg O (1988) Schwere Persönlichkeitsstörungen. Klett-Cotta

Mende M (1998) Hypnotherapeutic responses to transference in the face of therapeutic change. In: Hypnos, Vol. XXV, No 3-1998, ISSN 0282-5090, S 134–144

Mentzos S (1998) Neurotische Konfliktverarbeitung. Fischer

Phillips M, Frederick C (2003) Handbuch der Hypnotherapie bei posttraumatischen und dissoziativen Störungen. Carl Auer-Systeme

Revenstorf D (2001) Nutzung der Beziehung in der Hypnotherapie. In: Revenstorf D, Peter B (2001) Hypnose in Psychotherapie, Psychosomatikund Medizin. Springer, Wien New York, S 53–75

Stumm G, Pritz A (2000) Wörterbuch der Psychotherapie. Springer, Wien New York

Vas J (1993) Hypnose bei Psychosen. Quintessenz

Watkins J, Watkins H (2003) Ego-States. Theorie und Therapie. Carl Auer-Systeme

Zindel J (2001) Hypnose mit frühgestörten und Borderline-Patienten. In: Revenstorf D, Peter B (2001) Hypnose in Psychotherapie, Psychosomatik und Medizin. Springer, Wien New York, S 488–498

Katathym Imaginative Psychotherapie (KIP)

MARIANNE MARTIN, FRANZ SEDLAK

Notizen zur Diagnostik in der katathym imaginativen Psychotherapie

Teil 1: Grundlegende Anmerkungen zur Diagnostik und ihre Beziehung zur KIP (F. S.)

Freuds Vergleich des Symbols mit einem nur zu einem Drittel aus dem Meer heraus schauenden Eisberg hat in der KIP-Diagnostik eine besondere Bedeutung: Diagnostik muss sich von Anfang an darum bemühen, Bewusstseinsfähiges zum richtigen Zeitpunkt anzusprechen. Die KIP verwendet bei bestimmten Indikationen und vor allem in Anfangsphasen Motive für die Imagination, deren Bedeutung dem/r relativ symbolunkundigen Patienten/in verborgen bleibt. Dadurch ist eine behutsame Annäherung an die Problematik möglich. *Im Schutz des Symbols können Konfliktzonen, Defizitbereiche diagnostiziert werden. Dies entspricht dem verdeckten Teil des Eisbergs.*

Andererseits sind die Imaginationen oft von einer für den/die Patienten/in beeindruckenden Aussagekraft. Im Bild der Imagination wird die eigene Problemlage schlagartig vor Augen geführt und regt zur Bearbeitung an. *Dieser bewusste, „konfrontative" Anteil entspricht dem sichtbaren Teil des Eisbergs.* Die Balance zwischen Bewusstmachung und noch nicht Bewusstmachen ist auch schon in der anfänglichen diagnostischen Phase relevant, wenn die Therapieziele und Veränderungswünsche vereinbart werden. Für den KIP-Therapeuten ergibt sich aus der Doppelfunktion der Symbolisierung (verbergen – zum Ausdruck bringen) die Sorgfaltspflicht bei der Auswahl der Motive. So müssen anfangs Motive vermieden werden, die bei einer bestimmten Pathologie kontraindiziert sind. Z. B. sollten bei narzisstischen Störungen Motive hintan gestellt werden, die möglicherweise zu eindeutig mit der Selbstwertproblematik konfrontieren.

Die Diagnostik-Leitlinie für Psychotherapeutinnen und Psychotherapeuten des BMGF vom 15.6.2004 betont auf Seite 4, dass die *Unterschiedlichkeit und Vielfalt der Zugänge* zur methodenspezifischen psychotherapeutischen Diagnostik als Reichtum verstanden wird und diese Vielfalt den Vorstellungen der Patienten[1] in ihren unterschiedlichen anthropologischen Grundlagen, Entwicklungstheorien und Zielsetzungen besser gerecht wird – daher wird keine Einheitsterminologie, sondern Ausdrucksmannigfaltigkeit gewünscht. Andererseits erfordert der gemeinsame psychotherapeutische Diskurs, dass Vereinbarungen, Konventionen über Störungen und deren Erfassungskriterien stattfinden. Die erstellten Leitlinien bewältigen diese Spannung zwischen Idiografie und Nomothetik dadurch, dass sie Formalbestimmungen liefern, Gefäße, die unterschiedliche inhaltliche Füllungen (Zieldefinitionen, Menschenbilder und deren therapeutische Implikationen für Veränderungen bzw. deren Definitionen etc.) zulassen. Manches wird allerdings viel früher gefühlt und gespürt, als es begriffen und formuliert werden kann. Hier wird die *Grenze der Versprachlichung* sichtbar.

Die KIP verfügt aber über den ungeheuren Vorteil, Zugang zu präverbalen Inhalten zu gestatten, es ist das Plus ihres methodenspezifischen Schwerpunktes der Symbolinitiation (es werden Motive als Kristallisationspunkte der Imagination angeboten), der Symbolerfassung (die KIP schult in einem umfassenden Verständnis der Symbolbildungen, wie sie insbesondere in den Tagtraumgestaltungen sichtbar werden) und der Symbolbearbeitung (die KIP ermöglicht durch ihren dialogischen Ansatz, dass sich der Therapeut in das Symbolgeschehen „einklinkt", Vertiefungen, Konfrontationen etc. anregt). Dieser Vorteil besteht auch in der Diagnostik: Das gilt im weiteren Sinn für die Symbolik der paraverbalen Mitteilungen beim Ersteindruck wie geschlossene oder offene Ausdrucks-Haltung, stimmige oder starre Physiognomie, expansive oder gehemmte Psychomotorik, gesteuerte oder ungesteuerte Gestik und Mimik – denn all dies trägt zum Gesamtbild bei.

Der interaktionelle Diagnoseaspekt (besonders für die Einstufung der Beziehungsfähigkeit entsprechend den diagnostischen Leitlinien) inkludiert aber nicht nur die szenische Information beim Erstkontakt, sondern auch die zur äußeren Wahrnehmung sich ergänzende innere Wahrnehmung, Einfühlung, Beobachtung und Registrierung von Übertragung und Gegenübertragung.

Auch die Darstellung der zur Behandlung bewegenden Symptomatik kann als Symbolsprache gewertet werden. (Das Symptom wird dann als die Symbolisierung des Kompromisses zwischen Wunsch und Abwehr aufgefasst.) Dazu kommt wie schon erwähnt, dass die KIP über ein besonderes Instrumentarium als Zugang zum Erfassen und Behandeln des Patienten verfügt: die

---

1   Im Folgenden werden die männlichen Geschlechterbezeichnungen für beide Geschlechter verwendet.

Imagination. Der Patient liefert in der Imagination eine verdichtete Darstellung seines psychischen „Haushaltes", seiner Struktur, Konfliktlage, Persönlichkeit, seiner Objektbeziehungen und Repräsentanzen etc. (Dies ist ein besonders wertvoller Zugang zur ganzheitlichen Erfassung der Persönlichkeit, wie dies die diagnostischen Leitlinien in Bezug auf die Symptomatik in Relation zur Persönlichkeit vorsehen).

Aber auch der Therapeut selbst kann eine Imagination zur Situation und Person des Patienten durchführen, um sein Symbolbild mit dem des Patienten zu vergleichen, neue Aufschlüsse aus Übereinstimmungen oder Differenzen zu gewinnen und *ein erstes Arbeitsmodell* zu gewinnen. Diese Imagination des Therapeuten kann begleitend zur Imagination des Patienten erfolgen (z. B. bei Frühstörungen bildet sich im containenden Therapeuten die entzerrte, heile Darstellung der Imagination des Patienten ab). Sie kann aber auch nach einer Therapiestunde stattfinden, als Integrationshilfe des Wahrgenommenen für den Therapeuten.

Schließlich kann die Imagination auch in der Supervision angeregt werden. Verblüffend sind dabei die Vergleiche, wenn in einer Supervisionsgruppe auch die anderen Teilnehmer eine Imagination zum dargestellten Fall(-Problem) vollziehen. Selbstverständlich gibt aber auch für den Therapeuten selbst erst die Zusammenfügung aller Informationen die Sicherheit gegenüber diagnostischen Fehlern, die durch unklare Formulierungen in der Narration des Patienten entstehen oder durch Selbsttäuschung, Erinnerungsfehler.

Der Autor empfiehlt eine *Übereinanderschichtung der Informationen* aus den verschiedenen Quellen (Erzählung, Anamnesedaten; Interaktion mit szenischer Information, Übertragung und Gegenübertragung; Symptomatik; Konstellation der Sozialbeziehungen; Symbolisierungen in der Imagination) zur Verringerung dieser aus der intrapsychischen Abwehrleistung verstehbaren Fehler, sowie von sozialpsychologischen Halo-Effekten oder von Kontrastverzerrungen, oder von Unklarheiten, die durch punktuelle Erfassung entstehen und dabei Subjektvarianzen, Situationsvarianzen, Beobachtungsvarianzen etc. nicht ausreichend berücksichtigen. Dadurch wird Invariantes (d. h. Zutreffendes) prägnanter, während Variantes verschwimmt.

Die Imagination des Patienten leistet wertvolle Hilfe sowohl in der Dimension der *Symptomatik in Relation zur Persönlichkeit* (hier bietet sich vor allem die *Subjektstufe der Imaginationsdeutung* an) als auch in der Dimension der *therapeutischen Beziehung*, Beziehungsaufnahme, -gestaltung, Zielorientierung und wie schon oben erwähnt in der Prozessdiagnostik (wobei hier ein spezieller *Ausschnitt aus der Objektstufendeutung der Imagination* zu sehen ist, der in den übrigen Rahmen der Beziehungsgestaltung in der Lebenswelt des Patienten einzubetten ist).

Besonders eindrucksvoll sind Imaginationen in Bezug auf die in den diagnostischen Leitlinien eingehend gestellte Frage der Krisenhaftigkeit, denn die KIP verfügt über ein *Inventar von Störungskriterien*, die sich in der Imagination abbilden, und sie verfügt auch in der Frage der allgemeinen und spezifischen Indikation – wie dies die diagnostischen Leitlinien fordern, denn die Imaginationsfähigkeit eignet zwar allen Menschen, dennoch kann z. B. bei Überrationalität der Zugang zum Analogen zunächst behindert sein. Es kann auch der Fall sein, dass aufgrund tiefer Defizite die Fähigkeit zur Symbolbildung bzw. zu deren Versprachlichung noch aufgebaut werden muss und daher eine bestimmte Methodik innerhalb der KIP notwendig ist.

Die folgenden Beispiele der Autorin können den diagnostischen Zugang der Imagination noch deutlicher demonstrieren.

Teil 2: Hinweise auf die differenzierten Diagnose-Möglichkeiten in der KIP (M.M.)

Die diagnostischen Möglichkeiten durch die KIP werden in der Literatur mit wenigen Ausnahmen (Klessmann 1983; Sedlak 2000a) eher nebenbei erwähnt (Klessmann, Eibach 1993; Klessmann 1997; Wilke 1983). Dies ist erstaunlich, da bereits Hanscarl Leuner als Begründer der Methode darauf hinweist, es sei „richtig, dass das Verfahren als hoch sensibler projektiver Test aufgefasst werden kann." (Leuner 1983, 30).

Als spezifisch für die KIP gilt der Einsatz des bildhaften Symbols, die mit allen Sinnen wahrgenommene Vorstellung, die Imagination (z. B. Dieter 2000, 2001). „... gleichzeitig wird die intersubjektive Möglichkeit des Menschen durch die KIP betont (Beziehung, Übertragung, Deutung, Bedeutung usw.) ..." (Dieter 2001, 6).

Was kann die KIP nun zusätzlich zu den allgemeinen diagnostischen Möglichkeiten als projektiver Test leisten?

Im Überblick: Die symbolhafte Veranschaulichung kann auf nicht bewusste Konflikte und deren Abwehr hinweisen. Das gezielte Anregen von Imaginationen zu speziellen Konfliktbereichen bringt diagnostischen Einblick, vor allem für die Dimension der Symptomatik in Relation zur Persönlichkeit. Die Übertragungsbeziehung kann nicht nur in den katathymen Bildern mitgelesen, sondern auch gezielt durch ausgewählte Motive geprüft werden. Dadurch wird eine Diagnose für die Dimension der psychotherapeutischen Beziehung mit methodenspezifischen Mitteln möglich – inklusive der Bewertung der psychotherapeutischen Beziehung. Starre Verhaltensmuster werden vor allem beim Spontanverhalten des Patienten in der Imagination deutlich. Darüber hinaus gibt es intensive Möglichkeiten zur Verlaufskontrolle mit Hilfe von Imaginationen.

Nach Leuner (1985) zeigen „fixierte Bilder" vorbewusste Konflikte auf. Dies sind „einzelne Bilder oder szenische Abläufe, die hinsichtlich ihres Inhalts oder ihrer zugrunde liegenden Ausdrucksstruktur ... über längere Zeitstrecken, Tage,

Wochen und Monate hinweg unverrückbar fest stehen. Wenn sie in diesen Abständen wiederholt eingestellt werden, können sie unverändert, häufig bis ins letzte Detail fixiert, wiederkehren." (104) „Wenn man nach einem Überblick über das Katathyme Panorama eines Patienten die fixierten Bilder ... aller fünf Standardmotive zu einem diagnostischen Mosaik zusammensetzt, kann man ein sich auf der vorbewussten Ebene manifestierendes „Konfliktschema" überblicken" (110). (Zur Verknüpfung mehrerer diagnostischer Quellen siehe auch Sedlak 2000a, 98 f). Die durch den Patienten gestalteten Motive sind dann wie Resultate eines projektiven Tests anzusehen.

Es ist auch gut möglich, bestimmte Konfliktbereiche mit der Motivvorgabe gezielt zu „scannen": z. B. verdeutlichen „drei Bäume" oder die „Tierfamilie" Konflikte aus dem familiären Bereich bzw. Konflikte ödipaler Herkunft. In der individuellen Ausformung der Motive können sich Nähe – Distanz, ein evtl. Autonomie – Abhängigkeitskonflikt u. a. imaginativ ausdrücken.

Ebenso kann ein KIP-Motiv den aktuellen Stand der Übertragungsbeziehung verdeutlichen, z. B. nach einem themenbezogenen Vorgespräch „zwei Blumen" oder „zwei Tiere". Durch dieses Vorgehen ist bei abgeschwächter Abwehr mehr Information über die tatsächliche aktuelle Übertragung möglich. (Siehe dazu auch das „Doppelgänger"-Motiv bzw. das Prinzip der Aufspaltung des zu Komplexen nach Sedlak 1994, 32 f.)

Ein anderer diagnostischer Zugang durch die KIP liegt in der Beobachtung des spontanen eigenen Verhaltens des Patienten in der Imagination. Dies verläuft „fast regelmäßig in den Bahnen unbewusster oder vorbewusster Verhaltensmuster des Alltags. Sie bestimmen das imaginative wie das reale Verhalten gleichermaßen." (Leuner 1985, 167). Leuner nennt diese Beobachtung „die mitzulesende ‚dritte Spur' unbewusster Strukturen neben der katathymen Szene des Bildes und dem begleitenden Gefühlston ..." (1985, S 168). Möglichst ohne Eingreifen des Therapeuten in die assoziativ ablaufende Imagination treten dem Patienten nicht bewusste Verhaltenstendenzen deutlicher hervor.

Die KIP bietet als „relativ präzises Instrument der Verlaufsbeobachtung (Leuner 1985, 357) viel. Leuner schlägt vor, dafür ein „Testmotiv" zu verwenden, das therapeutisch nicht bearbeitet wird. Die Veränderung soll ja im Sinne der „synchronen Wandlung" verursacht werden, nicht durch die therapeutische Arbeit am Motiv: Mehrmaliges Vorgeben desselben Motivs im Verlauf der Therapie kann Veränderungen daran erkennbar werden lassen. Z. B. widerspiegelt beim Motiv „Haus" das jeweilig imaginierte Haus den jeweils erreichten Fortschritt bzw. auch manchmal den Stillstand des therapeutischen Prozesses. Leuner führt dies für alle Standardmotive aus. Eindrucksvoll mit Fallbeschreibungen und Zeichnungen belegt wird dies speziell für das Motiv „Haus" (Jollet, Krippner, Krägeloh 1989; Klessmann, Eibach 1993; Klessmann 1997).

Die Autorin bevorzugt das als „Test für den therapeutischen Verlauf" von Leuner (1985, 361) vorgeschlagene Motiv „Hausneubau" zur Verlaufskontrolle. In größeren Abständen wiederholt vorgegeben, zeigt sich anschaulich das Vorankommen – oder eben auch ein evtl. Stagnieren der therapeutischen Entwicklung (siehe dazu auch Sedlak 2000b, 186 f).

Wertvolle Möglichkeiten bietet die KIP auch in der Diagnostik von Paarbeziehungen und familiären Strukturen (Sedlak, Chiba 2001, 44–62).

Bei all diesen spezifisch für KIP zusätzlichen Diagnosemöglichkeiten ist selbstverständlich genauso wie in der Therapie strikt auf die Mehrfachdeterminierung der Imaginationsinhalte zu achten. Bei Enthaltsamkeit von einer Vereinfachungstendenz, „die Symbole von außen mit einer festen Bedeutungshülle" (Pahl 2000, 72) einschließen, kann die KIP von ihrem Konzept her vieles leisten – eben auch methodenspezifisch zur Diagnostik.

Literatur

Dieter W (2000) Imagination und Symbolisierung bei neurotischen und ich-strukturell gestörten Patienten. In: Salvisberg H, Stigler M, Maxeiner V (Hrsg) Erfahrung träumend zur Sprache bringen. Huber, Bern, S 147–168

Dieter W (2001) Katathym Imaginative Psychotherapie – eine tiefenpsychologische Behandlungsmethode. Imagination 23. Jg 3: 5–41

Jollet H, Krippner K, Krägeloh C (1989) Das KB bei Objektbeziehungsstörungen. In: Bartl G, Pesendorfer F (Hrsg) Strukturbildung im therapeutischen Prozess. Literas Universitätsverlag, Wien, S 99–108

Klessmann E (1983) Das Katathyme Bilderleben als Spiegel gestörter Familienbeziehungen bei Kindern und Jugendlichen. In: Leuner H (1983) Katathymes Bilderleben. Ergebnisse in Theorie und Praxis. Huber, Bern, Stuttgart, Wien, S 274–292

Klessmann E (1997) Wege und Irrwege in der Katathym-imaginativen Psychotherpie. In: Kottje-Birnbacher L, Sachsse U, Wilke E (Hrsg) Imagination in der Psychotherapie. Huber, Bern, Göttingen, Toronto, Seattle, S 135–140

Klessmann E, Eibach H (1993) Wo die Seele wohnt: das imaginäre Haus als Spiegel menschlicher Erfahrungen und Entwicklungen. Huber, Bern, Göttingen, Toronto, Seattle

Leuner H (1983) Katathymes Bilderleben. Ergebnisse in Theorie und Praxis. Huber, Bern, Stuttgart, Wien

Leuner H (1985) Lehrbuch des Katathymen Bilderlebens. Huber, Bern, Stuttgart, Toronto

Pahl J (2000) Psychologische Bedingungen der „Vorstellung-Dialog-Struktur" und der „Imaginationsstruktur". In: Salvisberg H, Stigler M, Maxeiner V (Hrsg) Erfahrung träumend zur Sprache bringen. Huber, Bern, S 57–72

Sedlak F (1994) Neue Wege – neue Motive in der Katathym Imaginativen Psychotherapie. In: Gerber G, Sedlak F (Hrsg) Katathymes Bilderleben innovativ. Motive und Methoden. E Reinhardt, München, S 17–37

Sedlak F (2000a) Die Diagnostik in der Katathym Imaginativen Psychotherapie. In: Laireiter H (Hrsg) Diagnostik in der Psychotherapie. Springer, Berlin Heidelberg New York Tokyo, S 95–106

Sedlak F (2000b) Katathym imaginative Psychotherapie und Gesundheit. In: Hochgerner M, Wildberger E (Hrsg) Was wirkt in der Psychotherapie. Facultas, Wien, S 177–192

Sedlak F, Chiba R (2001) Mit Träumen Brücken bauen. Eigenverlag Sedlak, Wien

Wilke E (1983) Das Katathyme Bilderleben bei der konservativen Behandlung der Colitis ulcerosa. In: Leuner H (Hrsg) Katathymes Bilderleben. Ergebnisse in Theorie und Praxis. Huber, Bern, Stuttgart, Wien, S 186–208

Konzentrative Bewegungstherapie (KBT)

MARKUS HOCHGERNER

Zur Durchführung einer Psychotherapie als Krankenbehandlung nach § 1 des österreichischen Psychotherapiegesetzes bedarf es der „bewusste(n) und geplante(n) Behandlung von psychosozial oder auch psychosomatisch bedingten Verhaltensstörungen und Leidenszuständen mit wissenschaftlich-psychotherapeutischen Methoden".

Die Konzentrative Bewegungstherapie wurde im Jahr 2000 als eigenständiges Psychotherapieverfahren anerkannt und ist eine Methode für Einzel- und Gruppenpsychotherapie.

„Sie versteht den Körper als Ort des gesamten psychischen Geschehens. In den therapeutischen Angeboten zu Wahrnehmung und Bewegung schafft sie einen konzentrativen (in der Wahrnehmung gleichschwebend nach innen und außen gerichteten, M. H.) Erfahrungsraum im Hier und Jetzt. In der Interaktion mit dem ... Therapeuten ... oder mit Gruppenteilnehmern gestaltet der ... Einzelne seine ... Innenwelt. Das so ausgedrückte ist symbolisierte Erfahrung. Die eigenen Wahrnehmungs-, Bewegungs- und Beziehungsmuster werden erlebbar, alte Bewältigungs- und Lösungsstrategien werden bewusst. Sowohl Defizite als auch Ressourcen werden aktualisiert. Neue Erlebnis- und Handlungsmöglichkeiten können entwickelt und erprobt werden. Die Erlebnis- und Handlungsebene bildet die Grundlage des therapeutischen Geschehens in der KBT" (ÖAKBT 2004).

Die Beschreibung, Klassifikation und Feststellung von krankheitswertigem Erleben und Verhalten in der KBT erfolgt nach klinisch-psychiatrischer Diagnostik (Diagnosesysteme und Manuale – ICD 10; DSM IV), im Bedarfsfall mit medizinisch-somatischer Diagnostik (etwa bei somatoformen Störungen), fallweise mit psychologischer Diagnostik (evaluative Diagnostik, Verlaufs- und Prozessdiagnostik) und innerhalb des psychotherapeutischen Verfahrens als „orientierungs- oder theoriebezogene Diagnostik" (Laireiter 2000).

Die KBT als tiefenpsychologisch-interaktionelles Therapieverfahren bezieht sich in Erstgespräch und Diagnostik auf psychodynamisch-strukturelle Diagnostik der Persönlichkeit unter besonderer Beachtung der den aktuellen Symptomen zu Grunde liegenden Konflikte auf dem Hintergrund der individuellen Persönlichkeitsstruktur, die in der Haltung des Patienten sich selbst gegenüber und seinem Verhalten in Bezug zur Umwelt sichtbar wird (Mentzos 1984).

Diagnosenbildung versteht sich im Erstgespräch als beginnender „zirkulärer Prozess" (Wiesnagrotzki et al 2004) im Pendel zwischen Diagnosestellung und Klärung möglicher Indikation zur Psychotherapie und Erschließung der Lebenszusammenhänge und der Begegnungsqualitäten auf leiblicher, emotionaler und körperlicher Ebene im Erstgespräch.

Zur Diagnosenstellung wird erstens die Symptomatik in Relation zur Persönlichkeit, zweitens die psychotherapeutische Beziehung und drittens die Krisenhaftigkeit des Patienten einzuschätzen und bezüglich einer psychotherapierelevanten Indikation zu klassifizieren sein (Wiesnagrotzki, ebendort).

Die Formulierung der diagnostischen Eingangssituation bezieht sich auf folgende Ebenen:

Situative Einschätzung durch die Störungsklassifikation nach ICD 10

Ziel ist die Darstellung der erfassten Symptomatiken und Erweiterungen in der Erfassung von Co-Morbiditäten. Hinweise auf die Klassifikation in DSM IV (Diagnostic an Statistical Manual of Mental Disorders), speziell bezüglich narzisstischer Persönlichkeitsdynamik und Sichtweisen zu Persönlichkeitsstörungen führen zu differenzierteren Sichtweisen bezüglich des Schweregrades der Erkrankung.

Persönlichkeitsdiagnostik

Die KBT bezieht sich auf tiefenpsychologische Entwicklungs- und Störungstheorie in Erweiterung um Ergebnisse der Säuglingsforschung.

Dies meint im Rahmen einer theoriebezogenen Beziehungsdiagnostik die Orientierung an folgenden Schwerpunkten:

Beschreibung und Klassifikation von Abwehrmechanismen im Rahmen Ich-psychologischer Überlegungen (A. Freud, 1936) als erstem umfassenden Diagnosesystem auf dem Hintergrund einer phasenhaft verlaufenden Ich-Entwicklung und Störung.

Die Orientierung an O. Kernbergs (Kernberg 1978) strukturellem Ansatz der Persönlichkeitsorganisation und -diagnostik (neurotische/narzisstische/borderline/psychotische Persönlichkeitsorganisation).

Praxisrelevante Diagnostik erfordert einen Brückenschlag zwischen (phänomenologisch-syndromal) orientierter kategorialer Klassifikation (ICD 10) und verdichteter methasprachlich-theoretischer Erfassung von psychodynamischer Persönlichkeitsbeschreibung in tiefenpsychologischen Kategorien. Die ab den 90er Jahren entwickelte Operationalisierte Psychodynamische Diagnostik (Arbeitskreis OPD 2001, Rudolf und Grande 1996) erweitert die Klassifikation des ICD 10 besonders um die psychodynamische Sicht des Krankheitserlebens, des Beziehungserlebens, der Konflikte, der psychischen Struktur und der psychischen und psychosomatischen Störungen im Anschluss an die ICD 10/DSM IV Diagnostik.

OPD ist kompatibel mit objektbeziehungstheoretischen tiefenpsychologischen Theoriebildungen, speziell mit den oben genannten theoriegeleiteten Überlegungen (2.1 und 2.2) da die Begrifflichkeit in der OPD an die Ich-Psychologie und die Theorien der Persönlichkeitsorganisation (Kernberg 1978) anschließt und die Klassifikation in vier Strukturniveaus (gut/mäßig/gering integriert/desintegriert) ermöglicht, die kompatibel mit Kernbergs Erfassung in neurotische/narzisstische/borderline und psychotische Persönlichkeitsorganisation ist.

Aus dem OPD sind deutlich Haltungen zur Therapiegestaltung ableitbar und daher hoch praxisrelevant: Hier entscheidet sich durch Erkennen und Einschätzen des aktuellen Funktionsniveaus auf dem Hintergrund des nach OPD eingeschätzten Strukturniveaus der Persönlichkeit die situativ gerichtete mehr regressiv/konfliktzentrierte oder progressiv/Ich-stützende Vorgangsweise des Therapeuten.

Die Erstellung einer Entwicklungslandkarte (Stern 1992, Blackwedel 2000, Schwarzmann 2000/2003) auf dem Hintergrund der Säuglingsforschung ermöglicht eine therapeutische Orientierung bezüglich der missglückten Entwicklungsaufgaben in der frühen Selbstentfaltung besonders in der Beachtung und Entwicklung des szenischen Verstehens des Beziehungsangebotes und ein differenzielles Vorgehen bei Patienten mit unterschiedlichen Strukturniveaus.

Beziehungsdiagnostik

Die therapiebezogene Beziehungsdiagnostik und Beziehungsgestaltung sind Kernstück des psychotherapeutischen Verfahrens und Medium der Diagnostik und Intervention zugleich. Das reflektierte und geplante Beziehungsangebot des Therapeuten (als Beziehungsgeschehen im Körperdialog, symbolisch-interaktionelles Spielen und Gestalten und das Gespräch) wird im individuellen Beziehungsangebot des Patienten erwidert und zum Klärungs- und Erklärungsmodell der Diagnostik und der Behandlungssituation. Schwerpunkte sind die aktuelle Lebenssituation, die Biographie und die subjektive Zielsetzung des Patienten auf dem Hintergrund von Übertragungs- und Gegenübertragungsgeschehen unter besonderer Erfassung nonverbaler kommunikativer Elemente.

Kernpunkte der Beziehungsdiagnostik sind:
- Erfassen der aktuellen Lebenssituation/Lebenswelt
- Erfassen der Lebens- und Lerngeschichte
- Erfassen der subjektiven Krankheitseinschätzung und Krankheitstheorie
- Zielvorstellung und Zeithorizont des Patienten/der Patientin

Kernpunkte in der Erfassung der Beziehungsdynamik sind:
- Die Art der individuellen Beziehungsaufnahme zu sich selbst und anderen
- Übertragungs- und Gegenübertragungsphänomene
- Körperbeschreibung/Körperselbstbild/Bewusstes und unbewusstes Körpererleben (OPD: „Intentionaler Körper")

Ziele psychotherapeutischer Diagnostik in der KBT sind somit
- Anleitung zur kontrollierten Erfassung der Saluto- und Pathogenese und Identifikation der Merkmale anhand des ICD 10 und ergänzender DSM IV Sichtweisen
- Benennung und erste Einschätzung der Persönlichkeitsstruktur (Kernberg: Form der Persönlichkeitsorganisation; OPD: Strukturniveau und Funktionsniveau) auf dem Hintergrund der Lebens- und Lerngeschichte
- Bezug zu Erklärungsmodellen pathologischer Konfliktkonstellationen und Konfliktverarbeitung und Erstellung theoriegeleiteter focusorientierter Interventionshypothesen unter Beachtung von Konflikt- und Ressourcenorientierung
- Situative Diagnostik als phänomenologisch-hermeneutischem Begegnungsansatz („Prozessuale Diagnostik"/„Von den Phänomenen zur Struktur")

Literatur

Arbeitskreis OPD (2001) Operationalisierte Psychodynamische Diagnostik. Huber, Bern
Bleckwedel J (2000) Menschliche Koordination zwischen Autonomie und Bindung. Psychdrama 18/19, Band 10 (1/2): 91–143
Dilling H, Mombour W, Schmidt M H (1991) Internationale Klassifikation psychischer Störungen (ICD 10). Huber, Bern
Freud A (1987) Das Ich und die Abwehrmechanismen. Fischer, Frankfurt am Main
Hochgerner M, Schwarzmann M (2004) Psychosomatik in der Integrativen Gestalttherapie. In: Hochgerner M et al (Hrsg) Gestalttherapie. Facultas, Wien
Kernberg O (1983) Borderline-Störungen und pathologischer Narzissmus. Suhrkamp, Frankfurt am Main
Kernberg O (1988) Schwere Persönlichkeitsstörungen. Klett-Cotta, Stuttgart
Laireiter A (2000) Diagnostik in der Psychotherapie. Springer, Wien New York
Mentzos S (1982) Neurotische Konfliktverarbeitung. Kindler, München
Mentzos S (1992) Psychose und Konflikt. Vandenhoeck und Ruprecht, Göttingen
Österreichischer Arbeitskreis für Konzentrative Bewegungstherapie (2004) Jahresprogramm 2004, Salzburg
Rudolf G (2004) Strukturbezogene Psychotherapie. Schattauer, Stuttgart

Rudolf G, Grande T, Henningsen P (2002) Die Struktur der Persönlichkeit. Schattauer, Stuttgart

Saß H et al (2003) Diagnostisches und Statistisches Manual Psychischer Störungen – Textrevision (DSM IV – TR). Hogrefe, Göttingen

Schwarzmann M, Hochgerner M (2000) Seinsangst oder mangelnde Selbstgewissheit. Psychotherapie Forum 8 (4): 137–147

Wiesnagrotzki S et al (2004) Begriffsklärungen und Leitlinien zur psychotherapeutischen
Diagnostik. Psychotherapiebeirat am Bundesministerium für Gesundheit und Frauen,
Wien

Personenzentrierte und klientenzentrierte Psychotherapie (PP & KP)

ROBERT HUTTERER

Diskussions- und Entwicklungslinien

Vor ca. 30 Jahren stellte eine deutsche Gesprächspsychotherapeutin in einem Vortrag in Wien fest, dass sie für eine Psychotherapie, die sie mit ihren Patienten in einem psychiatrischen Krankenhaus durchführt, weder eine Diagnose erstelle noch eine brauche. Über Diagnosen, die routinemäßig bei Aufnahme einer Patientin von Ärzten erstellt werde, würde sie sich auch nicht informieren, um sich die therapeutische Offenheit für das Erleben der Patienten zu erhalten.

Diese skeptisch-vorsichtige bis ablehnende Haltung gegenüber Diagnostik war durchaus typisch für die damaligen „Rogerianer". Sie ließ sich leicht aus der Auffassung von Rogers selbst und seinen kritischen Äußerungen gegenüber Diagnosen und Diagnostik im Zusammenhang mit der Durchführung einer Klientenzentrierten Psychotherapie erklären. Rogers setzte sich in seinem 1951 erschienenen Buch differenziert mit dem „Problem der Diagnose" auseinander: Er geht von der Frage aus, ob eine Therapie von einer Diagnose ausgehen muss oder darauf aufbauen soll. Er setzt sich vorerst kritisch mit dem „medizinischen" und „organischen" Modell" auseinander, die den ersten Schritt in der Erstellung einer genauen Diagnose sehen, bevor ein Behandlungsplan erstellt wird. Durch die Anziehungskraft dieser „medizinischen" Sichtweise sei das Ideal entstanden, dass man auch im psychotherapeutischen Bereich mit derselben Genauigkeit Diagnosen erstellen könnte, die eine Beziehung zu den Ursachen herstellt und in der Folge zu eindeutigen und adäquaten Behandlungsmöglichkeiten führt. Rogers sieht dieses Ideal als ungünstig an und erläutert in der Folge den Standpunkt, dass Diagnose in diesem Sinne „für die Psychotherapie überflüssig ist und für den therapeutischen Prozess eher schädlich sein kann" (Rogers 1995, 206). Im therapeutischen

Prozess würden Therapie und Diagnose Hand in Hand gehen: „Zumindest einige Aspekte der Therapie können bereits beginnen, bevor irgendwelche Kenntnisse über das Problem oder seine Ursachen vorliegen." (Rogers 1995) Und weiters: „In einem sehr bedeutungsvollen Sinn ist die Therapie Diagnose, und diese Diagnose ist ein Prozess, der eher in der Erfahrung des Klienten abläuft als im Intellekt des Kliniker." (Rogers 1995, 208)

Da in der Klientenzentrierten Psychotherapie das prozesshafte Erfahren des Klientenerlebens aus dem Bezugsrahmen des Klienten selbst zum Kern dieser Methode gehört, kommt Rogers zu der Auffassung, „daß eine Diagnose der psychischen Eigentümlichkeiten nicht nur unnötig, sondern in mancher Hinsicht auch nachteilig und unklug sein kann" (Rogers 1995, 209).

Auch in seinem 1957 erschienen einflussreichen Werk „The necessary and sufficient conditions of therapeutic personality change" betont er, dass es für die Psychotherapie nicht erforderlich sei, „daß der Therapeut eine genaue psychologische Diagnose besitzt" (Rogers 1997, 182). *Die Ablehnung der Diagnose ist bei Rogers in der Charakteristik und Logik der klientenzentrierten Methodik sachlich begründet: Als Steuerung therapeutischer Handlungen hat eine Diagnose keine Funktion.* Nur in dieser Funktion der therapeutischen Handlungssteuerung wird der Diagnose eine Bedeutung abgesprochen. Es ist keine pauschale Skepsis, denn Rogers weist auch darauf hin, dass diagnostische Instrumente in der Forschung eine wichtige Funktion haben – speziell auch bei der Erforschung der klientenzentrierten Psychotherapie (Rogers 1997).

Rogers nimmt bei der Frage, inwieweit eine Psychotherapie von einer vollständigen Diagnose ausgehen sollte bzw. inwieweit es sinnvoll und hilfreich ist, auf einer derartigen Eingangs-Diagnostik aufzubauen, aus verschiedenen sachlichen Gründen eine exponierte Stellung ein, die sich vom Mainstream der medizinisch dominierten Zugänge kritisch unterschieden hat. Allerdings dürften fast alle Begründer und Pioniere therapeutischer Methoden und „Schulen" eine ähnlich skeptisch-ablehnende Haltung eingenommen haben (vgl. Laireiter 1999). Auch psychotherapeutisch arbeitende Mediziner haben einen „medizinischen Begriff der Diagnose" in seiner Bedeutung für die Psychotherapie deutlich in Frage gestellt (siehe Amtsgutachten von Univ. Prof. Dr. Hans Strotzka und Univ. Doz. Dr. Raoul Schindler).

Schüler von Rogers haben diese Auffassung zur Bedeutung der Diagnostik verschiedentlich bestärkt, wie es etwa in folgender Aussage zum Ausdruck kommt: „... klientenzentrierte Psychotherapie kennt nur eine Behandlung für alle Fälle. Diese Tatsache macht Diagnose vollständig nutzlos. Wenn man keine spezifische Behandlung hat, auf die man sich bezieht, welchen möglichen Zweck könnte eine spezifische Diagnose haben?" (Shlien 2003, 402) Eine ähnliche Aussage stammt von Seeman (2002, 399): „Psychodiagnose ist irrelevant für den inneren Prozess der klientenzentrierten Psychotherapie". Aber: „... es mag Anlässe geben, in denen ein Bezug zur Psychodiagnose Teil unserer ethischen/professionellen Verantwortung darstellt."

Diese Auffassung über die Bedeutung der Diagnose im Zusammenhang mit der Durchführung von klientenzentrierten Psychotherapien, wie sie von Rogers und einigen seiner nächsten Schüler geäußert wurden, war der Ausgangspunkt für eine weitere Auseinandersetzung mit dieser Thematik. Die Diskussion dazu wird bis heute kontroversiell und zum Teil undifferenziert geführt. Andererseits ist jedoch festzustellen, dass in die Diskussion zur Diagnostik in der Klientenzentrierten bzw. Personenzentrierten Psychotherapie sehr viel Bewegung gekommen ist, was zu einem differenzierteren Problembewusstsein geführt hat. Die Entwicklung dieser Diskussion wurde teilweise von außen angestoßen: durch zunehmende Professionalisierung und durch gesetzliche Regelung des Berufs des Psychotherapeuten, durch Eingliederung der Klientenzentrierte Psychotherapie in das Gesundheitswesen und durch Kostenübernahme durch die Krankenversicherungen. Ein wesentlicher Anstoß für eine „bewegtere" Diskussion kam aber auch durch den Umstand, dass die klientenzentrierten Psychotherapie seit ihrer Pionierphase zwischen 1940 und 1960 in Amerika bzw. zwischen 1960 und etwa 1980 im deutschsprachigen Raum in Deutschland ein umfangreicher Erfahrungsschatz durch die Anwendung bei einer Vielfalt von diagnostisch unterscheidbaren Klientengruppen zusammen gekommen ist. Dadurch haben sich die Rahmenbedingungen für eine Diskussion um die Bedeutung der Diagnose entscheidend geändert, jedenfalls sind sie aber deutlich anders als jene Bedingungen, unter denen Rogers seine Methode entwickelt hat. An dieser Stelle sollen einige dieser Entwicklungslinien, Positionen und Argumentationsfiguren im Zusammenhang mit dem Problem der Diagnostik im klientenzentrierten Ansatz nachgezeichnet werden.

Die Berücksichtigung des inneren Bezugsrahmens von Klienten

Um dieses methodische Prinzip konzentriert sich eine Reihe von Kontroversen im Zusammenhang mit der Diagnostik. In der klientenzentrierten Psychotherapie spielt die Subjektivität von Klienten durch den empathischen Nachvollzug des subjektiven Erlebens des Klienten eine wichtige Rolle. Die Zuwendung zum Klienten aus der Perspektive eines „inneren Bezugsrahmens" wird dabei der Betrachtung von einem „äußeren Bezugsrahmen" gegenübergestellt. Jede Bewertung und Kategorisierung von einem äußeren, „fremden" Standpunkt verletzt oder irritiert die Subjektivität des Klienten, macht ihn/sie zum Objekt. Diagnosen und diagnostische Informationen oder Urteile werden dabei gerade als Musterbeispiele für Elemente aus einem äußeren Bezugsrahmen betrachtet. Das Fernhalten jeglicher Irritation der Selbstexploration des Klienten aus einem äußeren Bezugsrahmen ist ein wichtiger Teil der therapeutischen Strategie. Vor allem gibt es unterschiedliche Auffassungen darüber, wie weit dieses Prinzip reicht und anwendbar ist. Bezogen auf die Ebene des therapeutischen Handelns führt es zu einer Diskussion darüber, ob und inwieweit Diagnose und Empathie vereinbar sind, da diagnostisches Einordnen eine andere Bewusstseinshaltung und Einstellung des Therapeuten verlangt als empathische Zuwendung. Manche Praktiker vermeiden es daher, für einen und demselben Klienten Diagnosen zu erstellen und gleichzeitig therapeutisch tätig zu sein. Andere lösen das Problem mit einem bewussten Perspektivenwechsel und gehen auf Seiten des Klienten von einer zumutbaren Umstellungsanforderung aus, die die therapeutische Beziehung nicht permanent behindert. Eine extreme Argumentation vermutet eine Irritation der Subjektivität von Klienten bei jeglicher Form von Diagnostizieren, Einordnen, Einschätzung und Kategorisieren, auch wenn es nur zum Zwecke der Forschung geschieht. Eine derartig extreme Argumentation kann dogmatische und ideologische Züge kaum verbergen. Oft ist damit auch eine Art Befangenheit gegenüber Diagnosen verbunden, eine „Berührungsangst" zum Schutze der Integrität des Klienten und zum Schutze der eigenen Empathiefähigkeit (wie sie etwa in dem anfänglichen Beispiel der deutschen Gesprächspsychotherapeutin anklingt). Das dogmatische an dieser Haltung kommt zum Vorschein, wenn die ablehnende Haltung gegenüber Diagnosen auch auf Prozesseinschätzungen, Beziehungsevaluationen und jegliche Formen distanzierten Reflektierens undifferenziert ausgedehnt wird (was – streng genommen – auch jede Supervision verbieten müsste). Wie diese Diskussion auch immer geführt wird – erfahrungsnah oder dogmatisch beschränkt – die Warnung, die immer mitschwingt, kann man folgendermaßen zusammenfassen: Diagnosen und Diagnostizieren gehen mit einer Qualitätsminderung der therapeutischen Beziehung einher bzw. mit einer Beschränkung des therapeutischen Potentials.

Diagnostische Instrumente für Forschung und Evaluation

Ungeachtet der oben erläuterten, teilweise dogmatisch geführten Diskussion über das Verhältnis von Diagnostik und Berücksichtigung des inneren Bezugsrahmens des Klienten wurden eine Reihe von Instrumenten für Forschung und Evaluation der Klientenzentrierten Psychotherapie entwickelt. Da die Klientenzentrierte Psychotherapie aus der empirischen Erforschung von realen Therapiesituationen entwickelt wurde, war eine diagnostische Problemstellung von Anfang an ein Teil dieser Therapieform. Sowohl zum Zwecke der Prozessforschung, als auch für die Wirksamkeits- und Effektivitätsforschung wurden Kategorien und Konstrukte entwickelt, die über diagnostische Instrumente operationalisiert werden mussten. Es ist bemerkenswert, dass viele dieser Instrumente unmittelbar in der Theorie der Klientenzentrierten Therapie verankert sind. Dadurch konnten therapie- und fachspezifische Erhebungsverfahren entwickelt werden. Einige dieser Verfahren sollen hier beispielhaft genannt werden wie das Regensburger Inkongruenz-Analyse-Inventar (Speierer 1997, Speierer 2002, Speierer et. al 1999), die Skalen zum Erleben von Emotionen (Behr & Becker 2004) oder Instrumente zur Verlaufs- und Erfolgskontrolle personenzentrierter Beratung und Psychotherapie (Tscheulin 2001). Diese Verfahren gehen von zentralen Konstrukten der klientenzentrierten Persönlichkeits- und Therapietheorie aus. Das bedeutet, dass theorienahe und methodenspezifische Instrumente vorliegen, die eine Unterstützung bei der Indikationsstellung und Erfolgsdiagnostik darstellen können.

Unterscheidbare Formen und Funktionen der Diagnostik

Ein weiterer Faktor, der die Rahmenbedingungen für die Diskussion um die Bedeutung der Diagnostik für die Psychotherapie verändert hat, ist von außen an die Psychotherapie herangetragen worden. Genauer: Je mehr die Psychotherapie einen Prozess der Professionalisierung erfahren hat und den Weg der Integration in das Gesundheitswesen gesucht hat, umso deutlicher waren die Anforderungen, die von der Gesellschaft an die Psychotherapie herangetragen wurden. Vor allem im Zusammenhang mit Kostenübernahme der Psychotherapie durch Krankenkassen (Sozialversicherung) war es kaum möglich Gegenforderungen (etwa nach Diagnosestellung, Dokumentation etc.) abzuwehren. Psychotherapeutische Richtungen, die bislang das Problem der Diagnostik rein methodenspezifisch bzw. „eigenwillig" abgehandelt haben, mussten die Fragestellung in einem neuen und weiteren Kontext diskutieren. Das Ergebnis dieser Auseinandersetzung war, dass auch die Klientenzentrierte Psychotherapie deutlicher verschiedene Formen der Diagnostik in der weiteren Diskussion unterschieden hat (Eingangs- und Statusdiagnostik, Verlaufs- und Prozessdiagnostik, Veränderungsdiagnostik und evaluative Diagnostik etc.; vgl. dazu auch Sommer & Sauer 2001). Weiters wurden in der Folge auch verschiedene Funktionen der Diagnostik zur Kenntnis genommen (Variablenerhebung für die Forschung, Unterstützung für die Indikationsstellung, Sprachregelung für kollegialen Austausch, Prozessdokumentation, Evaluation etc.)

Vielfalt der Klientel und differentielle Fragestellung

Ein weiterer Faktor hat mit der Verbreitung und inneren Entwicklung der Klientenzentrierten Psychotherapie zu tun. Carl Rogers hat die klientenzentrierte Therapie (damals nicht-direktive Beratung) auf der Basis von Erfahrungen mit einer spezifischen Klientel gemeinsam mit seinen Studenten und Mitarbeitern entwickelt. Sie haben mit einer relativ homogenen Gruppe von Klienten gearbeitet (neurotische Erwachsene, College-Studenten). Im klinischen Bereich kam es im weiteren Verlauf zu Anwendungen bei verschiedenen Klientengruppen (Schizophrenie, Süchten, Persönlichkeitsstörungen etc.) bzw. auch bei neu identifizierten Störungen. Es sind in diesem Kontext umfangreiche und neue Erfahrungen mit vielfältigen Klientengruppen gebildet worden – Erfahrungen, die die zentrale Grundlage für die weitere Entwicklung des klientenzentrierten Ansatzes, für theoretische Einsichten und Konzeptbildungen sowie für methodische Strategien darstellen. Allein für die Kommunikation und den kollegialen Austausch dieser vielfältigen Erfahrungen musste man auf eine diagnostische Sprache zurückgreifen. Darüber hinaus ist dadurch verstärkt eine differentielle Fragestellung in den Vordergrund gerückt, in der die Bedeutung der Diagnostik neu beleuchtet wird

Diese Entwicklungen und Diskussionslinien sind die Rahmenbedingungen für die weitere Auseinandersetzung mit Diagnose und Diagnostik in der Klientenzentrierten Psychotherapie. Aus der Wechselwirkung dieser Faktoren ergibt sich eine Reihe von weiteren Fragestellungen. So ergibt sich aus der Notwendigkeit der diagnostischen Abklärung zu Dokumentationszwecke, die von außen herangetragen wurde, ein neues Diskussionsmotiv für die Interpretation der methodischen Bedeutung des inneren Bezugsrahmens des Klienten. Weiters sind dokumentierte Erfahrungen für kooperative Formen der Diagnostik in der Therapie erforderlich. Die Diagnostik-Leitlinie für Psychotherapeutinnen und Psychotherapeuten bietet einen günstigen Rahmen für die weitere Erfahrungsbildung und Diskussion

Literatur

Behr M, Becker M (2004) SEE-Skalen zum Erleben von Emotionen. Hogrefe-Verlag, Göttingen

Laireiter A-R (1999) Diagnostik in der Psychotherapie. Perpektiven, Aufgaben und Qualitätskriterien. In: Laireiter A-R (Hrsg) Diagnostik in der Psychotherapie. Springer, Wien New York

Rogers C R (1995) Die klientenzentrierte Gesprächspsychotherapie. (Original 1951: Client-Centered Therapy.) Fischer, Frankfurt/M

Rogers C R (1997) Die notwendigen und hinreichenden Bedingungen therapeutischer Persönlichkeitsveränderung (Original 1957: The necessary and sufficient conditions of therapeutic personality change). Psychotherapie Forum 5 (3): 177–185

Seeman J (2002) Symposium on psychodiagnosis: (ii) A reaction to ‚Psychodiagosis: a person-centered perspective'. In: Cain D J (ed) Classics in the Person-Centered Approach. Ross-on-Wye, PCCS Books, UK

Shlien J (2002) Symposium on psychodiagnosis: (iii) Boy's person-centered perspective on psychodiagnosis: A response. In: Cain D J (ed) Classics in the Person-Centered Approach. Ross-on-Wye, PCCS Books, UK

Speierer G-W (1997) Das Regensburger Inkongruenz-Analyse-Inventar (RIAI). Erste Ergebnisse. Gesprächspsychotherapie und Personzentrierte Beratung 28 (1): 13–21

Speierer G-W (2002) Das differentielle Inkongruenzmodell der Gesprächspsychotherapie. In: Keil W, Stumm G (Hrsg) Die vielen Gesichter der personzentrierten Psychotherapie. Springer, Wien New York

Speierer G-W, Helgert N, Rösner S (1999) Aktuelle Ergebnisse zur Validierung und Normierung des Regensburger Inkongruenzanalyse Inventars (RIAI) (Internet)

Sommer K, Sauer J (2001) Indikation und Diagnostik in der Klientenzentrierten Psychotherapie. In: Frenzel P et al (Hrsg) Klienten-/Personzentrierte Psychotherapie. Konzepte,
Kontexte, Konkretisierungen. Facultas, Wien
Tscheulin Dieter (2001) Würzburger Leitfaden (WLF) zur Verlaufs- und Erfolgskontrolle personenzentrierter Beratung und Psychotherapie. GwG-Verlag, Köln

Psychoanalyse (PA)

AUGUST RUHS

Zur Problematik einer psychotherapeutisch relevanten Diagnostik mit besonderer Berücksichtigung der psychoanalytischen Perspektive

Vorbemerkung

In einem Essay zitiert der Schriftsteller Jorge Luis Borges eine chinesische Enzyklopädie, in der es heißt, dass die Tiere sich wie folgt gruppieren:

a) Tiere, die dem Kaiser gehören, b) einbalsamierte Tiere, c) gezähmte, d) Milchschweine, e) Sirenen, f) Fabeltiere, g) herrenlose Hunde, h) in diese Gruppierung gehörige, i) die sich wie Tolle gebärden, k) die mit einem ganz feinen Pinsel aus Kamelhaar gezeichnet sind, l) und so weiter, m) die den Wasserkrug zerbrochen haben, n) die von weitem wie Fliegen aussehen.

So manches Schema einer der Vergangenheit angehörigen Krankheitsklassifizierung aus der allgemeinen Medizin oder aus der Psychiatrie mag uns ähnlich kurios und befremdlich wie diese Karikatur einer Kategorisierung erscheinen, obwohl es den Menschen in der Zeit seiner Gültigkeit durchaus kohärent und selbstverständlich erschienen sein mag. Gerade in einem Bereich wie dem Psychischen, wo es um jene spezifisch menschlichen Eigenschaften geht, die, an Individualität und Subjektivität gebunden, kontinuierlich verteilt, schwer abgrenzbar, eng miteinander verflochten und außerdem kulturabhängig und historisch sensibel sind, ist jedes Ordnen, Zählen, Messen und Klassifizieren besonders problematisch. Deshalb sind auch diesbezügliche Nosologien, die zumeist mit anderen gleichzeitig bestehenden Ordnungssystemen konkurrieren, relativ kurzlebig, so dass sie stets umgeschrieben, verkürzt oder erweitert werden müssen.

Im Hinblick auf die „Leitlinie für eine psychotherapeutische Diagnostik" ist selbstverständlich allen diesen Faktoren Rechnung zu tragen. Unter den spezifisch für Österreich gültigen gesellschaftlichen, gesundheitspolitischen und gesetzlichen Rahmenbedingungen, unter welchen dieses konkrete Projekt und dessen Durchführung standen, ergaben sich allerdings noch zusätzliche und zum Teil konflikthafte Probleme. Einerseits galt es, die Spezifität der zahlreichen psychotherapeutischen Schulen und Methoden mit ihren jeweils verschiedenen Menschenbildern, Gegenstandsbereichen, Zielvorstellungen und Vorgehensweisen zu berücksichtigen, andererseits sollte aber darüber ein einheitliches diagnostisches Klassifikationssystem errichtet werden, welches letztlich einer nicht real existierenden, gewissermaßen virtuellen allgemeinen bzw. Einheitspsychotherapie entsprechen sollte. Trotz dieser prekären Ausgangslage konnte mit Geduld, grundsätzlichem gegenseitigem Wohlwollen und dem letztlich vorherrschenden Willen zum Konsens ein Kompendium entstehen, in dem ein stets notwendiger größter gemeinsamer Nenner und ein immer erforderliches kleinstes gemeinsames Vielfaches so gefunden werden konnten, dass der Umfang der jeweiligen nicht eingegangenen Reste an Methodenspezifität für ihre Vertreter nicht allzu schmerzhaft war und dass das Nichtberücksichtigte sich einigermaßen gleich auf die verschiedenen Schulen verteilte.

Es wäre in der hier gebotenen Kürze wohl nicht möglich, alle psychoanalytischen Standpunkte, die in dieser „Leitlinie" untergebracht werden konnten, in ihren Bezügen zu den Prämissen und zu den einzelnen Abschnitten darzustellen. Vielmehr soll im Folgenden ein kursorischer Überblick über die Handhabung(en) der Problematik innerhalb der psychoanalytischen Psychotherapie mit ihrem historischen Hintergrund den Leser dazu veranlassen, deren Niederschlag in der „Leitlinie" selbst zu bestimmen und zu bewerten. Grundsätzlich ist jedenfalls zu bemerken, dass ähnlich wie beim Zustandekommen der Ausbildungsrichtlinien des österreichischen Psychotherapiegesetzes (mit den von der Psychoanalyse stammenden Grundbestandteilen von Selbsterfahrung, Theorievermittlung und Supervision) auch hier psychoanalytisch/psychodynamische Prinzipien Entscheidendes zur Herausarbeitung einer vor allem auf der Therapeut-Patienten-Beziehung beruhenden prozessorientierten Diagnostik beigetragen haben. In diesem Sinne werden dann auch Leiden und Störung als primäre pathologische Kategorien betrachtet, die in der Hauptsache auf einem Leiden an der Beziehung zu sich selbst und zu anderen bzw. auf einer Störung in der psychischen Entwicklung in ihren vielfältigen Verflechtungen von psychischen, sozialen und biologischen Dimensionen.

Diagnostik in Medizin, Psychiatrie und Psychoanalyse

In der Organmedizin erfolgt üblicherweise der diagnostische Prozess, der darauf abzielt, eine bestimmte Krankheit zu erkennen und gegen andere abzugrenzen, in drei Teilabschnitten:

a) Deskription eines Krankheitsbildes aufgrund klinischer Observation
b) Zugrundlegung eines anatomisches Substrats
c) Entdeckung des ätiologischen Mechanismus

Ein analoges Vorgehen wurde auch stets von der Psychiatrie in der Anwendung auf Geisteskrankheiten und psychische Störungen versucht. Ein großer Schritt zum Gelingen dieses Projekts war im Verlauf des 19. Jahrhunderts durch die Aufdeckung ätiologischer, pathogenetischer und morphologischer Bedingungen von bislang ungeklärten Krankheiten (Progressive Paralyse, Alzheimersche und Picksche Krankheit, Huntington-Chorea, Epilepsie, usw.) gelungen, so dass sich eine organische Psychiatrie konstituieren konnte, die auf einer Hirnpathologie beruhte. Es wurde jedoch bald erkannt, dass sich eine direkte Korrelation zwischen dem organischen Prozess und der psychiatrischen Symptomatologie nicht herstellen ließ, was zur Notwendigkeit einer komplexeren Theorienbildung Anlass gab, welche einen organisch-dynamischen Gesichtspunkt ins Zentrum rückte. Die organisch-klinischen Abweichungen konnten nun so verstanden werden, dass der Läsionsprozess einerseits zu einer Desorganisation des psychischen Erlebens führt, dass sich aber andererseits dieses entsprechend seiner eigenen Dynamik und zusammen mit den noch intakt verbliebenen psychischen Strukturen neu organisiert.

Damit war die Einführung des Begriffes des psychischen Prozesses beziehungsweise der Unterscheidung von primären und sekundären Symptomen durch Bleuler vor allem im Bereich der Schizophrenie gegeben. Schon die Ersetzung des Begriffes Dementia praecox durch Schizophrenie, ebenso von Bleuler eingebracht, trägt dieser neuen Perspektive Rechnung.

Ein weiterer Schritt in Richtung einer Differenzierung ergab sich durch die Feststellung, dass einerseits ein toxischer Faktor verschiedene psychopathologische Zustände (manische, depressive, paranoide, schizophreniforme) auszulösen imstande ist und dass andererseits ein bestimmter psychopathologischer Zustand Resultat verschiedener pathogener Faktoren sein kann. So kann ein manischer Zustand nicht nur Ausdruck einer manisch-depressiven Krankheit sein, sondern er kann auch durch eine Infektion, eine toxische Ursache oder einen eindeutig psychogenen Faktor wie z. B. eine Trauerreaktion hervorgerufen werden. Dies bedeutete für die Psychiatrie auch den Verzicht auf eine spezifische Korrelation zwischen klinischer und ätiologischer Diagnostik. Zu einer vollständigen diagnostischen Erfassung müssen nach dieser Voraussetzung beide Bereiche berücksichtig werden, was in der Praxis allerdings nicht immer möglich ist.

Durch Sigmund Freud und die Psychoanalyse erfolgte vor allem ein Aufschwung in der Diagnostik der Neurosen, die bis dato eine randständige Rolle im Rahmen der psychiatrischen Krankheitsbilder gespielt hatten. Dabei trat auch eine objektive Diagnostik insofern in den Hintergrund, als sich die Neurosendiagnostik hauptsächlich auf die subjektiven Beschwerden, auf die Gefühle, die Triebkräfte und auf die Verhaltensweisen, die der Patient beschrieb, begründete. Die sich daraus ergebenden Strukturdiagnosen sowohl im psychiatrischen als auch im psychoanalytischen Bereich legten vor allem hysterische, zwanghafte und phobische Strukturen im Lichte von Triebdynamik und Objektbeziehungen frei. In analoger Weise und unter Beachtung einer umweltbetonten Ätiologie wurden dann auch die anderen großen klinischen Einheiten wie die Psychosen und die Perversionen neu betrachtet und beurteilt. Gerade dieses ätiologische Moment führte in den letzten Jahrzehnten zur Schaffung von derzeit vorherrschenden psychiatrischen Klassifikationssystemen, die sich, um möglichst deskriptiv und theoretisch unbeschwert Störungen einteilen zu können, einer psychoanalyselastigen Begrifflichkeit weitgehend entledigt hat.

Vom Standpunkt der Psychoanalyse aus ergibt es sich von selbst, dass vor allem im Bereich der Neurosen und insbesondere bei den Charakterneurosen gegenüber den Symptomneurosen die Übergänge von Normalität und Pathologie als fließend und von jeweils herrschenden kulturellen, soziologischen und politischen Bedingungen abhängig zu betrachten sind. Im Zusammenhang mit den im Vordergrund stehenden subjektiven Kriterien des Patienten gibt dieser Mangel an Objektivierbarkeit unter den Vertretern der Psychoanalyse auch zu permanenten Diskussionen um die Sinnhaftigkeit von Diagnosen Anlass, wobei sich natürlich zeigt, dass diese sich im Umgang mit seelischem Leiden und mit psychischen Störungen sowohl als nützlich als auch als abträglich erweisen können.

Eine Diagnosestellung birgt unter anderem nicht nur die Gefahr, den Patienten durch eine Etikettierung zu entfremden und seine Existenz an einen Begriff zu fixieren, sondern sie führt auch häufig dazu, dass sich der Behandelnde durch eine einmal gestellte Diagnose blockieren kann. In dieser Hinsicht ist es auch wichtig, eine gewisse Hierarchie unter semiologischen Elementen anzuerkennen und ein klinisches Zeichen von einem Symptom und dieses wiederum von einem Syndrom zu unterscheiden. Andererseits ist auch die Unterscheidung zwischen objektiven und subjektiven Zeichen von Bedeutung, wobei sich die Psychiatrie vorwiegend objektiver Zeichen bedient, indem sie das, was gesehen und gehört wird, gleichermaßen in den diagnostischen Prozess eingehen lässt. In der Psychoanalyse hingegen geht es vor allem um subjektive Zeichen, wobei das, was gehört wird, fast allein entscheidend ist. Schließlich ist auch noch zu beachten, dass sich in der klinischen Psychoanalyse die eigentliche Diagnose erst im Laufe bzw. am Schluss der Behandlung herausstellt, so dass sie in gewisser Weise als eine Diagnostik ex iuvantibus zu betrachten ist und woraus sich auch das Junktim von Heilen, Forschen und Diagnostizieren ergibt.

Dieser Grundsatz wurde in den Anfängen der Psychoanalyse sehr streng genommen, weshalb ein Erstinterview im heutigen Sinn kaum durchgeführt, sondern vielmehr durch eine Probebehandlung ersetzt wurde. Es war vor allem die Einschaltung von Versicherungsträgern bzw. der öffentlichen Verwaltung, die eine Diagnosestellung am Beginn der Behandlung zu einem üblichen Vorgehen machte, wobei allerdings auch die Psychoanalyse selbst nach und nach die Wichtigkeit bestimmter diagnostischer Einschätzungen für sich erkannte, um unliebsamen Entwicklungen auf der Couch vorzubeugen.

Durch seine Identität als Psychiater war auch Freud von Anfang an mit entsprechenden diagnostischen Kriterien vertraut. Er unterschied sehr schnell die Abwehrneuropsychosen von den Aktualneurosen, die Psychastenie von der Neurasthenie und die Übertragungsneurosen von den narzisstischen Neurosen. Alle diese Klassifikationen waren aber nun eben nicht mehr deskriptiv, sondern auch funktional bestimmt. Diagnostische Fragen stellten sich immer als Begleiterscheinung der psychoanalytischen Entwicklung, sowohl in praktischer als auch in theoretischer Hinsicht. So ergab sich zum Beispiel in den Anfängen der Lehre für Freud bei den Abwehrneuropsychosen die Notwendigkeit, den darunter liegenden Konflikt zu bearbeiten und ein Wiedererinnern herbeizuführen, während er bei den Aktualneurosen eine Änderung der Lebenspraxis als erforderlich betrachtete. Später wurden zusammen mit der Libidotheorie die Stufen der psychosexuellen Entwicklung als Grundlage für nosologische Kriterien herangezogen. Daraufhin standen wiederum Ich-Funktionen und die Fähigkeiten des Ich zur Abwehr von Regressionstendenzen und von traumatischen Effekten neben der Betonung von sogenannten gesunden Ich-Anteilen in der Beziehung zum Therapeuten im Mittelpunkt. Weitere Kategorien waren dann an Merkmale einer zweifachen Entwicklungsklassifizierung gebunden, die darauf beruhte, ob bei einem Patienten die ödipale Stufe erreicht wurde oder nicht. Prä-genitale bzw. prä-ödipale Störungen waren in dieser Perspektive durch besondere Ich-Defizite und Defizite in intersubjektiven Beziehungen gekennzeichnet, woraus sich die praktische Überlegung ergab, ob hier nicht eine modifizierte Form der Psychoanalyse anzuwenden sei. Daraus entwickelten sich in den nachfolgenden Analytikergenerationen viele Konzeptualisierungen zu den narzisstischen Persönlichkeitsstörungen und zu den Borderline-Persönlichkeits-Organisationen, die trotz Wechsels ihrer Terminologie weiterhin auf ersten Klassifikationsversuchen in Begriffen der psychoanalytischen Entwicklungslehre begründet waren. Diesen zwei Hauptströmen in der psychoanalytischen Diagnostik, welche sich einerseits an Triebschicksalen, an der Libidotheorie und an deren Genese und Reifung orientierte und andererseits die Geschichte der Objektbeziehungen, verbunden mit den Merkmalen der Ich-Integrität in den Vordergrund stellte, hat sich bald eine dritte Strömung beigesellt, die sich an den Begriff des Charakters hält und diesen als eine Kristallisierung oder Verhärtung von Abwehrverhaltensweisen und Triebabfuhrwegen definiert, die zu bestimmten und fixierten Bezügen zu sich selbst und zur Umwelt führen. Sie können bekanntlich ohne Leidensdruck in die Gesamtpersönlichkeit integriert sein (ich-syntone Züge) oder vom Patienten wie eine ihm fremde und unangenehme Eigenschaft erlebt werden (ich-dystone Züge). Auch an dieses Klassifikationskriterium sind verschiedene Techniken wie Widerstandsanalyse, Charakteranalyse, etc. gebunden.

Demgegenüber haben sich, wie bereits angedeutet, auch stets Gegenströmungen gegenüber der Differenzierung und Verbesserung diagnostischer (Ab-)Klärung formiert. So wies etwa der amerikanische Psychoanalytiker Karl Menninger qualitative Klassifikationsversuche insgesamt zurück, weil sie ihm sowohl intellektuell steril als auch sozial gefährlich erschienen. Für ihn galt, dass Klassifizierung immer Etikettierung bedeutet und dass Etikettierung zu Stigmatisierung führt. Unter solchen Prämissen behandle man schließlich nicht mehr eine Person oder ein Subjekt, sondern nur den Vertreter einer Klasse und zwar auf eine stereotype Weise in Begriffen einer Krankheitsentität. Daher gäbe es im Grund genommen nur eine psychische Krankheit, welche sich auf eine Störung im psychischen Gleichgewicht reduzieren lasse. Diese Störung könne verschiedene Schweregrade erreichen, weshalb sich daraus eine quantitative Diagnostik in fünf Graden je nach Gelingen oder Nichtgelingen von intrapsychischen Abwehrmaßnahmen ergäbe. Stehen am einen Ende der Skala Befindlichkeit von geringgradigem Unbehagen und funktionellen körperlichen Störungen, so finden wir am anderen Ende den Zusammenbruch aller Abwehrformationen im Sinne von Psychose und/oder Suizid und Mord.

Bei Beachtung aller erwähnten Kriterien und Kategorien ergibt sich insgesamt und zusammenfassend, dass ein vorwiegend aus der Behandlungspraxis herrührendes psychoanalytisches Denken auch innerhalb von Psychiatrie und Psychotherapie vieles zu einer anfangs rein deskriptiven psychopathologischen Diagnostik beigetragen hat, wenngleich gegenwärtige Strömungen einer vorwiegend biologisch ausgerichteten Psychiatrie sich in einer gewissen Rückschrittlichkeit jeder feineren phänomenologischen Differenzierung zu Gunsten grober Einheiten (wie etwa Depression, Angststörungen und Stress) zunehmend entsagen.

In der Psychoanalyse selbst hat sich vor allem eine psychodynamische Strukturdiagnose durchgesetzt, die ein aktuelles psychogenes Leiden mit seinen individuell-historischen Entstehungsbedingungen verknüpft und Störungen in den narzisstischen und ödipalen Objektbeziehungsstrukturen und in den Entwicklungsphasen der libidinös-aggressiven Triebe heranzieht, um eine klassifikatorische Unterscheidung von Persönlichkeitsmerkmalen in Bezug auf spezifische Symptomatiken und Charakterologien durchzuführen. Eine solche Diagnose kann sich selbstverständlich nicht in einem einzigen Begriff ausreichend darstellen. So wie die psychoanalytische Krankengeschichte seit Freud immer wie eine Novelle zu schreiben und zu lesen ist, so besteht auch die psychoanalytisch relevante Diagnose in einer über ein Wort oder eine Ziffer hinausgehenden Antwort auf die Frage, ob sich ein sinnhafter Zusammenhang zwischen einer bestimmten (seelischen oder körperlichen) Symptomatik, ihrer auslösenden Situation, der Lebensgeschichte ihres Trägers und dessen Persönlichkeits- und Charakterstruktur herstellen lässt. Daraus ergibt sich auch die Möglichkeit einer positiven psychoanalytischen Diagnostik, in welcher die Feststellung einer psychischen Erkrankung nicht nur durch Ausschluss organischer Ursachen erfolgt. In diese Diagnostik einzuschließen ist auch noch die Erarbeitung jener Kriterien, die über die psychoanalytische Behandlungsfähigkeit eines Patienten entscheiden und die sich vor allem an den bekannten Faktoren von Introspektionsfähigkeit, Psychogeneseverständnis, psychischem Leidungsdruck und dem Vorhandensein oder Nichtvorhandensein eines bedeutsamen sekundären Krankheitsgewinnes orientieren.

Psychodrama (PD)

MICHAEL WIESER

Psychodramatherapie

Im Psychodrama werden spezifische Diagnostiken verwendet. Da Diagnostik Erkennen bedeutet, ist es wichtig, wer aus welcher Perspektive interessensbezogen erkennt. Um verschiedene Ausschnitte der Wirklichkeit zu erfassen, ist es eine Eigenheit im Psychodrama sich mehrere Perspektiven anzusehen. Generell handelt es sich eher um eine prozessuale (im Verlauf) und interpersonale Diagnostik. Ein Schwerpunkt bei der Anwendung psychodramatischer Techniken in der diagnostischen Phase liegt in der Erhellung der Interaktionsmuster zwischen der Patientin[1] und den wichtigsten Bezugspersonen seiner Umwelt, sowie der Darstellung verinnerlichter Rollen-(Vor-)Bilder. Traditionell stehen das Gesundwerden, die Bewältigungskompetenz und die Ressourcenaktivierung im Vordergrund („positive labeling"), weniger eine Krankheitslehre. Die Diagnostik ist mehr idiographisch (das Einmalige beschreibend) und prognostisch als normsetzend. Moreno, der Begründer des Psychodramas, formulierte die Kernfragen so: Was ist die Lage? Was hat uns dahin geführt? Was bringt uns wieder heraus? „Erkenntnisinteresse, handelnde Selbstexploration und selbstwirksame Veränderung" (Burmeister 2004b, 388) gehören zusammen.

Rollendiagnostik

Sie wird unterteilt in somato-motorische, emotionale, kognitive und soziale Aspekte. Der Rollenstatus kann funktional, zukunftsgerichtet, bewältigend, klärend, progressiv zu gelingenden Begegnungen führen (Rollenkompetenz),

---

1   Der Patient ist zumeist mitgemeint.

aber auch fragmentiert und dysfunktional sein (Burmeister 2004b). Im Psychodrama wird das Selbst (Persönlichkeit) als Rollencluster verstanden.

Spontaneitätsdiagnostik: Spontaneitäts- und Situationstest

Moreno hat beispielsweise gerne aus dem Stegreif die Rollen Polizist, Mutter
und Wissenschafter darstellen lassen, um zu sehen, wie unterschiedlich die
Patientinnen diese Aufgaben realisieren. Spontaneität und Kreativität gelten
als Kernelement von Gesundheit.

Handlungsdiagnostik

Handlungen dienen als eine Art aktionale Selbstexploration (Burmeister 2004a,
2004b). Daraus ergibt sich ein Bezug zum DSM-IV (Diagnostisches und Statistisches Manual Psychischer Störungen), das in der vierten und fünften Achse
Begriffe wie situative Prägung, Belastung durch psychosoziale Stressoren und
Bewältigung (Handlungs- und Lösungskompetenz) nennt, die im Handlungs-
vollzug gut erfasst werden können (Burmeister, Leutz & Diebels, n. d., 95).

Soziometrie

Diese spezielle Messung zwischenmenschlicher Beziehungen wurde von J.L.
Moreno begründet (Wieser & Ottomeyer 2000). Beziehung ist meist zweisei-
tig gestaltet. Im Psychodrama wird der Begriff Tele verwendet, der im Gegensatz zur Empathie (Einfühlung) „Zweifühlung" meint (Tele-Index). Dies stellt
ab auf eine Inter-Psyche und auf interpersonelles Geschehen wie Beziehungsfähigkeit (-Kompetenz). Hier gibt es Bezüge zu den allgemeinen Verfahren: Inventar zur Erfassung Interpersonaler Probleme (IIP; Horowitz, Strauß & Kordy
1994), SASB (Strukturanalyse Sozialen Verhaltens; Burgmeier-Lohse 1996) und
zum Selbstkonzeptgitter nach Kelly (Orlik, Arend & Schneider-Düker 1982).
Die zu Grunde liegenden Konfliktmodelle sind aber teilweise unterschiedlich.
Eng verknüpft mit dem Psychodrama ist das Soziale Netzwerk Inventar (SNI)
von Treadwell, Leach und Stein (1993). Die Netzwerke sind unterteilt in:
1. *The psychological quadrant:* The smallest number of significant persons,
   pets or objects that affects one's life.
2. *The collective quadrant:* The smallest number of groups one belongs to
   that influence your life.
3. *The individual quadrant:* The smallest number of people from the collective
   quadrant that one develops friendships with.
4. *The ideal dream quadrant:* The smallest number of people „wished for"

that could make one's life „perfect". „Ideal" must be defined cautiously according to the population being measured, and is, therefore, variable (Treadwell, Leach & Stein 1993, 161).

Die Qualität und der Umfang des Beziehungsfeldes werden untersucht (Beziehungs-, interpersoneller Status). Analysiert werden die Anzahl von Wahlen und Ablehnungen (soziometrischer Status; Freeman 2000), der Ausprägungsgrad, die Qualität in bezug auf Nähe und Distanz, die Kohäsion (Zusammenhalt untereinander) und die Konnektierung, das ist die Verbindung zu anderen Netzwerken. Kulenkampff (1991) geht sogar so weit, dass er damit Persönlichkeitsstrukturen testet. Soziometrische Tests werden graphisch im Soziogramm dargestellt und als soziometrische Perzeptionstests erweitert. Wie nimmt die Patientin andere wahr und wie glaubt sie, dass sie von anderen wahrgenommen wird? Dabei kann durch ein kurzes Interview der Patientin in der Rolle der wichtigsten Beziehungsperson die von der Patientin über sich selbst vermutete bzw. erlebte Wahrnehmung ihrer Beziehungsperson anschaulich dargestellt werden. Die Patientin übernimmt dabei handelnd die Rolle der Bezugsperson. Ziel dabei ist eine Einfühlung in die Rolle des Gegenübers zu ermöglichen, wie auch eine neue Identitätserfahrung zu schaffen. Die Kategorien „jemanden wählen" oder „jemanden ablehnen" wurden um die Kategorie „Ambivalenz" ergänzt (Vander May 1975, 132). Buchanan (1984, 158) verändert die Definition zu: Soziometrie ist die Messung, Beobachtung und Intervention der natürlichen Wahl- und Ablehnungsprozesse in Gruppen. Das Verfahren gilt hinsichtlich seiner Durchführung und Auswertung als objektiv und inhaltlich logisch (Eberwein 1997a). Es lässt sich schon mit einfachen Mitteln (Münzen, Knöpfen) das Beziehungsfeld der Patientinnen im Sinne des Sozialen Atoms (Atomos = nicht weiter teilbar) darstellen.

Mit dem Terminus „Soziales Atom" meint Moreno, dass das menschliche Sein als ein mitmenschliches angelegt ist.

Die Menschen unterscheiden sich durch die Größe ihres Interesses und die Aufmerksamkeit, die ihnen geschenkt wird. Das Ergebnis ist ein Netzwerk sozialer Emotionen. Die Anziehungen und Abstoßungen strahlen in alle möglichen Richtungen aus; manchmal treffen sie sich; oft kreuzen sie sich oder fließen aneinander vorbei (Moreno 1967, 160).

Der Kern des sozialen Atoms setzt sich aus Personen zusammen, die für das Subjekt emotional bedeutsam sind. Petzold (1979) hat dies beispielsweise für alte Menschen erarbeitet. Die Struktur des Sozialen Atoms ist nicht direkt beobachtbar, muss daher psychodramatisch erarbeitet werden. Neben der einfachen Darstellung der sozialen Beziehungen bietet das Soziale Atom durch den Einsatz des Rollentausches einen intensiveren Einblick in die Art und Weise der Interaktion der Patientin mit den verschiedenen Beziehungspartnern.

Das Soziale Atom macht sowohl aktuell gelebte als auch gewünschte

soziale Beziehungen deutlich. Lodders lässt in seinem „Test auf Lebenssituation" neben Personen Objekte, Werte und Ideen einzeichnen (Wieser 1991,
147 f). Bei Menschen mit psychischen Störungen zeigt sich, dass die Anzahl
wichtiger Beziehungen nur halb so groß ist. Die strukturelle Besonderheit des
Sozialen Atoms hängt stark zusammen damit, wie unterstützend das Soziale
Atom funktioniert (Engelhardt, Feldkamp & Sader 1989). Die AutorInnen betonen, dass das Soziale Atom nur dann als Diagnoseinstrument verwendet
werden soll, wenn eine Norm als Referenz herangezogen werden kann, die
es erst zu entwickeln gilt. Im Genogramm werden emotionale Verstrickungen
über Generationen hinweg eingezeichnet und bearbeitet. Es geht hier um das
Entdecken versteckter Botschaften und Aufträge (unfinished business).

Ein weiteres Beispiel für psychodramatische Diagnosetechniken ist die Le-
benslinie. Eine Schnur oder eine lange Zeichenpapierrolle wird am Boden des
Raumes aufgelegt und die PatientInnen schreiten wichtige Lebenssituationen
ab, die sie aber nicht nur erzählen, sondern auch in einer Vignette kurz darstellen. Frühe Szenen spielen sich altersgemäß eher am Boden ab. Schönke
(1982) beschreibt wie mit dem Nachstellen von Familienfotos Diagnostik betrieben werden kann. Das ist ähnlich der Lebenden Skulptur (Eberwein 1997b).
Eine andere kreative Art ist der Märchen-Assoziationstest (Krüger 1992), ein
projektives Verfahren, das den zentralen Konflikt einer Person zu Tage fördern kann. Kaspar (1990) klärt im Erstgespräch die Lebenssituation und das
Beziehungsgefüge diagnostisch ab. Unterschiedlich große Münzen können
etwa für wichtige Personen im soziometrischen Perzeptionstest herhalten.
Noch geeigneter ist eine reichhaltige Knopfschachtel. Das „Soziale Atom" in
einem bestimmten Lebensabschnitt lässt sich nach Anzahl, Art und Grad der
Wechselseitigkeit der Beziehungen auswerten und auch szenisch darstellen,
was eine noch größere Validität ergibt. Das „kulturelle Atom" meint die vom
Individuum ausgeübten Rollen sowie der komplementären von den Interak-
tionspartnern ausgeübten Gegenrollen. Auch sie haben eine gewisse Art und
Ausprägung und setzen Handlungszwänge. Das Ergebnis auf die Frage: Was
fehlt im sozialen Atom? kann zur Indikationsstellung verwendet werden.

In der psychiatrischen Rehabilitation (Leeb 1991) versucht das Psychodrama auch die „Diagnostik und Therapie" der Institution. Moreno begreift Institutionen als erstarrte Kulturkonserven, die Psychiatrie muss zu einer therapeutischen Gemeinschaft erst umgewandelt werden. Auf Patientinnenseite sind
soziometrisch gesehen der Kontakt mit Personen in der Lebensgeschichte und
die aktuellen Kontakte zu diagnostizieren und in eine Balance zu bringen. Die
Zusammensetzung von Wohneinheiten kann soziometrisch erfasst und durch
freiere Wahlen verändert werden. Veltin, Krüger, Zumpe und Timpe (1981)
untersuchten die Soziodynamik bei Gruppen Hospitalisierter, die an Schizophrenie leiden. Ernst, Wiertz und Sabel (1980) diagnostizierten das Wahl- und
Wahrnehmungsverhalten von depressiven Patientinnen. Pajek (2005) fand
heraus, dass der quantitative soziometrische Status einer Patientin im stationä-

ren Bereich einen wesentlichen Prädiktor für den Behandlungserfolg darstellt. Eine frühe Erfassung eröffnet Interventionsmöglichkeiten.

Indikation für die Psychodrama-Therapie

Die Indikationsbreite ist praktisch unbegrenzt (Ottomeyer & Wieser 1996, 204). Die Anwendung der psychodramatischen Techniken bringt häufig schon für die Diagnostik spontanes Material hervor, das die Entscheidung für eine Fokussierung der therapeutischen Arbeit auf bestimmte Konfliktbereiche wesentlich voranbringt.

Zusammenschau

Sehr prägnant formuliert Burmeister die psychodramatische Diagnostik:

Die psychodramatische Diagnostik bedient sich der situativen (Symptomszene inklusive Spontaneitätsniveau, Rollenstatus) und kontextuellen (SNI) Einschätzung der Beschwerden.

Zentrale Inhalte der situativen Einschätzung der Beschwerden sind:
- *Genaue Beschreibung der Beschwerden auf der körperlichen, vorstellungs- und verhaltensmäßigen Ebene zusammen mit den unmittelbar vorausgehenden Bedingungen der ihnen folgenden Konsequenzen: Symptomszene*
- *Schilderung des bisherigen Umgangs mit den Beschwerden, beispielsweise in Form eine Probevignette*
- *Schilderung der ursprünglichen Entwicklung der Beschwerden in Form einer Zeitleiste*
- *Analyse des subjektiven Krankheitsmodells („Health-Belief-Model")*
- *Motivation für die Behandlung („intrinsisch" und „extrinsisch"), Angstinhalte in Bezug auf die Behandlung*
- *Symbolische Repräsentanz der Beschwerden und der Behandlung: Hoffnung und Zielvorstellung*
- *Erstellung eines Rollenstatus und einer Rollenanalyse mit progressiven, dysfunktionalen und idealisierenden Anteilen*

Zentrale Inhalte der kontextuellen Einschätzung der Beschwerden sind:
- *Handlungsgestützte Exploration der Lebensgeschichte und der Krankheitsanamnese*
- *Jetziges SNI mit symbolischer Darstellung*
- *Frühere SNI. Wenn indiziert: Untersuchung überdauernder Grundannahmen (Botschaften und Wertvorstellungen, Loyalität und Delegationen).*

(Burmeister 2004b, 394, 395)

Psychodramatische Diagnostik ist ein Assessment der Person, der Situation und der Interaktionen (Kellermann 2004).

Literatur

Buchanan D (1984) Moreno's Social Atom: A Diagnostic and Treatment Tool for Exploring Interpersonal Relationships. The Arts in Psychotherapy 11: 155–164

Burgmeier-Lohse M (1996) Die „Structural Analysis of Social Behaviour" (SASB) als Methode zur Analyse von Gruppenprozessen. In: Strauß B, Eckert, Tschuschke V (Hrsg) Methoden der empirischen Gruppentherapieforschung, Westdeutscher Verlag, Opladen, S 322–332

Burmeister J (2004a) Diagnostik im Psychodrama. In: Fürst J, Ottomeyer K, Pruckner H (Hrsg) Psychodramatherapie. Ein Handbuch, Facultas, Wien, S 81–102

Burmeister J (2004b) Psychodrama in der Psychotherapie. In: Ameln F v, Gerstmann R, Kramer J (Hrsg) Psychodrama, Springer, Berlin, S 375–411

Burmeister J, Leutz G, Diebels E (Hrsg) (n.d.) Psychodramatherapie. Dokumentation zur Anerkennung als wissenschaftlich anerkannte psychotherapeutische Behandlungsmethode. o.O. Deutscher Fachverband für Psychodrama DFP

Eberwein M (1997a) SMT. Soziometrischer Test nach Moreno. PSYNDEXplus database (PSYNDEXplus – Tests, 1945–2004/03, accession number 1831)

Eberwein M (1997b) LS Lebende Skulptur. [On-line]. Abstract from: Silverplatter File: PSYNDEXplus – Tests accession number: 2426)

Ernst M, Wiertz A, Sabel B A (1980) Veränderungen im soziometrischen Wahl- und Wahrnehmungsverhalten in einer Psychodramagruppe psychiatrischer Patienten. Eine Erkundungsstudie. Sozialpsychiatrische Informationen. Psychodrama 20–52

Engelhardt A, Feldkamp F, Sader M (1989) The social atom. An environmental supportive system. International Journal of Small Group Research 5 (1): 47–63

Freeman L C (2000) Visualizing Social Networks [Online]. Verfügbar unter http://www.library.cmu.edu:7850/JoSS/article.html [10.02.]

Horowitz L M, Strauß B, Kordy H (1994) Inventar zur Erfassung Interpersonaler Probleme. Deutsche Version. Beltz Test, Weinheim

Kaspar I (1990) Fokussierendes Psychodrama. Psychodramatische Einzelbehandlung: Behandlungskonzept, Arbeitsweise des Therapeuten mit psychodramatischen und fokussierenden Techniken – Ein Fallbeispiel. PPmP Psychother Psychosom Med Psychol 40: 216–222

Kellermann P F (2004) Diagnosis in Psychodrama? [Internet]. Verfügbar unter http://peterfelix.tripod.com/home/pddiagnosis.htm [21.10.]

Krüger R (1992) Der Märchen-Assoziationstest. Psychodrama 5 (2): 229–238

Kulenkampff M (1991) Das Soziale Netzwerk Inventar – SNI. Psychodrama 4 (2): 173–184

Leeb W (1991) Psychodrama in der psychiatrischen Rehabilitation. In: Vorwerg M, Alberg T (Hrsg) Psychodrama. Johann Ambrosius Barth, Heidelberg, S 101–113

Moreno J L (1967) Die Grundlagen der Soziometrie. Westdeutscher Verlag, Köln

Orlik P, Arend H, Schneider-Düker M (1982) Das Selbstkonzept-Gitter als therapiebegleitendes Diagnostikum. In: Zielke M (Hrsg) Diagnostik in der Psychotherapie. Kohlhammer, Stuttgart, S 203–231

Ottomeyer K, Wieser M, mit einem Beitrag von Jorda C unter Mitwirkung der AusbildungsleiterInnen für Psychodrama im ÖAGG (1996) Dokumentation – Informationspapier über die methodenspezifische Ausrichtung des Psychodramas, Rollenspiels und der Soziometrie. Einleitung Schigutt A Psychodrama. Zeitschrift für Theorie und Praxis 9: 185–222

Pajek Chr (2005) In welchem Ausmaß beeinflusst die soziometrische Position in der therapeutischen Gruppe die subjektive Behandlungseinschätzung der Patienten? Psychotherapie Forum 13 (1): 3–11
Petzold H (1979) Zur Veränderung der sozialen Mikrostruktur im Alter – eine Untersuchung von 40 „sozialen Atomen" alter Menschen. Integrative Therapie 1/2: 51–78
Schönke M (1982) Diagnose des sozialen Lebensraumes im Psychodrama. Gruppendyna-
mik 13 (4): 385–398
Treadwell T W, Leach E, Stein S (1993) The social networks inventory. A Diagnostic Instru-
ment Measuring Interpersonal Relationship. Small Group Research 24 (2): 155–178
Vander May J H (1975) A Perceptual Social Atom Sociogram. Group Psychotherapy & Psy-
chodrama 28: 128–134
Veltin A, Krüger H, Zumpe V, Timpe F H (1981) Soziodynamik bei Gruppen hospitalisierter
Schizophrener. In Krüger H (Hrsg) Die Schizophrenien. Enke, Stuttgart, S 121–136
Wieser M (1991) Beiträge zu einer Ortsbestimmung des Psychodramas in der Psychiatrie.
Psychodrama 4 (1): 145–149
Wieser M, Ottomeyer K (2000) Soziometrie. In: Stumm G, Pritz A (Hrsg) Wörterbuch der
Psychotherapie. Springer, Wien New York, S 656–657
Wieser M (2004) Literatur Soziometrie/Psychodrama Diagnostik [online]. Verfügbar in
https://www2.uni-klu.ac.at/claroline/160321 (Documents/Diagnosis) [2.11.]

Systemische Familientherapie (SF)

GERDA MEHTA

Die Psychodiagnostikleitlinie für Systemische Familientherapeutinnen: Chancen zu einer Integration

„Geschichtlichkeit bezeichnet die Schwierigkeit, Identität im Wandel zu erkennen und die Chance für Veränderung und Vielfalt ... zu sehen."
Hartmut von Hentig

Die Leitlinie macht Diagnostik auch für Systemische Familientherapeutinnen[1] salonfähig

„Man kann mit gutem Grund behaupten, dass zwischen der systemischen Therapie und der Psychodiagnostik eine bisher weitgehend heimlich gelebte Liebschaft besteht", schreibt Kurt Ludewig (2002, 79) und fängt damit die Unsicherheit im Umgang mit Diagnosen ein, die viele Systemische Familientherapeutinnen haben. Denn pragmatisch finden sie Verwendung, theoretisch passen sie nicht zu den systemischen konstruktivistischen Grundhaltungen. Ebenso ist die Forderung – erst Diagnose, dann Therapie – erkenntnistheoretisch für Systemische Familientherapeutinnen unerfüllbar, denn jede Aktion oder auch Nichtaktion ist eigentlich auch eine Intervention und Einladung/ Schaffung zu Möglichkeitsräumen.

Gestellte Diagnosen schaffen Wirklichkeit. Sie sind nicht nur Beschreibun-

---

1   Da die Mehrzahl der Psychotherapeuten weiblich ist, wird in diesem Artikel durchgängig die weibliche Form bevorzugt, wobei die männliche Form so selbstverständlich mitgemeint ist, wie es üblicherweise für die weibliche Form gilt.

gen, sie ziehen auch soziale Konsequenzen nach sich; sie legen Menschen fest. Als Machtinstrumentarium lassen die Zuschreibungen Veränderung vorerst einmal eher stagnieren als dass sie sie fördern, auch wenn dadurch Ansprüche (Kostenübernahme, Zuständigkeiten, Anspruch und Aufträge zur therapeutischen Behandlung) begründbar werden. Im Dialog mit anderen erweisen sie sich allerdings wiederum als nützliche Sprachbilder, die Verstehensprozesse und Austausch und damit auch Hilfsangebote mit wachsamer Vorsicht fördern.

Für die direkte Arbeit mit den Patientinnen scheint „die Diagnostik" ähnlich wie „die Intervention" von einem großen Entwurf zu einem fortlaufenden in Sprache Fassen des Relevanten abgelöst worden zu sein: die Schlussintervention für Familiensitzungen, die von der Mailänder Schule noch geprägt wurde, haben durch Karl Tomms Beiträge über das interventive Interview (1988) in der damals neu gegründeten Zeitschrift System Familie eine allgemein anerkannte Alternative gefunden. Denn ab dann war allgemein von Systemischen Familientherapeutinnen anerkannt, dass jede Frage, Bemerkung und auch nicht gestellte Frage oder Reaktion anderer Art potentiell wichtige Interventionen im psychotherapeutischen Prozess sind. Hingegen wurde die Nutzung der multiplen Betrachtungsweisen, der kleinen Schritte und Anerkennung einer fortlaufenden Diagnostik für unterschiedliche Ziele, Zeitpunkte und Kontexte nicht allgemein konzeptionell reflektiert. Dies ist aber nun mit der vorliegenden *Therapieschulen übergreifenden Psychotherapeutischen Diagnostikleitlinie* geschehen.

Kontextualisierungen der Diagnoseerstellung werden in Zukunft für alle Psychotherapeutinnen Bedeutung erlangen. Denn auf Klassifikationsmotive wird bereits im allgemeinen Teil der Leitlinie hingewiesen: In der Präambel auf die Bedeutung der methodenspezifischen Diagnostik für die Zusammenarbeit mit Vertreterinnen anderer Professionen, wie auch bei der differenziellen Indikation. So ist nun für alle Schulenvertreterinnen zu fragen, welche Bedeutung die Diagnose für die sonst noch Beteiligten hat, für wen die Diagnose wichtig ist, welche Informationen man glaubt, damit zu gewinnen, was die Diagnose wem mitteilen soll, wie sinnvoll und nützlich sie für alle Involvierten sein kann, welche Entwicklungen sie auch behindert, unter welchen Umständen sie auch aufgegeben würde, und was der Patientin aufgrund der Diagnose nicht zugemutet wird oder zugemutet werden kann.

Die zentrale Bedeutung der therapeutischen Beziehung, in die die diagnostischen wie interventiven Elemente eingebettet sind, kommt dem systemischen Verständnis sehr entgegen. Systemische Familientherapeutinnen gehen jedoch einen Schritt weiter, indem sie die Bedeutung der Beziehungen und ihrer Ressourcen, die Hemmnisse und Bindungen der Patientin zu ihren Nächsten ebenso zu einem wichtigen Fokus machen. Denn psychotherapeutische Beziehung bleibt nur Brücke, Hilfsmittel, Übergang, bis andere Beziehungen wieder das ermöglichen bzw. bereitstellen, was notwendig ist.

Nicht Normvorstellungen, sondern die Passung der Patientin in ihrer Um-gebung, im Beziehungsgeflecht mit ihren Nächsten sind Ziel systemischer In-terventionen (unter Einbeziehung der Nächsten in die Passung). Damit ist vor allem der Aspekt der Krisenhaftigkeit in den Leitlinien ein wichtiger, wobei die Erwartungen, Dringlichkeit und Begrenzungen des Umfeldes als wichtige Faktoren ebenso Berücksichtigung finden wie die Stabilität versus Labilität der Patientin. Der Auftrag und Erwartungen der wichtigen anderen der Patientin fließen ebenso in den therapeutischen Prozess ein.

Charakteristika systemischer Diagnostik

Systemischen Familientherapeutinnen wird generell Vielfalt, Experimentier-freudigkeit und Offenheit, auch ihren eigenen Ansichten gegenüber, zugespro-chen. Denn als Konstruktivistinnen glauben sie an eine Vielfalt von Betrach-tungsweisen, die ihre Nützlichkeit erst durch ihre Bewährung erweisen; dies gilt auch für ihre eigenen Erkenntnisse und Instrumentarien. Jede Erkenntnis, Beobachtung, Absicht ist eine Sicht, eine Beschreibung und Orientierung von vielen auch sonst noch möglichen und nützlichen. Diese Vielfalt ist geboten, weil Organismen (Menschen) nach eigenen, inneren Gesetzen, Vernetzungen und Bereitschaften handeln, nicht notwendigerweise nach theoretischen An-nahmen, so besagt das systemisch allgemein anerkannte *Autopoiesekonzept*.

Laut De Shazer (1988, 218) besteht „alles, womit ein Therapeut zu tun hat, in einer Konstruktion davon, wie ein Klient seine Wirklichkeit konstruiert; da-von ausgehend konstruieren beide gemeinsam eine therapeutische Realität." Die Bedeutungen und Zuschreibungen unterliegen Verhandlungen. Die Wor-te wiederum bekommen Bedeutung durch Absichten, Interpretationen und in sozialen Interaktionen, durch ihren Gebrauch und Dialog mit anderen, mit denen sich Menschen in Beziehung begeben, auf die sie sich beziehen. The-rapeutinnen sind als Mitglied des therapeutischen Systems auch beteiligt am Treffen von Unterscheidungen. Sie bemühen sich solche Unterscheidungen einzubringen, die zur Folge haben, dass das Beunruhigende, Störende, das „Symptom", die „Persönlichkeitsaberation" nicht mehr problematisiert wer-den muss oder braucht. Je nach Ideen und Theoriegeleitetheit führen sie neue Unterscheidungen ein, und schaffen „Bühnen" bzw. eine Atmosphäre, die, so wird gehofft, einen Informationsgewinn schaffen, die der Patientin neue Perspektiven eröffnen. So werden nach Cierpka Diagnostiker optimalerweise Mitglied des Systems, um diagnostische Überlegungen aus dem eigenen Füh-len, Denken und Verhalten als Mitglieder des Therapeuten-Familien-Systems ableiten zu können (Cierpka 2000, 218).

Im Prozess des Suchens und Klärens dessen, was und wie es ist, was der Patientin fehlt, was sie plagen mag (und das in unterschiedlicher Dringlichkeit und Unaufschiebbarkeit) und in der Annäherung an das, wohin sie will oder sich erhofft, dass es sich verändern könnte, begeben sich Psychotherapeutin und Patientin auf die Suche nach dem dafür Wirksamen. Im Laufe der letzten 50 Jahre wurden verschiedene Suchinstrumentarien entwickelt. Die unterschiedlichen theoretischen Ansätze und damit auch verbunden unterschiedliche Diagnosesysteme bzw. -Instrumente sind charakteristisch für Richtungen systemischer Schulen geworden.

Zur beschreibenden Diagnostik, die eher Problem erhaltend als auflösend ist, wurden alternative Methoden zur Suche von relevanter Information zur Veränderungsförderung gesucht, die vor allem bei der (diagnostischen) Erhebung von Ziel, Zielorientierung, Motivation und Auftrag auf der einen Seite und dem Problem auflösenden, unterstützenden System auf der anderen Seite gefunden wurden. Ein Problem (in anderen Nomenklaturen als Symptom, Anliegen, Persönlichkeitsstörung, u. a. beschrieben) wird als eine Besorgnis oder Beunruhigung auslösende Schwierigkeit mit irgendetwas oder irgendjemandem, wogegen jemand etwas unternehmen will, verstanden; es ist eine Festlegung, die die Patientin, ihre Nächsten, im Gespräch mit der Psychotherapeutin zur Verdeutlichung ihrer Anliegen trifft (Goolishian, Anderson 1988, 207). Psychotherapeutinnen interessieren sich dann dafür, worüber sich Menschen Sorgen machen, wer sich Sorgen macht, und aus welchen Personen, Gedanken, aber auch Ideen nach Veränderung und Initiativen zur Veränderung sich das um die Sorge herum entstandene System (Netzwerk, das durch das Thema Mitgliedschaft begründet) zusammensetzt. Die Suche nach dem Problem Auflösenden, nach dem, was dabei hilft und helfen könnte, dass das Problemhafte nicht mehr stört, lässt bestimmte Informationen generieren und Dialoge entstehen. Das Achten auf Prozess- und Zielorientierung erlaubt eher Veränderungen anzudenken, zu initiieren, zu implementieren, bereits zu bemerken und in der Folge zu verfestigen, indem die Aufmerksamkeit darauf gelenkt wird. Nach dem Motto: Konstruktionen beschränken und ermöglichen Sichtweisen und Handlungsspielräume, die dann Beachtung und Wirkung finden. Also konzentrieren wir uns auf die dem therapeutischen Ziel nützlichen Aspekte.

Die Kern-Psychodiagnostik Systemischer Familientherapeutinnen sind die *Momente im therapeutischen Prozess, die Veränderungen in sich tragen, und deren (Be)Wirkung(en)*. So sind u. a. Schlüsselwörter, Ausnahmen und die Wunderfrage (die auf die Beschreibung des Zustands nach der gewünschten Veränderung zielt) für den Veränderungsprozess zu wichtigen diagnostischen Hilfsmitteln geworden. Darstellungen im Raum durch Personenaufstellungen, Benützen des Familienbretts oder anderer Materialien, Visualisierungen von Vernetzungen und Zielvorstellungen, wie auch Wegbeschreibungen, Hindernisse, Hürden und Ressourcen auf dem Weg zur Verwirklichung der Ziele haben sich ebenso bewährt. Dabei ist *die Aufgabe, Unterschiede einzuführen, die neue Muster und neue Regeln entstehen und sich bewähren lassen, die das Problemhafte, die Symptome, die Störungen, das Krankheitswertige nicht mehr erzeugen.*

Prozess- und Zielorientierung braucht eine mitunter immer wieder neue Suche nach dem, was für die nächsten Schritte Richtung (Auf)lösung notwendig ist, ein fortlaufendes Kreieren von potentiellen Möglichkeiten zu Handlungserweiterungen und kleinen Wagnissen; es braucht Evaluierungen und neue Erhebungen von dem, was Patientinnen möglich erscheint, was gewagt werden kann, oder sich schon ergeben hat in Richtung Wünschenswertem, in Richtung psychotherapeutischem Ziel. Und es braucht die Prüfung des sicheren Bodens, einer hilfreichen therapeutischen Begleitung, einer Sicherheit vermittelnden psychotherapeutischen Beziehung, damit Hoffnung auf Erfolg und Mut zum Experimentieren mit Neuem wachsen kann.

Der Einsatz diagnostischer Instrumente steht im Zusammenhang mit individuellen Vorlieben, Theoriezugehörigkeit, Erfahrungen und Kreativität von Psychotherapeutinnen. Vorwiegend wird das Mittel der *Sprache, Ausdruck und in Sprache bringen* benützt. „Sprache lebt und entwickelt sich in einem Kräftefeld, worin individuelle Haltsuche und -konstruktion und kollektives Haltangebot einander ständig begegnen, sich ständig wandeln, ständig Konflikte erzeugen und ständig nach Lösungen verlangen." (Stierlin 1994, 15). Die Suche nach „passenden" Worten schärft auch Begrifflichkeiten und Wahrnehmungen. An Schlüsselwörtern lassen sich Veränderungen erahnen und diese verfestigen.

Eine systemische Diagnostik zielt auf die Erkundung und Nutzung von Ressourcen, die es der Patientin ermöglicht haben und weiterhin ermöglichen können bzw. werden, ihr Leben zu meistern. Ludewig spricht in dem Zusammenhang von *Überlebensdiagnostik* (2002, 46).

Auch die Ressourcen der der Patientin Nächsten, ihre wichtigen Bezugspersonen, sind im therapeutisch-diagnostischen Prozess wichtig. Damit beschränkt sich diagnostisches Erfragen und Erheben nicht bloß auf die Patientin und ihre Beziehungsfähigkeiten und Angebote während der Psychotherapie, sondern auch auf die Beziehungschancen und Stressoren in ihrem Alltag. Beziehungsmöglichkeiten, Umwelten und mögliche alternative Umwelten der Patientin werden ebenso in der Psychotherapie Thema.

Warum das Konzept des Symptomträgers, das eine frühe Generation von Familientherapeutinnen vertreten hatte, eines dysfunktionalen Systems (Versuch der Verschiebung von der Störungszuschreibung vom Individuum auf den Kontext und die Interaktionen) nicht mehr haltbar ist, haben Fiegl und Reznicek (2000, 235) erläutert: die Spezifitätshypothese ist widerlegt, die damit indirekt mittransportierten Schuldzuschreibungen sind unakzeptabel, und die angenommene lineare Kausalität ist weitgehend widerlegt. Vielmehr wird der Beachtung der vielfältigen Wechselwirkungen durch die Technik der zirkulären Fragen Rechnung getragen, mit der Informationen für alle Beteiligte neu generiert werden sollen.

Mögliche Überwindung des belasteten systemischen Verhältnis zur Diagnostik

Im April 2003 erschien ein Schwerpunktheft in einer der führenden systemischen Fachzeitschriften, Familiendynamik: Diagnostik in der Familientherapie, in der das Vorwort beginnt mit: „Systemische Therapeuten tun sich schwer mit einem klaren Verhältnis zur Diagnostik." Warum wird diese Sichtweise noch immer weiter tradiert? Ich werde hier kurz ausführen, dass theoretische Überzeugungen dies präjudizieren.

1. Codierung, eine bestimmte Art der Strukturierung – und daran denken Systemische Familientherapeutinnen, wenn sie sich auf Diagnostik im herkömmlichen Sinn beziehen – dient der Generierung von Wissen; sie vereinfacht jedoch den ursprünglichen Sachverhalt und führt zu Verlust von Information, die im Laufe der Therapie hilfreich wäre, präsent zu halten, weil sie Bedeutungsänderungen bemerkbar machen und fördern könnte und damit nachhaltige Veränderungen bewirken könnte. In einer Prozessdiagnostik ist dieses Bedenken weniger zutreffend.

2. Während die Mustererkennung, die Spiele der Familien und paradoxe Interventionen durch die Mailänder Schule in den 80er Jahren berühmt wurden, wurden auch Ansätze bekannt, die sich nur auf die Veränderung konzentrieren, ohne den Status Quo, die Vorgeschichte im Besonderen zu erheben. Denn die Richtung, in die die Veränderung gehen soll, das Ziel, bietet genug Orientierung für die Einschätzung zur Indikation und für Entscheidungen bezüglich des therapeutischen Prozesses. Eine Zieldiagnostik ist mit der neuen Leitlinie nicht im Widerspruch.

3. Die subjektiven Erfahrungen der Patientinnen, das *Ausmaß an von ihnen selbst empfundenen Leiden, ihre Behandlungswilligkeit und -Bedürftigkeit* (aus der Perspektive der Nächsten) bilden die in der Psychotherapie bisher verwendeten Codes nicht ab. Diagnostik als hermeneutischer Entwurf hingegen könnte eine Indikationsstellung und einen Handlungsentwurf für die jeweilige Psychotherapie liefern (Borst 2003, 206). Dieser Aspekt findet sich teilweise in der Dimension Krisenhaftigkeit der Leitlinien.

4. Sobald Kontextfaktoren und der soziale Phänomenbereich in die Diagnostik einbezogen werden, wird es kompliziert, denn das, was zu beobachten ist, und noch mehr, das, was konzeptionell gefasst und gesagt wird, wird aktiv und interaktiv erzeugt. So bleiben auch Diagnosen bloß sinnstiftende Momentaufnahmen. Sie schaffen u. U. auch (neue) Wirklichkeit und es ist dabei zu bedenken, dass Diagnosen das Problem verfestigen, das dann einer Heilung/Veränderung zugeführt werden sollte; pragmatisch unter Umständen ein unnötiger Zwischenschritt, der mehr wissenschaftlichen, dokumentarischen (für Anspruchberechtigungen) Aspekten dient, aber auch psychotherapeutische Implikationen mit sich bringen. Eine Prozessdiagnostik, die sich vorwiegend als Beziehungsdiagnostik versteht, sollte

sich auf Veränderungen fördernd auswirken. Als wichtiger fortlaufender Bestandteil des psychotherapeutischen Prozesses wirkt sie auf diesen Prozess unmittelbar ein.

5. Psychotherapeutische Diagnosen sind relational in ihrem Kern. Diese werden allerdings durch ein vorgegebenes Kategoriensystem einseitig. Einer mehr relationalen Diagnostik könnte z.B. die GARF-Skala im Anhang von DSM-IV (Einschätzungen von den Funktionsfähigkeiten der Beziehungen insgesamt, den Problemlösungen, der Organisation und dem Aufrechterhalten/Verändern der sozialen Gepflogenheiten und des emotionalen Klimas der psychotherapeutischen Aufgabenstellung) mehr entsprechen. Ist mit relational allerdings auch die gemeinschaftliche Erzeugung von Diagnose – im Sinne von unterscheiden und sich konsensuell ein Bild machen gemeint, dann sind wohl ideografische Modelle, Generierungen von Erzählungen mit den Patientinnen, die zum Zwecke der jeweiligen Therapie ausformuliert und während der Therapie kontinuierlich überprüft und weiterentwickelt werden, zu bevorzugen. Eine Beziehung orientierte Prozessdiagnostik macht dies möglich.

6. Ressourcenorientierung basiert üblicherweise weniger auf Pathologie zentrierten Beobachtungen; die Verschiebung des Blickes erzeugt andere Bilder und Kontexte zwischen Patientin und Therapeutin. Krankheitsmodelle der Patientinnen und deren Familien müssten eher aufgeweicht, nicht jedoch völlig oder vorschnell aufgelöst werden. Eher geht es um ein Fallverstehen in der Begegnung, um eine Kokreation von für den psychotherapeutischen Arbeitsprozess hilfreichen Bildern, weil sie mehr Veränderung und Handlungsspielraum in Richtung Therapieziel zulässt als eine wissenschaftliche Einordnung und Zuschreibung, die Kokreation und individuelle Fassungen nicht primär zulässt.

Ein differenziertes Verständnis der psychotherapeutischen Diagnostik, wie sie mit diesem Buch vorliegt, kann viele der hier gelisteten Bedenken gegenüber einer herkömmlichen „Abbildung" in einer Diagnostik entkräften, sodass einer Verwendung der eigenständigen PSYCHOTHERAPEUTISCHEN Diagnostik durch Systemische Familientherapeutinnen in Zukunft wenig im Weg steht.

Anmerkung: Die Autorin dankt Margarete Fehlinger, Elisabeth Frieser, Jutta Fiegl, Harry Merl und Hedwig Wagner für wertvolle Anregungen und Verbesserungen des Textes.

Literatur

Borst U (2003) Diagnostik und Wissen in der psychiatrischen Klinik: Bis wohin nützlich, ab wann hinderlich? Familiendynamik 2/28: 201–218
Cierpka M, Stasch M (2003) Die GARF-Skala. Ein Beobachtungsinstrument zur Einschätzung der Funktionalität von Beziehungssystemen. Familiendynamik 2/28: 176–200

DeShazer S (1988) Therapie als System. Entwurf einer Theorie. In: Reiter, Brunner E, Reiter-Theil S (Hrsg) Von der Familientherapie zur systemischen Perspektive. Springer, Wien New York, S 217–230

Fiegl J, Reznicek E (2000) Diagnostik in der Systemischen Therapie. In: Laireiter A-R (Hrsg) Diagnostik in der Psychotherapie. Springer, WienNewYork, S 235–245

Goolishian H, Anderson H (1988) Menschliche Systeme. Vor welche Probleme sie uns stellen und wie wir mit ihnen arbeiten. In: Reiter, Brunner E, Reiter-Theil S (Hrsg) Von der Familientherapie zur systemischen Perspektive. Springer, Wien New York, S 189–216

Hoffman L (1984) Grundlagen der Familientherapie. ISKO-Press

Ludewig K (2002) Leitmotive systemischer Therapie. Klett Cotta, Stuttgart

Schlippe A v, Schweitzer (1998) Lehrbuch der systemischen Therapie und Beratung. Vandenhoeck&Ruprecht

Simon F, Clement U, Stierlin H (1999) Die Sprache der Familientherapie. Ein Vokabular. Klett-Cotta, Stuttgart

Tomm K (1988) Das systemische Interview als Intervention. System Familie 1: 145–159

Tomm K (1996) Die Fragen des Beobachters. Schritte zu einer Kybernetik zweiter Ordnung in der systemischen Therapie. Carl Auer Verlag, Heidelberg

Weltgesundheitsorganisation (2000) Internationale Klassifikation psychischer Störungen. ICD-10 Kapitel V (F). Klinisch-diagnostische Leitlinien. Huber, Bern

Transaktionsanalytische Psychotherapie (TA)

AMANDA BERGHOLD-STRAKA

Transaktionsanalytische Diagnostik

Die Diagnose in der Transaktionsanalytischen Psychotherapie ist per se eine Prozessdiagnose, eine Interaktionsdiagnose. Diagnostizieren wird nicht als Etikettierung verstanden, sondern als Arbeitshypothese – als eine Art Zwischenbilanz im therapeutischen Prozess. Dieses Vorgehen erlaubt einen lebendigen, flexiblen therapeutischen Prozess, mit Blick auf die Vergangenheit, Gegenwart und Zukunft. Unter Differentialdiagnose wird in der TA die Einordnung einer Störung im Vergleich zu anderen Störungen mit ähnlichen Symptomen gesehen. Die verschiedenen Elemente der Störungen aber auch der Ressourcen werden erhoben und miteinander in Verbindung gesetzt um das Skript der Patienten und auch deren Umfeld und die Entstehungsweise des Skripts zu verstehen.

Diese Vorgangsweise erlaubt auch die Einordnung der gefundenen Symptome in die diagnostischen Kriterien des DMS sowie auch des ICD 10. Gerade dieses multiaxile System des DMS kommt der Art und Weise der TA-typischen Diagnoseform sehr entgegen.

Die fünf verschiedenen Achsen des DMS
I. Klinische Syndrome
II. Entwicklungsstörung und Persönlichkeitsstörungen
III. Körperliche Störungen und Zustände
IV. Schweregrad psychosozialer Belastungsfaktoren
V. Globalbeurteilung
   sind nahezu vollständig in die TA Vorgangsweise zu übersetzen.

TA Diagnosemöglichkeiten

A. Diagnose der Ich-Zustände

Es gibt 3 Typen von Ich-Zuständen: Eltern-Ich (Exteropsyche), Erwachsenen-Ich (Neopsyche), Kind-Ich (Archäopsyche).

„Ein Ich-Zustand ist eine Sammlung von stimmigen und zusammenhängenden Mustern des Seins, Entscheidens, Denkens, Fühlens, Verhaltens, das eine Person als stimmige Einheit erlebt und nach außen hin zeigt." (Summerton, 1999[4])

Für die Diagnostik von psychischen menschlichen Leiden wird die signifikante Qualität der Ich-Zustände herangezogen.

.1. Verhaltensdiagnose (Verhaltensbeobachtung)   Die exekutive Kraft zeigt eigene Muster von organisierten Verhalten. Dies ergibt einen Zusammenhang von Psychologie, Psychophysiologie, Psychopathologie und Neurophysiologie.

Die Verhaltensdiagnose wird aus der Beobachtung gestellt. Therapeut oder Therapeutin verschafft sich aus dem Zusammenspiel von Wortwahl, Stimmlage, Gestik, Mimik in Abgleichung mit dem inneren Bild von Eltern, einem Erwachsenen, einem Kind eine Vorstellung, um welchen Ich-Zustand es sich handelt. Es werden dabei die inneren Vorstellungen mit der Beobachtung und dem Wissen verbunden.

.2. Soziale Diagnose (Beziehungsangebot)   Jeder Mensch ist fähig, seine Verhaltensäußerungen – durch Aktivierung aller Ich-Zustände – der sozialen Situation anzupassen, in der er sich befindet. Dies ergibt einen Bezug zu den sozialen Wissenschaften.

Die soziale Diagnose bezieht sich darauf, welcher Ich-Zustand im Gegenüber angesprochen wird. Diese Diagnose wird im Kontakt gestellt.

.3. Historische Diagnose (lebensgeschichtliche Information)   Der biologische Fluss besagt, daß Reaktionen als Resultat natürlichen Wachstums und vorangegangener Erfahrung veränderbar sind. Das bringt historische Fragen mit sich, mit denen sich die Psychoanalyse beschäftigt.

Die historische Diagnose wird aus der Lebensgeschichte gestellt, sie wird auf Nachfrage deutlich. Z. B. ein Klient wurde von der Mutter angetrieben sich anzustrengen und keinesfalls zu versagen. Er hatte auch schon in der Kindheit Ängste zu versagen. Die Versagensängste und das Sich-anstrengen-Müssen sind im Kind-Ich verankert. Im Eltern-Ich vertritt den Klienten das „anstrengen sollen" als innere Stimme „du sollst dich anstrengen". Die historische Diagnose bezieht sich auf die Inhalte der Ich-Zustände.

.4. Phänomenologische Diagnose (inneres Erleben) Mentalität bezieht sich auf die Art wie Phänomene der Erfahrung vermittelt werden. Damit beschäftigt sich die introspektive Psychologie, und zwar phänomenologisch, strukturell und existentiell.

Phänomenologische Diagnosen werden im Verlauf der Therapie gestellt. Wenn z. B. ein Klient in einer Situation elterlich oder kindhaft wirkt, fragt der Therapeut nach, wie sich der Klient im Moment fühlt und erlebt. Hier fühlt sich der Klient in der Gegenwart so, wie er sich in einer bestimmten Situation in der Kindheit gefühlt hat.

Die komplette Diagnose der Ich-Zustände benötigt alle dieser vier Aspekte. Verhaltensdiagnose und soziale Diagnose beziehen sich auf den externen Prozess, historische und phänomenologische Diagnose auf den internen Prozess.

B. Diagnose von Spielen

Das Wort „Spiel" darf nicht zu Missverständnissen führen. Dieser Begriff impliziert nicht notwendigerweise Vergnügen oder gar Freude.

Unter „Spiele" im Sinne der Transaktionsanalyse werden Kommunikationsformen verstanden, die ohne die Bewusstheit des Erwachsenen-Ichs ablaufen. Deshalb sind diagnostische Fragen, die diesen Persönlichkeitsanteil ansprechen besonders von Interesse. Die Gefahr beim Aufdecken von Spielen besteht im Sich-blamiert-Fühlen oder Beschämt-Sein. Wird das Erwachsenen-Ich angesprochen, ist diese Gefahr nicht gegeben, da jeder sein individuelles Spiel selbst aufdecken kann.

Es gibt viele unterschiedliche Zugänge zur Darstellung von Spielen, hier werden folgende Schwerpunkte gesetzt:

B.1. Verhaltensaspekte In Steven Karpman's (1968) Modell des „Dramadreiecks" werden die sozialen Rollen (äußerlich sichtbar) dargestellt. Die drei charakteristischen Rollen sind

„Opfer" – eine Person die vorgibt,
dass ihr die Kraft zum Problemlösen fehlt,
dass andere sich ändern müssen für ihr Wohlbefinden
dass ihre Bedürftigkeit sie vom Problemlösen abhält,
dass ihre Denkfähigkeit nicht ausreicht.

„Retter" – eine Person, die
sich auf grandiose Art zutraut, anderen zu helfen,
Denken und Problemlösen für andere ungefragt übernimmt,

mehr für andere tut, als sie ihnen mitteilt,
für andere etwas tut, was sie nicht tun mag.

„Verfolger/Ankläger" – eine Person,
die andere herabsetzt, übermäßig kritisiert,
die andere bestrafen will,
unter deren Verhalten andere leiden.

Im Allgemeinen beginnt jemand, der ein Spiel spielt in einer der drei Positionen. Spannung entsteht dadurch, daß diese Rollen öfter gewechselt werden, so dass Verwirrung entsteht, wer nun gerade welche Rolle innehat. Wenn Menschen in einer dieser drei Rollen sind, reagieren sie auf die Vergangenheit, nicht auf das Hier und Jetzt. Sie setzen alte, skriptgebundenen Strategien ein, die sie schon als Kinder beschlossen haben, oder von ihren Eltern übernommen haben.

B.2. Der transaktionale spekt   Transaktional gesehen ist die Doppelbödigkeit bei den Spielen entscheidend. Spiele sind erkennbar, wenn wir die Inkongruenz zwischen dem Inhalt (der aus dem Erwachsenen-Ich stammt), und dem Prozess (Mimik, Gestik, Stimmlage), der aus dem angepassten Kind-Ich oder aus dem Eltern-Ich kommt, aufspüren. Eine solche Aussage könnte lauten: „Ich werde Ihnen den Bericht vorlegen" (ER) mit ängstlichem Gesichtsausdruck (KI).

B.3. Endausgang   Am Ende eines Spiels werden Gefühle erlebt, die in der TA als „Maschengefühle" beschrieben werden. Dies ist eine vertraute Emotion, die in der Kindheit erlernt und gefördert wurde und die in vielen unterschiedlichen Stresssituationen erlebt wird. Deren Ausdruck – als Mittel zur Problemlösung – bedeutet für den Erwachsenen eine Fehlanpassung.

B.4. Die sich wiederholenden Muster   Folgende Fragen dienen dazu die wiederkehrenden Muster von Spielen aufzuspüren:
Was passiert immer wieder?
Wie fängt das Spiel an?
Was passiert dann?
Wie geht das Spiel aus?
Welche Gefühle bleiben beim Beteiligten zurück?

C. Diagnose von passivem Verhalten

Passive Verhaltensweisen sind so definiert, daß sie nicht zur Lösung einer gestellten Aufgabe beitragen. Aus dem Verhalten ergibt sich der Weg zu den inneren Prozessen. Verhaltensprobleme zeigen sich besonders im Befolgen von
inneren Antreibern (Weisungen aus dem Eltern-Ich) den stereotypen Mustern
der Spiele und in passiven Verhaltensweisen.

D. Diagnose der Störungen des Denkens

Die Störungen des Denkens, die hier dargestellt werden, betreffen nicht die
prinzipielle Denkfähigkeit, sondern sie beeinträchtigen diese durch innere
Prozesse, wie redefinieren, abwerten etc. Das heißt, daß jemand Teile von
sich selbst, von anderen oder der Situation verringert.

Schiff (1975) beschreibt Denkstörungen als innere Mechanismen, die zur
Aufrechterhaltung des Bezugsrahmens dienen.
Übergeneralisieren
Überdetaillieren
Eskalation
Verwechslung von Realität und Phantasie

E. Skriptdiagnose

Mit Skript ist das Modell des Lebensplanes gemeint, definiert als „unbewusster Lebensplan des Individuums, der auf Entscheidungen, die in früher Kindheit getroffen wurden, basiert." (Berne 1966)

Erskine und Zalcman entwickelten das Skriptsystem. Die Zusammenhänge
zwischen Maschengefühlen und Maschenverhalten als äußere Manifestation
des Skripts werden mit den inneren unbewussten Skriptstrukturen in Verbindung gebracht.

E.1. Lebensgeschichtlich: *Skriptglaubenssätze* über
- sich selbst
- andere
- die Qualität des Lebens

Darunter liegen
- verdrängte Bedürfnisse
- Grundgefühle

E.2. Verhaltensmäßig: *Skriptverhalten*
- beobachtbares Verhalten

E.2.1. *phänomenologisch:*
- berichtete innere Erfahrungen
- Phantasien

E.3. Beziehungsmäßig: *Verstärkende Erfahrungen*
- gegenwärtige Ereignisse

E.3.1. *phänomenologisch*
- alte emotionale Erinnerungen
- Erinnerungen an die Phantasien als Realität

E.4. Hinweise auf die Wirkung eines Skripts:
- gehäufte Wiederholungen von ähnlichen Konflikten
- stereotype Denkweisen
- Ich-ferne Äußerungen (man erlebt ..., es geschieht mir ...)
- Überbetonung oder Bagatellisierung von problematischen Kindheitserlebnissen
- Starke Abhängigkeit von der Meinung anderer
- Rationalisierungen
- magische Erwartungshaltung (Zeit, Retter, Wunder etc.)
- festhalten an kindlichen Illusionen von eigener oder fremder Bedeutsamkeit (Grandiosität)
- Galgenlachen (Lachen über eigene Leiden)
- Mangel an Alternativen
- starke Verallgemeinerungen (immer, nie, ...)

Als ergänzendes Kriterium für die Diagnose von skriptgebundenen Themen sind Körpersignale, wie Vermeidung von Blickkontakt, Gesten, Skriptsignale wie unregelmäßige flache Atmung, gepresste wenig modulierte Stimme, kindliche oder elterliche Ausdrucksweise, Galgenlachen etc.

F. Diagnose von Anpassungstypen und Funktionsniveaus

Für Diagnose und Therapieplanung ist die Abgrenzung von Konfliktneurosen gegenüber entwicklungspathologisch bedingten oder traumatogenen psychischen Störungen hilfreich.

„Der Anpassungstyp wird durch den Skriptinhalt bestimmt, und die Funktionsebene wird bestimmt von der art der internalisierten Objektbeziehungen" (Divac-Jovanovic und Radokovic 1990).

Die psychoanalytische Sichtweise unterscheidet Störungen, die durch innerpsychische Konflikte ausgelöst werden, von jenen, die auf dem Boden der Entwicklungsstörung entstehen. Die Konfliktstörungen werden in der Transaktionsanalyse in den Konflikten zwischen den Ich-Zuständen oder innerhalb der Ich-Zustände dargestellt. Sie werden im Detail als Skriptinhalt beschrieben. Die Entwicklungsstörungen sind im Energiemodell über die Besetzung der Ich-Zustände und der damit im Zusammenhang stehenden Strukturierung darstellbar.

Literatur

Berne E (2001) Die Transaktionsanalyse in der Psychotherapie. Junfermann, Paderborn
Berne E (1988) Spiele der Erwachsenen.Rowohlt, Hamburg
Stewart I, Joines V (1990) Die Transaktionsanalyse. Herder, Freiburg
Hennig G, Pelz G (1997) Transaktionsanalyse. Herder, Freiburg

Verhaltenstherapie (VT)

ERWIN PARFY

Wie sich VerhaltenstherapeutInnen in der Diagnostik-Leitlinie des BMGF wiederfinden könnten

Zweifelsfrei werden die neu vorliegenden Leitlinien zur Psychotherapeutischen Diagnostik recht kontroversiell von seitens der Verhaltenstherapie aufgenommen werden. Zum einen fühlen sich die VerhaltenstherapeutInnen traditionell der Psychologie und somit auch der klinisch-psychologischen Diagnostik nahe, da der theoretische Kern der Verhaltenstherapie diesem Fach entstammt. Andererseits sind viele verhaltenstherapeutische Behandlungsansätze dezidiert an psychiatrischen Störungsbildern orientiert und somit einer psychiatrischen Diagnostik verpflichtet.

Wozu also eine eigene Psychotherapeutische Diagnostik? Wird da die hehre und akademisch verwurzelte Kunst einer als wissenschaftlich fundiert ausgewiesenen Diagnoseerstellung unterwandert? Ist das ein weiterer Schlag im Zuge der österreichischen Psychotherapiegesetzgebung gegen jene berufsständischen Regeln, die doch sonst in allen anderen europäischen Ländern und erst recht in Übersee als selbstverständlich gelten? Wozu überhaupt das Rad neu erfinden wollen, wo doch bisher alles auch so funktionierte? Wer will uns denn hier wiederum Verpflichtungen auferlegen? Und noch dazu welche?

Jener nervöse Reflex ist mir nur allzu verständlich, da ich ihn selbst verspürte, als ich als Vertreter der Österreichischen Gesellschaft für Verhaltenstherapie im Psychotherapiebeirat dem Forschungsausschuss beitrat, um eben diese fragwürdigen Leitlinien mitgestalten zu können. Bald wurde mir jedoch ersichtlich, dass die bisher daran arbeitenden VertreterInnen der verschiedensten Schulen weniger von rein berufsständischen Motiven bewegt wurden, sondern tatsächlich an einer möglichst zutreffenden Beschreibung von jenen oft unausgesprochenen Regeln interessiert waren, die sie in ihrer täglichen psychotherapeutischen Berufsausübung leiten. Immer wieder verloren wir uns in Details von psychotherapeutischen Prozessverläufen, welche mal den einen und mal den anderen Aspekt stärker ins Licht rücken sollten. Der überaus lange (faktisch mehrjährige) Diskussionsprozess erlaubte schließlich eine Angleichung der verschiedenen Positionen derart, dass – wie ich meine – sich jede psychotherapeutische Schule ohne Schwierigkeiten darin wiederfinden beziehungsweise daran anschließen kann. Die Verhaltenstherapie betreffend möchte ich dies nun im Folgenden genauer argumentieren.

Wesentliche Akzente im Rahmen der Leitlinien wurden insofern gesetzt, als jede Art von präsentierter Symptomatik empfehlenswerterweise vor dem Hintergrund der individuellen Persönlichkeit zu betrachten sei und weiters die spezifische Qualität der psychotherapeutischen Beziehung als diagnostische Quelle ersten Ranges keinesfalls vernachlässigt werden sollte. Diese Schwerpunktsetzungen können nun mühelos in Bezug zu den Entwicklungen der Verhaltenstherapie in den letzten Jahrzehnten gebracht werden – was vor allem jene verwundern könnte, die noch ein veraltetes und zudem überzeichnetes Bild der Verhaltenstherapie als Konditionierungstechnik unter „black-box"-Voraussetzungen mit sich herumtragen.

Tatsächlich rückten schon mit der vielzitierten „Kognitiven Wende" der Verhaltenstherapie jene persönlichkeitsspezifischen inneren Verarbeitungsmuster in den Vordergrund, die zwischen Selbsterleben und Umweltbezug vermitteln (Mahoney 1974; Beck 1976). Die kognitive Therapie erforderte nun eine ausgefeilte „kognitive Diagnostik", welche die Erfassung der individuellen Eigenarten des Denkens zum Gegenstand hat (Merluzzi & Glass 1996). Diese relativ stabilen Persönlichkeitsmerkmale wurden freilich in Relation zur Symptomatik gesehen – z. B. einer depressiven Verstimmung oder generalisierten Ängsten; eine psychotherapiegeleitete Veränderung setzt aber seitdem verstärkt an den inneren Vorgängen an.

Neben der Behandlung von monosymptomatischen Störungen führte die Auseinandersetzung mit komplexeren komorbiden Störungen zu den expliziten Persönlichkeitsstörungen (Fiedler 1994). Die darauf zugeschnittenen verhaltenstherapeutischen Konzepte gingen rasch über den rein kognitiven Ansatzpunkt (Beck & Freeman 1990) hinaus und bezogen emotionale Prozesse (Linehan 1993) vor dem Hintergrund der lebensgeschichtlichen Erfahrungswelt mit ein (Young 1994). Persönlichkeit wurde so in ihren emotionalen, kognitiven und zwischenmenschlichen Dimensionen diagnostisch erfassbar, was ein deutlich erweitertes Verständnis der Vulnerabilität gegenüber einer bestimmten Erkrankung und der Funktionalität einzelner Symptome ermöglichte.

Die Würdigung der therapeutischen Beziehung als Feld der Diagnostik geht wiederum auf den verhaltenstherapeutischen Ansatz der Plananalyse zurück (Caspar 1989). Dabei wurden (und werden) in akribischer Detailarbeit jene von PatientInnen in die Beziehung eingebrachten Aussagen und Verhaltensweisen auf dahinterstehende Pläne und Motive untersucht. Es entstand die dazu bewusst komplementär angelegte therapeutische Beziehungsgestaltung als Strategie, veränderungsrelevante neue Erfahrungen auch innerhalb der Therapiebeziehung gezielt zu ermöglichen und reflektierbar zu machen.

Eine andere Entwicklungslinie lässt sich in der Verknüpfung der Kognitiven Therapie mit der Bindungstheorie von John Bowlby erkennen (Guidano & Liotti 1983). In dieser Tradition wurden nicht nur die lebensgeschichtlichen Erfahrungen im Rahmen von Bindungsbeziehungen als zu bearbeitender Gegenstand herausgestrichen sowie als wesentlicher Faktor für die Ausprägung der persönlichkeitsspezifischen Symptomatik gewichtet (Liotti 1989) - vielmehr konnte das therapeutische Beziehungsangebot selbst analog als jener interaktionelle Raum definiert werden, in dem sich die PatientInnen mit ihren individuellen Strategien im Umgang mit Bindungsbedürfnissen an die TherapeutInnen richten (Liotti 1991). Dies erlaubt weiterführende diagnostische Einsichten und eine darauf abgestimmte Beziehungsgestaltung, die die Qualität einer „sicheren Basis" entstehen lässt als notwendige Vorraussetzung für die gelingende (Selbst-)Exploration der PatientInnen.

Nicht zuletzt sei auch an die zunehmende Bewusstheit für den verhaltenstherapeutischen Prozessverlauf gedacht, welche im Konzept therapeutischer Phasen und der genaueren Beachtung und Gestaltung ihrer Abfolge gipfelt (Kanfer & Schefft 1988). Prozessbegleitende Diagnostik wurde so jenseits der bloßen Erfassung von Behandlungseffizienz zu einem mehrdimensionalen Instrumentarium, das die hohe Komplexität des therapeutischen Erfahrungsraumes aufgreift und auf das weitere Tun der TherapeutInnen obligat zurückwirkt.

Die eben erst ausformulierte Leitlinie den VerhaltenstherapeutInnen nahe legen zu wollen hieße angesichts dieser Entwicklungsgeschichte fast schon Eulen nach Athen zu tragen - genau diese Fragestellungen haben alle Lehrenden und Lernenden (insbesondere hierzulande) in den letzten Jahren und Jahrzehnten ausführlich beschäftigt. Ausbildungsteile, Seminare und Kongresse wurden zusammengestellt und angeboten mit dem Ziel, für diese uns wichtig erscheinenden Bereiche zu sensibilisieren. Wir halten die theoretisch fundierte Auseinandersetzung mit den Themen der Persönlichkeitsentwicklung und der darauf abgestimmten psychotherapeutischen Beziehungsgestaltung für unverzichtbar im Methodenkanon einer modernen Verhaltenstherapie (Parfy, Schuch & Lenz 2003).

Das bisher unerwähnt gebliebene Anliegen, im Rahmen der Leitlinien den Schweregrad der Störung auch diagnostisch zu berücksichtigen, scheint im Vergleich dazu auf einer von schulenspezifischen Theorien und Methoden wesentlich unabhängigeren Ebene angesiedelt. Dies entspricht durchaus der gängigen Praxis verantwortungsvoller Entscheidungsfindung und wird hier in einer Weise explizit gemacht, die die Kommunikation zwischen mehreren Behandlern standardisieren und somit vereinfachen könnte.

Zu hoffen bleibt, dass aus den Leitlinien keine wie auch immer geartete bürokratische Bürde erwächst – schlimme Beispiele gibt es in den Nachbarländern genug, wo der schriftlich ausformulierte Text immer mehr zum Schlüssel wird um über psychotherapeutische Versorgung oder Nicht-Versorgung zu entscheiden. Im Zuge einer immer öfter erfolgenden und immer ausführlicheren Berichterstattung entsteht zwar eine überaus raffinierte Formulierkunst, der Bezug zur oft mühseligeren und umwegreicheren Praxis geht dabei jedoch (wie Gespräche mit den darin involvierten KollegInnen deutlich machen) immer mehr verloren. Anstatt einer solchen den schönen Schein wahrenden Umsetzung würde mir persönlich mehr am Herzen liegen, dass in Aus-, Fort- und Weiterbildung entsprechende Inhalte und Fertigkeiten nachhaltiger vermittelt werden.

Literatur

Beck AT (1976) Cognitive Therapy and the emotional disorders. Internat. Press, New York

Beck AT, Freeman A, Associates (1990) Cognitve Therapy for personality disorders. Guilford Press, New York. Dt.: (1993) Kognitive Therapie der Persönlichkeitsstörungen. Psychologie-Verlags-Union PVU, Weinheim

Caspar F (1989) Beziehungen und Probleme verstehen. Eine Einführung in die psychotherapeutische Plananalyse (1996: 2., überarbeitete Auflage). Huber, Bern

Fiedler P (1994) Persönlichkeitsstörungen. Beltz, Psychologie-Verlags-Union, Weinheim

Guidano V F, Liotti G (1983) Cognitive processes and emotional disorders. Guilford Press, New York

Kanfer F H, Schefft B K (1988) Guiding the process of therapeutic change. Research Press, Champaign, IL:

Linehan M M (1993) Cognitive Behavioral Treatment of Borderline Personality Disorder. Guilford Press, New York. Dt.: (1996) Dialektisch Behaviorale Therapie der Borderline-Persönlichkeitsstörung. CIP-Medien, München

Linehan M M (1993) Skills Training Manual for Treating Borderline Personality Disorder. Guilford Press, New York. Dt.: (1996) Dialektisch Behaviorale Therapie der Borderline-Persönlichkeitsstörung, Trainingsmanual zur. CIP-Medien, München

Liotti G (1989) Attachment and cognition. In: Perris C, Blackburn I, Perris H (eds) The theory and practice of cognitive psychotherapy. Springer, Berlin Heidelberg New York Tokyo, pp 96–112

Liotti G (1991) Patterns of attachment and the assessment of interpersonal schemata: Understanding and changing difficult patient-therapist relationships in cognitive psychotherapy. Journal of Cognitive Psychotherapy 5: 105–114

Mahoney M J (1974) Cognition and behavior modification. MA: Ballinger, Cambridge. Dt.: (1977) Kognitive Verhaltenstherapie. Pfeiffer, München

Merluzzi T V, Glass C R (1996) Kognitive Diagnosemethoden. In: Margraf J (Hrsg) Lehrbuch der Verhaltenstherapie. Springer, Berlin Heidelberg New York Tokyo, S 201–216

Parfy E, Schuch B, Lenz G (2003) Verhaltenstherapie. Moderne Ansätze für Theorie und Praxis. UTB-Facultas, Wien

Young J E (1994) Cognitive Therapy for personality disorders: a schema-focused approach. Professional Resource Press, USA

Diagnostik in verschiedenen Professionen

Diagnostik in Medizin, Psychiatrie und Psychosomatik

STEFAN WIESNAGROTZKI

Der Begriff Diagnose leitet sich aus dem Griechischen ab und bedeutete ursprünglich Entscheidung. Heute bedeutet Diagnose die Summe der Erkenntnisse, die Zuordnung zu einem bestimmten Krankheitsbild in unseren nosologischen Systemen. Es ist dies die methodische Erforschung von Merkmalen (Symptomen) einer Person, um diese mit den bekannten Begriffen der Medizin, Psychiatrie, Psychosomatik zu erfassen.

Diagnose ist also eine Entscheidung zwischen mehreren Interpretationsmodellen für Vorgänge, die primär nicht unmittelbar dem Verstand zugänglich sind und zu Konstrukten führen, die wir mit Störung oder Krankheit bezeichnen. Diagnose dient also dazu, Störungen zu erkennen („zu objektivieren"), um auf dieser Basis Behandlungen beginnen zu können.

Am häufigsten werden in der Medizin krankheitsbezogene Diagnosen verwendet, obwohl Balint schon 1957 die Forderung nach einer umfassenden Diagnose (overall diagnosis) aufstellte. Er meinte damit die Integration von klinischen, individuellen und in der Beziehung Arzt–Patient sich konstellierender Diagnose.

Um eine Diagnose stellen zu können, muss eine Kenntnis vom Normverhalten des Körpers und der Psyche vorliegen, um Abweichungen von diesen Normen erkennen zu können. Erst aus dieser Kenntnis heraus kann es zu einer Synthese der Symptome kommen, um diese bestimmten Störungsbildern zuzuordnen.

Darüber hinaus dienen Diagnosen auch als Medium der Kommunikation. Dadurch wird die Interaktion zwischen Arzt und Patient reguliert. Symptome bekommen einen Namen, das zunächst Unheimliche, nicht Begreifbare wird ihnen genommen, und sie werden damit auf eine Ebene gebracht, die das Rollenverhalten des Arztes und des Patienten bestimmen.

Der diagnostische Prozess beginnt aber zuerst im Betroffenen selbst. Dieser stellt Abweichungen fest, nimmt Gruppierungen vor und ordnet seine Symptome zu oder nicht. So können subjektive Krankheitstheorien entstehen, die das Erkennen einer Krankheit für den Arzt mitunter schwierig gestalten. Der Patient intensiviert eine Interaktion mit sich selbst, welche dann die Interaktion mit dem Arzt aufklärend oder störend beeinflussen kann.

Damit ist die heutige Medizin allzu sehr versucht, alle diese „störenden" Elemente beiseite zu lassen, um zu einer eindeutigen sogenannten „objektiven" Diagnose zu kommen. Diese mechanistisch-kausale Ursachenforschung hat der Medizin große Fortschritte und Erfolge gebracht. Je mehr „Störungen" aber diese Ursachenforschung beeinflussen, desto größer kann das Dilemma für die Medizin werden.

Erstellen einer Diagnose
Anamnese ist das Erinnern oder Zurückgehen in die Geschichte der Symptome. In der Medizin, Psychiatrie, Psychosomatik beginnt in den meisten Fällen die Untersuchung mit einem persönlichen Gespräch. Die heutige Medizin fokussiert in diesem Gespräch die Symptomatik und versucht ätiologisch, das heißt gemäß der Lehre von Krankheitsursachen vorzugehen. Diese Ätiologie führt zu einem Behandlungsplan. Dieser soll mit der Behebung der Krankheitsursachen auch die Symptome beseitigen. Nach der Anamneseerhebung erfolgt sodann eine physikalische Untersuchung und die Erhebung von Befunden, welche die Vermutungsdiagnose unterstützen sollen. Führt diese nicht zu dem erwünschten Ergebnis, wird mit weiteren Methoden versucht, die Ursachen für die Symptome zu finden.

Die psychiatrische Diagnose basiert auf 3 Säulen:
1) die Anamneseerhebung
2) die standardisierte Beobachtung
3) das Einholen von Hilfsbefunden

Im Gespräch mit dem Patienten wird die Anamnese erhoben, welche aus Krankheitsanamnese, Familienanamnese, Entwicklung von Beziehungen in der Ursprungsfamilie und späteren Beziehungen, der Entwicklung der Sexualität und dem sozialen Umfeld besteht.

Auch hier kann sich je nach Ausbildung des Arztes entweder eine eher mechanistische, eine sozialpsychiatrische oder eine psychodynamische Auffassung angewendet werden. Allen gemeinsam ist jedoch, zu einer diagnostischen Einschätzung zu kommen. Die Beobachtung des Patienten schlägt sich analog zum internen, dermatologischen etc. Status im psychophatologischen Status nieder. Die Hilfsbefunde körperlicher und/oder testpsychologischer Natur führen zum Ausschluss einer eventuell zugrunde liegenden körperlichen Krankheit oder zur Erweiterung der diagnostischen Einschätzung.

Alle diese Feststellungen sollten durch sachgemäßes Befragen, auch der Umgebung (Außenanamnese) zu einem Bilde des Patienten führen, welches nicht nur die Störung, sondern auch die Persönlichkeit beinhaltet.

In der medizinischen und psychiatrischen Diagnostik ist die Objektivität von hohem Stellenwert. Fehldiagnosen entstehen durch eine zu einseitige Untersuchungsmethodik, die zum Übersehen und zu Fehlinterpretationen von Symptomen führt. Die Erweiterung der Untersuchungsmethodik mit psychotherapeutischen Methoden kann, insbesondere mit der diagnostischen Dimension der psychotherapeutischen Beziehung, die Gefahr einer Fehldiagnose verringern und die Forderung Michael Balints annähernd erfüllen.

Diese Ergänzung, wobei der Psychotherapeut sich intensiv auf die Beziehung mit dem Patienten einlässt, erweitert auch in zunehmendem Maß die Interaktion des Patienten mit dem Arzt im Sinne einer Qualitätsverbesserung der Behandlung.

Zusammenfassung

Diagnose ist das methodische Erforschen von Symptomen, um diese in bekannte Begriffe erfassen zu können. Diagnose dient dazu, dass Störungen erkannt werden, damit auf Grund dieser Erkenntnis die wirkungsvollsten Behandlungen eingesetzt werden können.

In der Medizin ist der Arzt eher in der Rolle des Handelnden gedrängt um hilfreich zu sein.

Treten jedoch Interaktionsprobleme zwischen Arzt und Patienten auf, stößt diese Rolle an Grenzen, die mit Hilfe der Psychotherapie erweitert werden können.

Psychotherapeutische Diagnostik in der Forensik

Nach einer kurzen Einführung in den Arbeitskontext Forensische Psychiatrie sollen in diesem Beitrag die spezifischen Anforderungen an psychotherapeutische Diagnostik in der forensischen Psychiatrie dargestellt werden. Die drei Dimensionen der diagnostischen Leitlinien werden hinsichtlich ihrer Anwendung bei geistig abnormen Rechtsbrechern spezifiziert. Einen weiteren Schwerpunkt bildet die Grenzziehung zu psychiatrischer Diagnostik.

Forensische Psychiatrie – Maßnahmenvollzug

In den Maßnahmenvollzug wird eingewiesen, wer „unter dem Einfluss einer geistigen oder seelischen Abartigkeit höheren Grades" ein Delikt begangen hat, das mit einer ein Jahr übersteigenden Freiheitsstrafe bedroht ist, wenn zu befürchten ist, dass „unter dem Einfluss dieser Abartigkeit eine weitere strafbare Handlung mit schweren Folgen" begangen werden könnte.

Sowohl bei der Entscheidung über die Einweisung in den Maßnahmenvollzug als auch bei der Entscheidung über eine mögliche Entlassung werden von den zuständigen Richtern Sachverständigengutachten eingeholt. Bei der Einweisung betrifft die Fragestellung an den Gutachter nicht nur die Fähigkeit des Untersuchten, das Unrecht der Tat einzusehen (Diskretionsfähigkeit) und/oder nach dieser Einsicht zu handeln (Dispositionsfähigkeit), sondern auch die Gefährlichkeitsprognose. Nur wenn zu befürchten ist, dass der Untersuchte „unter dem Einfluss dieser Abartigkeit" eine weitere strafbare Handlung mit schweren Folgen begehen könnte, erfolgt die Einweisung in den Maßnahmenvollzug. Der Kausalität der geistigen oder seelischen Abartigkeit für die Anlasstat kommt dabei eine besondere Bedeutung zu.

Im Entlassungsverfahren kommt dem Sachverständigengutachter die Aufgabe zu, aus der Sicht seines Fachgebietes den „Abbau der spezifischen Gefährlichkeit" zu beurteilen. In vielen Fällen geht es dabei um die Beurteilung eines (häufig psychotherapeutischen) Behandlungsfortschrittes.

Obwohl das die Einbeziehung psychotherapeutischer Gutachter für die Gefährlichkeitsprognose im Entlassungsverfahren nahelegen würde, soll es in diesem Beitrag nicht vorrangig um gutachterliche Tätigkeit gehen, da auf dieses Thema mit allen Implikationen andernorts eingegangen wurde (vgl. Wagner 2002). Schwerpunkt dieses Beitrages soll die psychotherapeutische Diagnostik im Rahmen der Behandlungs- und Vollzugsplanung sein.

1. Nutzung der diagnostischen Leitlinien zur Behandlungsplanung

Psychotherapie im Maßnahmenvollzug ist keine Privatvereinbarung zwischen Therapeutin und Klient. Das entscheidende Kriterium, auf das ich in dieser Argumentation abziele, ist nicht die institutionelle Einbettung sondern der „gesetzliche Behandlungsauftrag" und die „öffentliche Erfolgskontrolle". Auch im Regelvollzug (Standard-Strafvollzug) findet vereinzelt Psychotherapie statt. Damit ein Insasse in den Genuß von Psychotherapie kommt, bedarf es aber eines beträchtlichen Ausmaßes an Eigeninitiative. Die Behandlung findet grundsätzlich freiwillig statt und hat keinen Einfluß auf das Vollzugsgeschehen, vor allem nicht auf den Zeitpunkt der Entlassung. Anders im Maßnahmenvollzug, wo die Unterbringung den „Zustand der Untergebrachten soweit bessern soll, daß von ihnen die Begehung mit Strafe bedrohter Handlungen nicht mehr zu erwarten ist" (§ 164 StVG) und die dafür „nach den Grundsätzen und anerkannten Methoden der Psychiatrie, Psychologie und Pädagogik behandelt werden, bzw. ärztlich, insbesondere psychotherapeutisch, psychohygienisch und pädagogisch betreut werden (§ 166 StVG). Unabhängig von den Wünschen und Zielvorstellungen des Untergebrachten soll die Behandlung also dazu dienen, „Gefährlichkeit abzubauen". Daß die Behandlung von der öffentlichen Hand eingerichtet wird, um die schutzwürdigen Interessen Dritter (bzw. der Gesellschaft im allgemeinen) zu wahren, ist bei der Behandlungsplanung neben den subjektiven Leidenszuständen des Betroffenen unbedingt zu berücksichtigen.

Die drei in den Leitlinien angeführten Dimensionen psychotherapeutischer Diagnostik sollten daher wie folgt spezifiziert werden:

Symptomatik in Relation zur Persönlichkeit

Voraussetzung für die Einweisung in den Maßnahmenvollzug ist, daß „unter dem Einfluss einer geistigen oder seelischen Abartigkeit höheren Grades" ein Delikt begangen wurde. Der Zusammenhang zwischen einer „geistigen oder seelischen Abartigkeit höheren Grades" und einem Delikt ist in manchen Fällen stringent und auch für den Laien leicht nachvollziehbar: Wenn ein Patient mit einer paranoiden Psychose seinen vermeintlichen Verfolger attackiert, kann das Delikt tatsächlich als „Symptom" einer psychiatrischen Störung verstanden werden. Bei den meisten Patienten im Maßnahmenvollzug, vor allem denen mit der Hauptdiagnose Persönlichkeitsstörung, ist der Zusammenhang komplexer und nur vor dem Hintergrund einer differenzierten Persönlichkeitsdiagnostik darzustellen. Nicht nur das subjektive Leid, die Defizite im Erleben und Verhalten, die möglichen Deformationen in den Beziehungsmustern, sondern auch die Implikationen dieser Phänomene für früheres oder künftiges gewalttätiges Verhalten müssen im Zuge der psychotherapeutischen Behandlung immer wieder thematisiert und kritisch reflektiert werden.

Jenseits dieser Deliktfokussierung muß aber auch in der psychotherapeutischen Arbeit mit forensischen Patienten die für psychotherapeutische Diagnostik typische „Gebundenheit an die Subjektivität von Erleben und Leiden" Platz haben. Gerade forensische Patienten erleben in der psychotherapeutischen Behandlung häufig erstmals, daß sich jemand ernsthaft und nachhaltig für ihr subjektives Erleben interessiert; oftmals ist dies die erste Gelegenheit zur Selbstthematisierung. Dieses wertschätzende Interesse ist ein unverzichtbarer Bestandteil in jeder psychotherapeutischen Behandlung, muß aber in der Arbeit mit Tätern immer wieder einer Außenperspektive gegenübergestellt werden, um sicherzustellen, daß durch die therapeutische Arbeit Verantwortungsübernahme und nicht Verleugnungstendenzen gefördert werden.

Psychotherapeutische Beziehung

Zwei Faktoren erschweren in der Forensischen Psychiatrie den Aufbau einer vertrauensvollen therapeutischen Beziehung: Zum einen der Kontext der totalen Institution, der Mißtrauen und Abwehr hervorruft, zum anderen die in den meisten Fällen ausgeprägte Persönlichkeitspathologie der zu Behandelnden. Von Coid (1992) wurden bei einer Untersuchung inhaftierter Gewalttäter durchschnittlich 3,6 Persönlichkeitsstörungen nach DSM III pro Person gefunden. Dies stellt zum einen die Nützlichkeit gängiger Diagnosemodelle für Persönlichkeitsstörungen in diesem Bereich in Frage (worauf ich später noch eingehen werde), zum anderen gibt es aber einen Hinweis, mit welch auffälligen und pathologischen Persönlichkeitsstrukturen man in diesem Kontext konfrontiert ist.

Für die Behandlungsplanung, wie auch für prognostische Überlegungen ist neben der Diagnose der einzelnen Persönlichkeitsstörungen nach ICD oder DSM, wo jeweils das Komorbiditätsprinzip vorherrscht, auch eine Einschätzung des Schweregrads der Persönlichkeitsstörung unerläßlich. In diesem Zusammenhang haben sich Überlegungen zum Strukturniveau und dem Reifegrad der Abwehrmechanismen besonders bewährt, weil sie bis zu einem gewissen Grad auf Beziehungsfähigkeit und damit auf die psychotherapeutische Behandelbarkeit schließen lassen (vgl. Kernberg 1992).

Im Unterschied zur psychiatrischen Diagnostik, die kaum begriffliches Inventar zur Beschreibung von Beziehungsstilen und Interaktionsmustern zur Verfügung stellt und damit in diesem Bereich über eine geringe „Tiefenschärfe" verfügt, sind Einschätzungen der Dimension „Beziehung" eine Kernkompetenz erfahrener PsychotherapeutInnen. Dank ihrer theoretischen Konzepte und der Schulung einer differenzierten Wahrnehmung von Beziehungserfahrungen sind psychotherapeutisch geschulte Diagnostiker meist in der Lage, vorherrschende Beziehungsmuster und pathologische Beziehungsangebote zu erfassen. Für die Behandlung ist es darüber hinaus nötig, letztere in angemessener Form zu thematisieren und damit ins Bewußtsein der Klienten zu bringen.

Die durch den Zwangskontext Forensik am häufigsten verursachten Schwierigkeiten in der Behandlung bestehen ja nicht darin, daß die Betroffenen Psychotherapie verweigern, sondern darin, daß sie die Behandlung korrumpieren, indem sie sie für etwas anderes nützen als sie gedacht ist: die Therapeutin als Klagemauer, der Therapeut als Komplize gegenüber dem als unmenschlich erlebten Vollzugssystem, die Idealisierung der TherapeutInnen als „nur gut", voller Verständnis und Einfühlung. Hier bedarf es einer großen Wachsamkeit der Therapeutin, entsprechende Tendenzen wahrzunehmen. Die therapeutische Beziehung muß auch eine wohldosierte Konfrontation mit problematischen Persönlichkeitsanteilen sowie die aktiv vertretene Anforderung, sich mit dem eigenen Gewaltpotential auseinanderzusetzen, beinhalten.

Krisenhaftigkeit

Eine verläßliche Einschätzung für sich entwickelnde Krisen ist, wie wohl kaum begründet werden muß, in der Arbeit mit geistig abnormen Rechtsbrechern von eminenter Bedeutung. Da in den Maßnahmenvollzug fast ausschließlich Gewalttäter eingewiesen werden, ist im Zuge der Behandlung auch an gewalttätige Übergriffe auf die Therapeutin zu denken. Vor allem wenn die Krise zu einer Belastung der therapeutischen Beziehung führt, wenn es zu einer Entwertung oder paranoiden Verarbeitung kommt, sollte eine Unterbrechung der Therapie und eine „Krisenbewältigung" mit einem anderen Therapeuten erwogen werden, statt blind auf die Tragfähigkeit der Beziehung zur Therapeutin zu setzen. Die Ermordung einer Therapeutin in der Justizanstalt Göllersdorf war die tragische Folge einer Fehleinschätzung dessen, was die Einbeziehung der Therapeutin in einer massiven Krisensituation bringen kann (vgl. dazu ausführlicher Wagner 1998).

Bei der therapeutischen Arbeit mit Gewalttätern muß die diagnostische Einschätzung der Krisenhaftigkeit um eine kritische Einschätzung des Gefahrenpotentials ergänzt werden. Während im ambulanten und im klinisch-stationären Bereich bei auftretenden Krisen fast automatisch eine Intensivierung der psychotherapeutischen Behandlung angeboten wird, hat sich im forensischen Kontext ein modifiziertes Vorgehen bewährt. Da die Einschätzung des Therapeuten gerade in krisenhaften Situationen durch Gegenübertragungsphänomene oder eine überschießende Tendenz, Verantwortung zu übernehmen, fehlgeleitet werden kann, sollten bei Krisen routinemäßig „außenstehende" Fachkräfte beigezogen werden. In der Forensischen Nachbetreuungsambulanz und der Justizanstalt Mittersteig war das zumeist der psychiatrische Leiter, der bei krisenhaften Verläufen nach Rücksprache mit dem behandelnden Therapeuten und nach ausführlicher Exploration des Betroffenen über die Fortführung oder Aussetzung der Therapie entschied. Diese Intervention dient zum einen dem Schutz des beteiligten Therapeuten, hat zum anderen aber auch therapeutischen Wert: Dem Insassen wird spätestens an dieser Stelle klar, daß man ihm eine Gewalttat zutraut, was die Auseinandersetzung mit diesem Thema mittelfristig fördert.

2. Abgrenzung: Psychiatrisches oder psychotherapeutisches Gutachten?

Wer mit geistig abnormen Rechtsbrechern psychotherapeutisch arbeitet, sollte in jeweils schulenspezifischer Art die Behandlung planen, reflektieren und alle qualitätssichernden Maßnahmen wie Supervision, Eingangs- und Prozeßdiagnostik, einbeziehen, was vor allem bei der Behandlung von Personen, die ein schweres Gewaltdelikt begangen haben, unerläßlich ist. Abgesehen von der Notwendigkeit, die Gefährlichkeit des Behandelten in die Behandlungsplanung miteinzubeziehen, folgt aber die mit der Behandlung assoziierten Diagnostik den gleichen Regeln wie in jedem anderen Bereich. Jenseits der im Zuge der psychotherapeutischen Behandlung stattfindenden Diagnostik könnte psychotherapeutische Diagnostik jedoch auch für diverse Entscheidungen der Vollzugs- und Behandlungsplanung eingesetzt werden. Neben der Evaluierung von Behandlungsfortschritten als Grundlage von Entscheidungen über Vollzugslockerungen ist hier vor allem an eine differenzierte Indikationsstellung für unterschiedliche Behandlungsangebote zu denken.

An der Justizanstalt Mittersteig wurde 1995 eine Begutachtungsstation eingerichtet, die den Auftrag hatte, alle in den Maßnahmenvollzug nach 21/2 eingewiesenen Sexualdelinquenten Österreichs in Hinblick auf ihren Behandlungsbedarf und ihre Behandelbarkeit zu untersuchen. Gemeinsam mit psychoanalytisch ausgebildeten Psychologen habe ich dort ca 200 Sexualdelinquenten untersucht. Neben einer psychiatrischen Diagnostik nach ICD 10 wurden diverse testpsychologische Befunde und eine Strukturdiagnose nach Kernberg erhoben.

Da alle Untersuchten bereits in den Maßnahmenvollzug eingewiesen waren, lag von allen ein forensisch-psychiatrisches Gutachten vor. Dieses enthält in der Regel neben einer ausführlichen Anamnese, einer neurologischen Untersuchung und evtl. zusätzlicher apparativer Untersuchungen (z. B. EEG) vor allem einen – mehr oder weniger differenzierten – psychopathologischen, d. h. symptomatologischen Befund. Der deskriptive psychiatrische Untersuchungsbefund besteht allgemein aus einer unsystematisierten Beschreibung des Gesamtverhaltens des Probanden während der Untersuchung (äußere Erscheinung des Probanden, Kontakt zum Untersucher und Mitarbeit bei der Untersuchung) und aus der systematisierten Beurteilung der einzelnen psychischen Funktionen und Bereiche: Bewusstsein, Orientierung, Psychomotorik, Antrieb, Stimmungslage, Affizierbarkeit, Denken, Wahrnehmung, Aufmerksamkeit, Konzentration, Gedächtnis, Intelligenz, Ich-Erleben. Auch andere psychopathologisch relevante Merkmale wie Aggressivität, Suizidalität, Krankheitseinsicht, Empathievermögen, Fähigkeit zu Schuldgefühlen, Handlungskontrolle etc. werden in den deskriptiven psychischen Befund mit einbezogen.

Gutachten dieser Art bieten allerdings keinerlei Grundlagen für die Behandlungsplanung. Warum ist eine Diagnose nach ICD oder DSM für die Behandlungsplanung in der Forensik so wenig aussagekräftig? Bei IDC-10 und DSM-III-R handelt es sich um deskriptive Diagnosesysteme, das heißt, die Klassifizierung beruht auf der Beschreibung beobachtbarer Phänomene. Ziel ist die „theoriefreie" Operationalisierung von Diagnosekriterien, was bedeutet, dass auf Hypothesen über Ätiologie und Pathogenese verzichtet wird. So wird z. B. nicht zwischen endogener und neurotischer Depression unterschieden.

Damit sind folgende Vorteile verbunden: Das diagnostische Vorgehen ist leicht erlernbar und schnell durchführbar. Screening-Fragebogen können als Selbstrating durchgeführt werden, eine hohe Interrater-Reliabilität ist gesichert.

Die hohe Reliabilität macht IDC-10 und DSM-III-R für die Forschung unentbehrlich. Es ist heute kaum möglich, eine Untersuchung zu publizieren, wenn die untersuchte Population nicht bezüglich ICD oder DSM-Diagnose definiert ist. Auf diese Weise wird verhindert, dass unterschiedliche lokale Diagnosegewohnheiten unentscheidbar machen, auf welche Personen sich ein Forschungsergebnis bezieht.

Soweit zur Nützlichkeit für die Forschung. Aber wie ist die Nützlichkeit für die klinische Praxis zu bewerten? Voraussetzung für die Nützlichkeit ist hier, daß die Diagnose hilft, eine relativ homogene Gruppe zu beschreiben, für die dann gemeinsame Aussagen z. B. in Bezug auf Therapieansprechen oder Prognose gelten. Wenn ICD-10 hilft, eine Panikstörung von einer Generalisierten Angststörung zu unterscheiden und wir aus kontrollierten Studien wissen, dass diese beiden Formen der Angststörung pharmakologisch unterschiedlich zu behandeln sind, ist diese Differentialdiagnose klinisch nützlich.

Wie sieht es diesbezüglich jedoch mit der Abgrenzung der einzelnen Persönlichkeitsstörungen aus?

Sowohl in DSM-III-R als auch in ICD-10 werden die einzelnen Persönlichkeitsstörungen nebeneinander gestellt. Wenn ein Patient die Kriterien für mehr als eine Persönlichkeitsstörung erfüllt, werden mehrere Störungen diagnostiziert – solche Komorbiditäten sind übrigens nicht die Ausnahme, sondern die Regel. Grundsätzlich werden diese Komorbiditäten auch nicht problematisiert.

In einer Untersuchung von Coid (1992) „DSM-III diagnosis in criminal psychopaths" hatten 95 % der Personen, bei denen zumindest eine Persönlichkeitsstörung diagnostiziert worden waren, mehr als eine. Durchschnittlich konnten, wie bereits erwähnt, pro Person 3,6 Persönlichkeitsstörungen diagnostiziert werden.

Diese regelmäßig vorkommende Häufung von Persönlichkeitsstörungen lässt daran zweifeln, daß die aktuellen Kategorien von ICD-10 und DSM-III-R in der Lage sind, distinkte Persönlichkeitstypen zu identifizieren, die in einer nennenswerten Häufigkeit isoliert vorkommen. Wenn aber die einzelnen Krankheiten oder Störungen fast nie einzeln, sondern nur in typischen Kombinationen vorkommen, erscheint das Komorbiditätskonzept im Bereich der Persönlichkeitsstörungen fragwürdig. Da gerade die genaue Erfassung der Persönlichkeit, bzw. die Strukturdefizite der Persönlichkeit in der Diagnostik von geistig abnormen Rechtsbrechern zentrale Bedeutung haben, halte ich in diesem Bereich eine deskriptive Diagnostik nach ICD 10 oder DSM IV für wenig hilfreich.

In diesem Sinne kamen auch Berner und Katschnig bereits 1975 zu der Einschätzung, dass „abgesehen von den wenigen gesicherten Fällen einer Geisteskrankheit, wo die Psychiatrie ein teilweise abgesicherte Wissen mitbringt", ihre „Zuständigkeit mehr als fraglich" sei. Ähnlich Reiter und Gabriel (1973): „Die Fachsprache der traditionellen Psychopathologie und die diagnostischen Schemata als System zur Ordnung der Mannigfaltigkeit psychischer Störungen sind häufig nicht in der Lage, komplexe Interaktionsphänomene zu erfassen und zu beschreiben. Gerade bei jenen Zustandsbildern, die zum größten Teil konflikthafte Auseinandersetzungen mit der Umwelt darstellen, versagt das Modell".

Durch die Beschreibung beobachtbarer Phänomene und die theoriefreie Operationalisierung von Diagnosekriterien ermöglicht die deskriptive psychiatrische Diagnostik eine hohe Reliabilität der Diagnosestellung, bietet aber keine Verständnishilfe für individuelles Handeln und seine motivationalen Hintergründe. Hier sind differenzierte psychologische oder psychotherapeutische Modelle erforderlich, um das Zusammenwirken von Motivation, Emotion und Kognition, von bewussten und unbewussten Prozessen individuell nachvollziehbar darzustellen und daraus Schlussfolgerungen für Behandelbarkeit und Prognose zu ziehen.

Die deskriptive Diagnostik psychischer Störungen ist eine Domäne der Psychiatrie. Die Feinbeobachtung psychischer Funktionen vor allem bei Menschen, die nicht unter einer schweren affektiven, einer organischen oder psychotischen Störung leiden, kann hingegen als eine Domäne der Psychotherapie angesehen werden.

Differenzierte Aussagen über eine Person mit einer narzißtischen Persönlichkeitsstörung oder einer Paraphilie sind daher eher von forensisch erfahrenen Psychotherapeuten zu erwarten – zum einen, weil sie sich in unzähligen Stunden mit dem psychischen Funktionieren dieser Personen vertraut gemacht haben, zum anderen, weil für bestimmte psychopathologische Phänomene nur psychotherapeutische Theorien einen Verstehenszusammenhang bieten.

Wo es also gilt, Aussagen über das komplexe psychische Funktionieren, z. B. den Reifegrad der Abwehrmechanismen, das Strukturniveau der Persönlichkeit, etc. zu treffen, können psychotherapeutisch Tätige über einen reicheren Erfahrungsschatz, eine differenziertere Begrifflichkeit und angemessenere Theorien verfügen als nicht psychotherapeutisch tätige Psychiater oder Psychologen.

Problematisch erscheint in diesem Zusammenhang natürlich die Heterogenität der psychotherapeutische Theorien. Solange aber weder die Psychologie noch die Psychotherapie über eine „grand unifying theory" verfügen, ist durchaus davon auszugehen, dass psychotherapeutische Modellbildungen hilfreiche Grundlagen für die Diagnostik bieten, indem sie Schlussfolgerungen bezüglich Behandelbarkeit und Prognose in einer nachvollziehbaren Art ermöglichen. Dies umso mehr, als nur die Psychotherapie über eine besondere Expertise darin verfügt, psychische Systeme in ihrer Reaktion auf Intervention zu beobachten.

Der limitierende Faktor für den Wert psychotherapeutischer Diagnostik ist daher weniger die Heterogenität der psychotherapeutischen Theorien – hier ist zu hoffen, daß die neuen Leitlinien zu einer Mindeststandardisierung führen. Für problematischer halte ich die unter vielen PsychotherapeutInnen anzutreffende Ablehnung, die objektivierende, sachliche Rolle des Diagnostizierenden einzunehmen, vor allem wenn damit Entscheidungen verbunden sein können, die sich gegen die unmittelbaren Interessen des Klienten richten. Wenn z. B. eine Station in einer Maßnahmenvollzugsanstalt im Sinne einer therapeutischen Gemeinschaft geführt und von einer Psychotherapeutin geleitet wird, die an ihrer Abteilung Gruppentherapie anbietet, wirken sich die diagnostischen Einschätzungen aus dem gruppentherapeutischen Prozeß unmittelbar auf die zu treffenden Vollzugsentscheidungen aus. Viele TherapeutInnen erleben dies als Rollenverquickung und lehnen daher offizielle Funktionen in Institutionen ab. Diese „Selbstbescheidung" von PsychotherapeutInnen, das Beharren auf dem „Dienstleistungsmodell" von Psychotherapie mag zur Vermeidung von individuellen Rollenkonflikten dienlich sein, sie ist aber nicht geeignet, psychotherapeutisch-diagnostische Kompetenz für die Institution und damit den ihr unterworfenen Insassen verfügbar zu machen (vgl. dazu Werdenich, Wagner 1998)

Wenn also psychotherapeutische Diagnostik für die Forensik nutzbar gemacht werden soll, bedarf es neben der Etablierung von über die Schulen hinaus reichenden Mindeststandards entsprechend der vorliegenden Leitlinien auch einer offensiven und differenzierten Reflexion der psychotherapeutischen Identität im Hinblick auf die in einer therapeutischen Gemeinschaft erforderliche Professionalität und Verantwortung.

Literatur

Coid J W (1992) DSM-III diagnosis in criminal psychopaths: a way forward. Criminal Behaviour and Mental Health 2: 78–94

Kernberg O F (1992) Schwere Perönlichkeitsstörungen. Klett-Cotta, Stuttgart

Berner W, Katschnig H (1977) Medizinische Aspekte abweichenden Verhaltens. In: Abele, A, Mitzlaff S, Nowack W (Hrsg) Abweichendes Verhalten. Erklärungen, Schwierigkeiten, und praktische Probleme. Opladen, S 127 ff

Reiter L, Gabriel E (1973) Diagnose „Psychopathie" und diagnostischer Prozeß. In: Strotzka H (Hrsg) Neurosen, Charakter, soziale Umwelt. München, S 119 ff

Wagner E (1998) Scheitern, Krisen, Katastrophen. In: Wagner E, Werdenich W (Hrsg) Forensische Psychotherapie. Facultas, Wien

Wagner E (2002) Gutachten im Bereich des Strafvollzuges. In: Lanske P, Pritz A (Hrsg) Das psychotherapeutische Gutachten. Lexis Nexis ARD Orac, Wien

Werdenich W, Wagner E (1998) Die Kunst der Zwangsbehandlung. In: Wagner E, Werdenich W (Hrsg) Forensische Psychotherapie. Facultas, Wien

Klinisch-psychologische und psychotherapeutische Diagnostik

ANTON-RUPERT LAIREITER

Ähnlichkeiten und Unterschiede

Einleitung

Durch die Gesetzgebung im österreichischen Gesundheitswesen wurden verschiedene Gesundheitsberufe geschaffen, deren Aufgabe die Versorgung der Bevölkerung mit Leistungen zur Verbesserung der Gesundheit und zur Behandlung von Auffälligkeiten und Störungen sowie der Linderung von psychischem und sozialem Leid ist (Kierein, Pritz & Sonneck, 1991). Die wichtigsten sind die Klinische Psychologie und die Gesundheitspsychologie einerseits sowie die Psychotherapie andererseits. Insbesondere wurden durch das Psychologengesetz der Klinischen Psychologie Aufgaben und Tätigkeiten zu geschrieben, die z. T. Ähnlichkeiten und Überschneidungen mit der Psychotherapie (psychologische Behandlungen und Interventionen) aufweisen. Andererseits wiederum besteht im Rahmen einer fachgerecht durchgeführten Psychotherapie die Verpflichtung zur umfassenden Diagnostik und Indikation, ein traditioneller und zentraler Aufgabenbereich der Klinischen Psychologie, der von Gesetzes wegen auch der Klinischen Psychologie zugeschrieben ist (vgl. § 3, Abs. 2. Psychologengesetz (PG), BGBl. Nr. 360/1990; zitiert aus Kierein et al., 1991, 17). Daraus ergeben sich verschiedene berufliche Überschneidungen dieser beiden Gesundheitsberufe sowie die Notwendigkeit zur konzeptuellen und funktionalen Präzisierung und Trennung beider Aufgabengebiete. Dieser Aufgabe im Bereich der Diagnostik ist die folgende Arbeit gewidmet. Da es sich dabei um eine Arbeit handelt, die primär auf das österreichische Gesundheitswesen bezogen ist, werden im folgenden primär Ausführungen getätigt, die für die spezifisch österreichische Situation von Relevanz sind. Es wird daher einleitend auch auf die rechtlichen Rahmenbedingungen und Bestimmungen beider Berufe eingegangen; es werden allerdings auch inhaltlich fachliche

Ausführungen getätigt, die die Ähnlichkeiten und Unterschiede zwischen klinisch-psychologischer und psychotherapeutischer Diagnostik im Rahmen der spezifisch österreichischen Gesetzeslage aufzeigen. Das Ziel der Arbeit ist es nicht, Rivalität oder Konkurrenz zwischen beiden Berufen zu entfachen, sondern viel mehr zu einer theoretischen und praktischen Präzisierung beizutragen und die unterschiedlichen Kompetenzen und Tätigkeitsstrukturen sowie Zugangswege und Voraussetzungen beider Berufe aufzuzeigen, um auf diese Weise die Kooperation zwischen Klinischen Psychologen und Psychotherapeuten im Bereich der österreichischen Gesundheitsversorgung zu fördern.

Gesetzliche Rahmenbedingungen: Klinisch-psychologische vs. psychotherapeutische Diagnostik

Psychologen- und Psychotherapiegesetz

Nach dem bereits erwähnten Psychologengesetz umfasst die Ausübung des psychologischen Berufes gemäß § 3, Abs. 2 vor allem drei Tätigkeitsschwerpunkte, nämlich:

die klinisch-psychologische Diagnostik hinsichtlich Leistungsfähigkeit, Persönlichkeitsmerkmalen, Verhaltensstörungen, psychischen Veränderungen und Leidenszuständen sowie sich darauf begründende Beratungen, Prognosen, Zeugnisse und Gutachten.

die Anwendung psychologischer Behandlungsmethoden zur Prävention, Behandlung und Rehabilitation von Einzelpersonen und Gruppen oder die Beratung von juristischen Personen sowie die Forschungs- und Lehrtätigkeit auf den genannten Gebieten und

die Entwicklung gesundheitsfördernder Maßnahmen und Projekte (Kierein et al., 1991, 42).

Es ist bezeichnend, dass die klinisch-psychologische Diagnostik in diesem Gesetz als erste Aufgabe für Klinische und Gesundheitspsychologen genannt wird, was als wichtiges Indiz auf die Bedeutung dieser Tätigkeit für den psychologischen Beruf hinweist.

Dem gegenüber vermisst man im Psychotherapiegesetz eine vergleichbare Auflistung diagnostischer Aufgaben und Tätigkeiten als Bestandteil des psychotherapeutischen Berufes (vgl. § 1 PthG), was angesichts der Bedeutung der Diagnostik für psychotherapeutische Behandlungen (s. Diagnostik-Leitlinie, in diesem Band; Janssen & Schneider, 1994; Laireiter, 2000a) bemerkenswert ist. Psychotherapie wird hier lediglich als die „umfassende, bewusste und geplante Behandlung von psychosozial oder auch psychosomatisch bedingten Verhaltensstörungen und Leidenszuständen ..." (Kierein et al., 1991, 87) definiert. Diagnostik ist daher nach dem Willen des Gesetzgebers keine eigenständige und der psychotherapeutischen Behandlung gleichgestellte Tätigkeit des psychotherapeutischen Berufes. Sie ist im Psychotherapiegesetz, wenn überhaupt, als eine Art impliziter Bestandteil psychotherapeutischer Behandlungen enthalten, indem in der Berufsumschreibung von „geplanten Behandlungen" die Rede ist. Der Begriff Planung impliziert die Erfassung und Analyse des Ist-Zustandes und eine systematische Voraussicht auf Veränderungen und deren Möglichkeiten. Insofern muss man diesem Begriff auch einen impliziten Bezug zu diagnostischen Operationen unterstellen (s. u.).

Ausbildungsvoraussetzungen für die klinisch-psychologische und die psychotherapeutische Diagnostik

Der genannten Differenzierung der Tätigkeitsstrukturen beider Berufe im Hinblick auf die Diagnostik in den beiden Berufsgesetzen entsprechen auch völlig unterschiedliche Ausbildungsvoraussetzungen. So stellt für Psychologen das Fach „Diagnostik" einen wichtigen Ausbildungsbestandteil sowohl im Studium wie auch in der postgradualen Ausbildung zum Klinischen und Gesundheitspsychologen dar, während das für Psychotherapeuten in diesem Ausmaß nicht gegeben ist.

Psychologinnen werden durch die Absolvierung von Lehrveranstaltungen und Prüfungen aus den in Tabelle 1 genannten Bereichen der Psychologie und des Psychologiestudiums auf ihre spätere Aufgabe als Klinische und Gesundheitspsychologinnen vorbereitet. Nach dem Psychologengesetz haben sie darüber hinaus die ebenfalls in dieser Tabelle genannten Diagnostik-relevanten Ausbildungsinhalte zu absolvieren.

Tabelle 1. Diagnostik-relevante Bestandteile der Ausbildung in Klinischer und Gesundheitspsychologie

---

1. **Studium der Psychologie (Diplomstudium)**[1]

Basis- und Hintergrundqualifikationen:
Lehrveranstaltungen aus den Fächern:
- Psychologische Methodenlehre
- Statistik
- Persönlichkeits- und Differentielle Psychologie
- Entwicklungspsychologie incl. Gerontopsychologie
- Biologische Psychologie
- Sozialpsychologie
- Klinische Psychologie, Psychopathologie und Psychiatrie

Schwerpunktqualifikationen:
Lehrveranstaltungen aus den Fächern:
- Psychologische Diagnostik
- Einführung und Grundlagen

- Diagnostische Praktika: Leistung, Intelligenz, Persönlichkeit, Interessen und Eignung
- Begutachtung und Gutachtenserstellung
- Testtheorie und Testkonstruktion
- Klinische Psychologie
- Klinisch-psychologische Diagnostik: Grundlagen und Anwendungsbereiche, ICD-10; DSM-IV
- Klinische Interviews und Skalen
- Störungsbezogene Diagnostik
- Pädagogische Psychologie: Entwicklungs- und Schuldiagnostik
- Biologische Psychologie: Neuropsychologische Diagnostik
- Forensische Psychologie: Forensische Diagnostik und Begutachtung

2. **Ausbildung zur Klinischen und Gesundheitspsychologin (§ 5, Abs. 2, Zi 2 und 8, PG):**

Basis- und Hintergrundqualifikationen:
Inhalte aus den Ausbildungsbestandteilen zu:
- Rehabilitation
- Psychiatrie, Psychopathologie, Psychosomatik & Psychopharmakologie

Schwerpunktqualifikationen:
Inhalte aus den Ausbildungsbestandteilen zu:
- Klinisch-psychologische Diagnostik
- Erstellung von Gutachten
- Psychologische Tätigkeit
- Psychologische Ausbildungssupervision

---

1 Ausführungen orientiert am Studienplan Psychologie der Universität Salzburg von 2003.

Psychotherapeutinnen, sofern sie nicht gleichzeitig Psychologinnen oder Pädagoginnen sind (die ebenfalls eine bestimmte Anzahl an Lehrveranstaltungen zur psychologischen Diagnostik zu absolvieren haben), erhalten während ihrer Ausbildung nur sehr wenig Diagnostik relevante Lehrinhalte vermittelt. Facheinschlägig sind davon nur 60 Std. (= 4 Semesterwochenstunden) „Einführung in die psychologische Diagnostik und Begutachtung" sowie Inhalte aus dem Bereich der Psychiatrie und Psychopathologie. Die anderen in Tabelle 2 genannten Inhalte generieren eher Basis- oder Hintergrundwissen.

Tabelle 2. Diagnostik-relevante Bestandteile der Ausbildung in Psychotherapie

---

1. Psychotherapeutisches Propädeutikum (§ 3, Abs. 1, PthG)

Basis- und Hintergrundqualifikationen:
Lehrveranstaltungen aus den Fächern:
- Einführung in die Problemgeschichte der Psychotherapie
- Persönlichkeitstheorien
- Allgemeine Psychologie
- Entwicklungspsychologie
- Rehabilitation und Sonder- und Heilpädagogik
- Grundlagen der Forschungs- und Wissenschaftsmethodik

Schwerpunktqualifikationen:
Lehrveranstaltungen aus den Fächern:
- Psychologische Diagnostik
- Einführung und Grundlagen (incl. Begutachtung)
- Psychiatrie, Psychopathologie und Psychosomatik (aller Altersstufen)
- Einführung und Grundlagen

2. Psychotherapeutisches Fachspezifikum (§ 6, Abs. 1 und 2, PthG):

Basis- und Hintergrundqualifikationen:
Inhalte aus den Ausbildungsbestandteilen zu:
- Theorie der gesunden und der psychopathologischen Persönlichkeitsentwicklung
- Persönlichkeits- und Interaktionstheorien
- Psychotherapeutische Literatur
- Psychotherapeutisches Praktikum und Praktikumssupervision

Schwerpunktqualifikationen:
Inhalte aus den Ausbildungsbestandteilen zu:
- Methodik und Technik der Psychotherapie
- Eigenständige psychotherapeutische Tätigkeit
- Psychotherapeutische Ausbildungssupervision

Wie Tabelle 2 weiter zeigt, werden im psychotherapeutischen Fachspezifikum, zumindest von gesetzlicher Seite keinerlei Vorgaben im Hinblick auf diagnostische Kompetenzen und Tätigkeiten von Psychotherapeuten gemacht. Die Festlegung der entsprechenden Inhalte und deren Umfänge obliegt ausschließlich den fachspezifischen Ausbildungseinrichtungen. Diesbezüglich kann beispielhaft festgehalten werden, dass im Rahmen der Verhaltenstherapie bei den beiden in Österreich anerkannten Ausbildungsvereinen AVM und ÖGVT[2] therapiebezogene und klinische Diagnostik jeweils in einem Ausmaß von ca. 60 Std. unterrichtet werden (je 30 Std. zu Problemanalyse, Verhaltens-

---

2   *AVM:* Arbeitsgemeinschaft für Verhaltensmodifikation; *ÖGVT:* Österreichische Gesellschaft für Verhaltenstherapie.

und Verlaufsdiagnostik und zu klinisch-psychiatrischer sowie störungsbezoge-
ner Diagnostik (ICD-10)). Diagnostik-Kompetenz wird auch im Rahmen der
eigenständigen psychotherapeutischen Tätigkeit und der dazu gehörenden
Ausbildungssupervision vermittelt. Allerdings können hierzu keine quantita-
tiven Angaben gemacht werden.

Auf Grund der relativ starken Orientierung der kognitiv-behavioralen Ansätze der Psychotherapie an der Diagnostik ist davon auszugehen, dass das
Ausmaß an Diagnostik relevanten Unterrichtseinheiten in anderen psychotherapeutischen Richtungen geringer ist. Dieser Schluss wird von Szigethy (2004)
empirisch bestätigt. Zudem fand er, dass dieser Sachverhalt von den Vertretern dieser Richtungen durchwegs als Mangel beklagt wird. In dieser Studie
formulierten sie auch den Wunsch nach mehr (klinischer wie fachspezifischer)
Diagnostik in ihren jeweiligen Ausbildungen.

Erstes Zwischenresümee

Insgesamt ist damit zusammenfassend festzuhalten, dass sich die Klinische
Psychologie und Psychotherapie hinsichtlich diagnostischer Aufgaben und
Kompetenzen sowohl im Hinblick auf ihre gesetzlich vorgegebene Tätigkeits-
struktur, vor allem aber in deren Kompetenzerwerb deutlich voneinander unterscheiden. Für die Klinische Psychologie repräsentiert die Diagnostik einen
wichtigen Bestandteil ihres Aufgabengebietes, worauf Klinische Psychologinnen in der Regel auch sehr gut und fundiert vorbereitet sind. Für Psychotherapeutinnen stellt die Diagnostik nach dem Willen des Gesetzgebers im österreichischen Gesundheitssystem kein eigenständiges Hauptarbeitsfeld dar.
Entsprechend verfügt ihre Ausbildung auch nur über ein geringes Ausmaß an
Unterricht in diesem Bereich. Der Umfang an verpflichtend zu absolvieren-
der Ausbildung in diagnostischen Konzepten und Methoden im Rahmen der
Psychotherapieausbildung ist sogar so gering, dass man fürchten muss, dass
herkömmlich ausgebildete PsychotherapeutInnen einen Kompetenzmangel in
diesem Bereich – selbst im Bereich psychotherapeutischer Diagnostik – besitzen (Laireiter, 2000a). Aus diesem Grund ist die Diagnostik-Leitlinie des Psychotherapiebeirates als ein notwendiges und erfreuliches Korrektiv zu werten,
das diesen Bereich, auch für Lehrveranstaltungen aus dem Bereich des psychotherapeutischen Propädeutikums wie auch des Fachspezifikums, deutlich
festlegt und strukturiert.

Inhaltliche Aspekte:
Klinisch-psychologische vs. psychotherapeutische Diagnostik

Begriffsvergleiche

Als Voraussetzung für die weiteren, primär inhaltlich getragenen Analysen ist es notwendig, die beiden Begriffe einer Definition zu unterziehen, um auf diese Weise klar zu legen, wovon im folgenden gesprochen wird.

Die *psychologische Diagnostik* ist nach Jäger und Petermann (1992, 11) eine wissenschaftliche Disziplin, die als System von Regeln, Anleitungen und Algorithmen zur Bereitstellung von Methoden verstanden werden kann, mit deren Hilfe sowohl psychologisch relevante Charakteristika von Merkmalsträgern gewonnen und verarbeitet wie auch die erhobenen Daten zu einem Urteil integriert werden und zwar mit dem Ziel der Vorbereitung von Entscheidungen sowie Prognosen und deren Evaluation. Als Merkmalsträger kommen dabei in Frage: Einzelpersonen, Personengruppen, Institutionen, Situationen und Gegenstände. Amelang und Zielinski (2002, 3) präzisieren weiters, dass die psychologische Diagnostik nicht nur ein wissenschaftliches Regelsystem repräsentiert, sondern auch eine zielgerichtete praktische Tätigkeit darstellt, deren Aufgabe es ist, interindividuelle Unterschiede im Erleben und Verhalten wie auch intraindividuelle Merkmale und Veränderungen sowie ihre jeweils relevanten Bedingungen zu erfassen und hinlänglich präzise Vorhersagen künftigen Verhaltens und Erlebens und deren evtl. Veränderungen in definierten Situationen zu ermöglichen.

Diese Definitionen sind sehr breit und anwendungsneutral, was bedeutet, dass die psychologische Diagnostik in der Lage ist, sehr unterschiedliche diagnostische Fragestellungen in sehr unterschiedlichen Arbeitsfeldern zu bearbeiten. Die traditionellen Anwendungsbereiche der psychologischen Diagnostik sind die Pädagogische einschließlich der Schulpsychologie, die Klinische Psychologie, die Arbeits-, Betriebs- und Organisationspsychologie, die Verkehrspsychologie und die forensische Psychologie. In den letzten Jahren wurden diagnostische Fragestellungen und Methoden vermehrt jedoch auch für die Markt- und Werbepsychologie, die Gesundheitspsychologie, die ökologische Psychologie und die biologische incl. der Neuro-Psychologie entwickelt (Amelang & Zielinski, 2002; Fisseni, 2004). Es würde zu weit gehen, die verschiedenen Fragestellungen der einzelnen Anwendungsgebiete im Detail zu erörtern (für Details s. die entsprechenden Lehrbücher). Beispielhaft sei erwähnt, dass es in der Arbeitspsychologie vor allem um die Eignungsdiagnostik und die Unterstützung bei der Berufswahl und Selektion geeigneter Bewerber für berufliche Positionen geht, während die Diagnostik in der Pädagogischen und Schulpsychologie insbesondere die Aufgabe hat, die Schulfähigkeit zu überprüfen, sowie Lern- und Leistungsstörungen aber auch psychische und soziale Auffälligkeiten und deren Rahmenbedingungen und mögliche Ursachen zu identifizieren.

Die klinisch-psychologische Diagnostik, um die es hier vor allem geht, hat, wie in den nächsten Abschnitten zu zeigen sein wird, sehr unterschiedliche Funktionen. Für das Verständnis der weiteren Ausführungen ist es wichtig zu betonen, dass der Begriff „klinisch-psychologische Diagnostik" in der Literatur unterschiedlich breit definiert wird. Sehr enge Konzeptionen verstehen darunter lediglich Diagnostik im Zusammenhang mit psychischen Störungen (Amelang & Zielinski, 2002) bzw. mit (klinisch-psychologischen) Interventionen (analog dem hier verwendeten Begriff psychotherapeutische Diagnostik) (Bastine, 1992) oder beides (Baumann & Stieglitz, 2001; Fydrich, 2002). Breitere Begriffsdefinitionen begreifen die klinisch-psychologische Diagnostik als die Übertragung und Anwendung aller psychologisch-diagnostischen Fragestellungen, Untersuchungsstrategien, Methoden und Aufgaben auf die Bereiche psychische Störungen und körperliche Erkrankungen (incl. der interventions- und störungsbezogenen Diagnostik), bei denen psychische Faktoren eine bedeutsame Rolle spielen (= Anwendung der psychologischen Diagnostik im Kontext psychischer Störungen, somatischer Erkrankungen und deren Behandlung). Die weiteste Bedeutung wird durch das österreichische Psychologengesetz vertreten, in dem dieses unter klinisch-psychologischer Diagnostik schlicht die psychologische Diagnostik im Gesundheitswesen versteht als „... Diagnostik hinsichtlich Leistungsfähigkeit, Persönlichkeitsmerkmalen, Verhaltensstörungen, psychischen Veränderungen und Leidenszuständen sowie sich darauf begründenden Beratungen, Prognosen, Zeugnisse und Gutachten" (Kierein et al., 1991, 17). Da es sich bei der vorliegenden Arbeit um ein Papier zur Differenzierung klinisch-psychologischer und psychotherapeutischer Diagnostik im österreichischen Gesundheitswesen handelt, wird hier von diesem im Gesetz vorgegebenen Begriffsverständnis ausgegangen, das auch die engeren Bedeutungen einschließt.

Der Begriff der *„psychotherapeutischen Diagnostik"* ist im vorliegenden Buch an verschiedenen Stellen bereits ausführlich erörtert und definiert worden. Es genügen daher hier einige wenige Ausführungen. Im Gegensatz zur klinisch-psychologischen Diagnostik wird der Begriff „psychotherapeutische Diagnostik" im folgenden in zweifacher Bedeutung verwendet: als Diagnostik im Zusammenhang mit psychotherapeutischen Interventionen, so wie in der Diagnostik-Leitlinie des Psychotherapiebeirates definiert (vgl. die Diagnostik-Leitlinie in diesem Band; s. auch Laireiter, 2000b), und als orientierungs- oder schulenspezifische diagnostische Konzepte und Methoden in Abgrenzung etwa zu empirisch-psychologischen oder klinisch-psychiatrischen.

Psychotherapeutische Diagnostik, man könnte auch sagen Diagnostik in der Psychotherapie, besitzt im psychotherapeutischen Prozess sehr spezifische Aufgaben (s. u.). Dazu bedient sie sich unterschiedlicher diagnostischer Konzepte und Methoden (Laireiter, 2000b; s. u.).

Aufgaben und Funktionen

Wie Tabelle 3 zeigt, teilen beiden Arten der Diagnostik (klinisch-psychologische, psychotherapeutische) eine Reihe von Aufgaben und Funktionen,
nämlich die Beschreibung, Klassifikation, Indikation, Erklärung, Prognose und
Evaluation. Allerdings sind diese Aufgaben bei der psychotherapeutischen
Diagnostik sehr viel stärker auf die Therapie hin ausgerichtet, während die
klinisch-psychologische Diagnostik neben ihrer Verwendung im Rahmen von
Interventionen und Behandlungen auch sehr viele Anwendungsbereiche
außerhalb derselben besitzt (s. u.).

Tabelle 3. Aufgaben und Funktionen klinisch-psychologischer und psychotherapeutischer Diagnostik

Klinisch-psychologische Diagnostik (Perrez, 1985)	Psychotherapeutische Diagnostik (Laireiter, 2000b)
– **Beschreibung** (psychologischer Phänomene) – **Klassifikation** psychischer Störungen – **Indikation** zu Behandlungsstrategien – **Erklärung** von Ursachen und Bedingungen – **Prognose** von Verläufen, Behandelbarkeit – **Evaluation** von Interventionen	– **Identifikation und Beschreibung** psychischer Auffälligkeiten, Symptome, Störungen etc. – **Klassifikation und Einordnung** von therapierelevanten Phänomenen – **Erklärung** ätiologischer Ursachen – **Fallkonzeption** – **Indikation** für Strategien und Methoden – **Prognose** von Verläufen und Behandelbarkeit – **Therapiekontrolle und Verlaufs- & Prozesssteuerung** – **Dokumentation** – **Evaluation** – **Therapie**

Auf Grund ihrer funktionalen Bezogenheit auf Interventionen und Behandlungen hat daher die psychotherapeutische Diagnostik eine Reihe weiterer
Aufgaben, die natürlich auch der klinisch-psychologischen Diagnostik im
Kontext psychologischer Behandlungen zukommen, nämlich die Mithilfe bei
der Fallkonzeption, d. h. die Unterstützung der Erstellung eines theoretisch
getragenen Therapiekonzepts für eine bestimmte Problematik bei einer bestimmten Person X (=Einordnung in ein Erklärungsmodell und eine Behand-
lungsstrategie), in der Diagnostik-Leitlinie als „Indikation für ein spezifisch
psychotherapeutisches Angebot" bezeichnet) die Therapiekontrolle und Ver-
laufsteuerung im Sinne der Veränderungserfassung und adaptiven Indikation,
die Dokumentation von Status, Verlauf und Veränderungen im Sinne der Do-

kumentationspflicht von PsychotherapeutInnen (Kierein et al., 1991) und die Therapie im Sinne therapeutischer Effekte diagnostischer Erkenntnisse (z. B. Erklärung eines vorher unbekannten Störungsbildes, Erkennen einer bestimmten Beziehungskonstellation etc.).

Daraus kann man schließen, dass klinisch-psychologische und therapiebezogene Diagnostik große Überlappungen in ihren formalen Aufgaben und Funktionen besitzen, allerdings auch Unterschiede. Erstere sind vermutlich ein Grund dafür, warum immer wieder die Möglichkeit diskutiert wird, die eine durch die andere Art der Diagnostik zu ersetzen, was allerdings nicht sinnvoll ist, da die Gesamtaufgaben beider Arten zu unterschiedlich sind ebenso wie deren theoretische und methodische Grundlagen und Vorgehensweisen (s. u.). Psychotherapeutische Diagnostik muss, um ihre psychotherapeutischen Aufgaben optimal erfüllen zu können, vor allem eingebaut sein in den theoretischen und praxeologischen Bezugsrahmen der jeweiligen psychotherapeutischen Orientierung. Entsprechend sind zum einen spezifische Inhalte und Aspekte psychischer Auffälligkeiten und Leidenszustände zu erfassen, wie andererseits auch Veränderungen und Effekte vor dem entsprechenden theoretischen Hintergrund und in bezug auf die jeweiligen theoretischen Modelle zu bewerten sind (Laireiter, 2000b). Klinisch-psychologische Diagnostik kann in diesem Zusammenhang wichtige Beiträge zur Beschreibung, Klassifikation, Indikation und Evaluation leisten (Laireiter, 2000b; Stieglitz & Baumann, 2001), sie kann sie aber nicht ersetzen, ebenso wenig wie psychiatrische oder andere Formen medizinischer Diagnostik (s. u.).

Anwendungsbereiche und Aufgabengebiete

Klinisch-psychologische Diagnostik verfügt, wie bereits aus der Explikation der beiden Bereiche hervorgeht (s. o.) und auch Tabelle 4 zeigt, über eine große Anzahl an Aufgabenbereichen und Anwendungsgebieten (dies nicht nur im österreichischen Gesundheitswesen). Diese sind bei weitem größer und breiter als die der psychotherapeutischen Diagnostik, die in der Regel auf die Entwicklung und Indikation einer Psychotherapie sowie auf die Prozessdiagnostik und Verlaufskontrolle sowie die Evaluation des Therapieprozesses und dessen Ergebnisse begrenzt ist. Psychotherapeutisch-diagnostische Aussagen werden üblicher Weise sehr viel seltener als klinisch-psychologische auf außertherapeutische Aufgabenstellungen angewandt. Wie in Abschnitt 1 gezeigt, sieht die Ausbildung in Psychotherapie dies auch gar nicht vor.

Tabelle 4. Anwendungs- und Aufgabenbereiche klinisch-psychologischer und psychotherapeutischer Diagnostik

Klinisch-psychologische Diagnostik	Psychotherapeutische Diagnostik
I. Aufgabenbereiche/Diagnostische Fragestellungen	
– Funktions- und Leistungsdiagnostik (normale vs. abweichende Leistung; Leistungspotential, Gedächtnis, Intelligenz etc.) – Persönlichkeitsdiagnostik (Eigenschaften, Auffälligkeiten, prämorbide Persönlichkeit, Persönlichkeitsstörungen etc.) – Eignungsdiagnostik (Eignung/Fähigkeiten von Personen mit psychischen Auffälligkeiten, Leistungsstörungen etc.) – Störungsdiagnostik, incl. Vergabe von Diagnosen (Klassifikation) – Soziodiagnostik (Partnerschafts- und familiäre Strukturen bei Patienten, Auffälligkeiten, Systemaspekte etc.) – Risiko- und Ressourcenanalyse (soziale, psychologische, biologische Risikofaktoren und Ressourcen etc.) – Psychophysiologische Diagnostik – Biographische Diagnostik/Biographik – Evaluation und Qualitätssicherung	– Behandlungs-/Interventionsdiagnostik (s. Tabelle 3) – Psychische Auffälligkeiten und Störungen – Behandlungsindikation – Risiko- und Ressourcenanalyse
II. Anwendungsgebiete/Aufgabenfelder	
– Tauglichkeitsprüfungen bei Patienten (z.B. Verkehr, Waffenschein) – Rehabilitation (z.B. Rehabilitierbarkeit, Arbeitsfähigkeit, Berufseignung) – Psychiatrie (alle Altersstufen) – Psychotherapie/Klinisch-psychologische Intervention (s. Tabelle 3) – Behandlungsindikation (z.B. Vorliegen spezifischer Störungen, pathologischer Abweichungen oder Konstellationen/Muster) – Neurologie, Neurobiologie, Neuropsychologie (z.B. Leistungsdiagnostik; Behandlungsindikation) – Pädagogische Psychologie/Schulpsychologie (z.B. Leistungs- und Teilleistungsstörungen; Entwicklungsstörungen Verhaltensauffälligkeiten) – Familienrecht (z.B. Sorgerecht, Obsorge) – Klinisch-forensische Fragestellungen, z.B. Glaubwürdigkeit, Zurechnungsfähigkeit etc. – Begutachtung	– Arbeitsfähigkeit – Tauglichkeit – Rehabilitierbarkeit – Psychische Störungen & Psychiatrie – Entwicklungsdiagnostik und -störungen – Klinisch-forensische Fragestellungen

Allerdings zeigt Tabelle 4 auch, dass psychotherapeutische Diagnostik, d. h. diagnostische Konzepte und Erkenntnisse aus der Psychotherapie, jedoch auch bei der Beantwortung diagnostischer Fragestellungen im Rahmen verschiedener Aufgaben und Anwendungen klinisch-psychologischer Diagnostik Verwendung finden können. Darauf ist ausführlicher weiter unten einzugehen.

Theoretische und methodische Grundlagen

Neben der unterschiedlichen Breite an Fragestellungen und Anwendungsbereichen bestechen als weiteres differentielles Merkmal vor allem die deutlich unterschiedlichen theoretischen und methodischen Grundlagen und Kriterien der klinisch-psychologischen und der psychotherapeutischen Diagnostik, die in Tabelle 5 dargestellt sind.

Tabelle 5. Theoretische und methodische Grundlagen und Aspekte klinisch-psychologischer und psychotherapeutischer Diagnostik

Klinisch-psychologische Diagnostik	Psychotherapeutische Diagnostik
I. Theoretische Grundlagen	

– Empirisch-wissenschaftliche Orientierung
– Psychologische Konzepte und Begriffe, z.B.
  – Psychische Störung
  – Aufmerksamkeit
  – Gedächtnis
  – Psychologische Risikofaktoren
– Modelle und Theorien der Psychologie und Ihrer Fächer, z.B.
  – Persönlichkeitsmodelle
  – Intelligenzmodelle
  – Gedächtnismodelle
– Modelle und Konzepte der Klinischen Psychologie z.B.
  – Modelle psychischer Störungen
  – Modelle der Qualitätssicherung
– Modelle und Konzepte der Diagnostischen Psychologie z.B.
  – Adaptives Testen
  – Evaluationsmodelle, Veränderungsmessung
– Ergebnisse der psychologischen Forschung aus den verschiedenen Aufgabenbereichen und Anwendungsgebieten (s. Tabelle 4)
	– Unterschiedliche Wissenschaftsauffassungen
	– Theorien und Modelle spezifischer psychotherapeutischer Orientierungen, z.B.
	  – Psychoanalyse
	  – Verhaltenstherapie
	  – Systemische Familientherapie
	  – Klientenzentrierte Psychotherapie
	– Konzepte und Begriffe aus anderen Wissenschaften, z.B.
	  – Psychiatrie
	  – Psychosomatik
	  – Psychologie, insbesondere Klinische Psychologie

Klinisch-psychologische Diagnostik	Psychotherapeutische Diagnostik

- Konzepte und Modelle aus anderen Wissenschaften, z.B.
  - Psychiatrie
  - Neurologie
  - Biologie	

II. Methodische Grundlagen	

- Grundlagen und Methoden der psychologischen Forschungsmethodik
- Grundlagen und Methoden der Diagnostischen Psychologie, i.A., insbesondere:
  - Psychologische Testtheorien, z.B.
    - Klassische Testtheorie
    - Probabilistische Testtheorien
  - Exploration, Anamnese
  - Diagnostische Interviews
  - Beobachtung (Selbst-, Fremd-)
  - Psychologische Tests
  - Computerdiagnostik
- Diagnostische Instrumente und Verfahren aus den verschiedenen Aufgabengebieten, z.B.
  - Klinische Interviews
  - Klinische Skalen
  - Neuropsychologische Tests
- Verhaltensdiagnostik und funktionale Analyse
	- Allgemeine diagnostische Methoden und Strategien, z.B.
	  - Exploration, Anamnese, Interview
	  - Selbst- und Fremdbeobachtung
	- Orientierungsspezifische Methoden, z.B.
	  - Strukturierte/qualitative Interviews
	  - Hermeneutische oder phänomenologische Analysen
	  - Projektive Verfahren
	  - Empathie, szenisches Verstehen
	  - Analyse von Übertragung und Gegenübertragung
	  - Systemische Diagnostik
	  - Problem- und Verhaltensanalysen
	- Klinisch-psychiatrische Methoden, z.B.
	  - Diagnostische Interviews
	  - Störungsanamnesen
	- Klinisch-psychologische Methoden
	  - Klinische Skalen
	  - Klinische Interviews

III. Methodische Kriterien	

- Multimodalität
  - Mehrebenen-Ansatz
  - Unterschiedliche Datenquellen
  - Konstruktbreite
- Technologische Orientierung
- Statistische Urteilsbildung, Normorientierung
- Empirische Gütekriterien
	- Subjektivität und subjektive Relevanz
	- Praktische Relevanz
	- Theoretische Orientierung
	- Individualaussagen
	- Klinische Urteilsbildung
	- Orientierung an theoretischen Kriterien

Wie ersichtlich, versteht sich die klinisch-psychologische Diagnostik als ein zentraler Bestandteil der Diagnostischen und der Klinischen Psychologie (Fydrich, 2002) und ist damit tief verankert in der wissenschaftlichen Psychologie und deren Wissenschaftsauffassung. Als angewandte Wissenschaft ist sie vor allem an der psychologischen Methodenlehre, den Entwicklungen und Methoden der psychologischen Diagnostik und an Modellen und Methoden benachbarter Disziplinen (z. B. Psychiatrie, Neurologie) orientiert. Ihr methodisches Vorgehen ist primär technologisch orientiert (d. h. Einsatz psychologischer Messinstrumente und Tests), wenngleich natürlich ein sehr stark am

Klienten, seinen Wünschen und Bedürfnissen und Aufträgen orientiertes Vorgehen zum Standard jeder diagnostischen Untersuchung gehört (z. B. Beziehungsaufbau, berufliche Ethik, informed consent; empathische Gesprächsführung etc.) (Amelang & Zielinski, 2002; Fisseni, 2004). Entsprechend sind die psychologischen Aussagen statistisch und an Normen (z. B. Aussagen zum Intelligenzniveau eines psychisch auffälligen verwahrlosten Alkoholikers im Zusammenhang mit der Frage seiner möglichen beruflichen Rehabilitation) oder Kriterien (z. B. bei der Feststellung einer bestimmten psychischen Störung) orientiert. Allerdings fließen in psychologische Erkenntnisse und Aussagen auch die persönlichen Sichtweisen des Probanden (Selbstaussagen, Selbstbeurteilung, Selbstbeobachtung) wie auch die standardisierten aber auch unstandardisierten (= qualitativen) Beobachtungen und Eindrücke des Diagnostikers (Fremdbeobachtung, Fremdbeurteilung) ein (s. ausführlicher Amelang & Zielinski, 2002; Fisseni, 2004). Psychologische Diagnostik bemüht sich um Multimodalität in der Datenerhebung (Baumann & Stieglitz, 2001), was bedeutet, dass klinisch-diagnostische Fragestellungen in der diagnostischen Praxis in der Regel aus mehreren Perspektiven (Klient, Diagnostiker, Angehörige, Kliniker etc.) unter Einbezug unterschiedlicher, für die diagnostische Fragestellung relevanter Konstrukte und Aspekte (z. B. Aufmerksamkeit, Ausdauer, Gedächtnisfunktionen) und wenn möglich unter Berücksichtigung verschiedener Ebenen (subjektives Erleben, objektive Sachverhalte, Leistungsaspekte etc.) behandelt werden.

Demgegenüber vertritt die psychotherapeutische Diagnostik kein einheitliches Fach- oder Wissenschaftsverständnis. Selbst die Diagnostik-Leitlinie geht davon aus, dass für eine adäquate psychotherapeutische Diagnostik mehrere theoretische Grundmodelle realisiert werden müssen: Eine kategoriale Diagnostik zur Klassifikation der zu behandelnden psychischen Störungen (ICD-10), eine interpersonale Diagnostik zur Erfassung der Beziehungsfunktionen zwischen Therapeut und Klient und eine orientierungs- oder schulenbezogene Diagnostik zur Erstellung der differentiellen und selektiven Indikation (Mans, 2000), einer Fallkonzeption und der Entwicklung des Therapieplanes. Nach den Vorstellungen der Diagnostik-Leitlinie (s. auch Laireiter, 2000b) hat für die Psychotherapie aber auch die somatisch- wie psychiatrisch-medizinische sowie die klinisch-psychologische Diagnostik Bedeutung, worauf im nächsten Abschnitt einzugehen ist.

Hinsichtlich der methodischen Grundlagen und der Methodik der Durchführung der Diagnostik ist die psychotherapeutische Diagnostik weniger bis gar nicht an statistischen Konzepten, an Normen oder Kriterien orientiert als viel mehr an den theoretischen Konstrukten und Konzepten der jeweiligen Orientierung und der subjektiven Realität und Bedeutung eines Phänomens für den Patienten. Auch spielt die persönliche (für Therapeutin und Klientin), wie auch die klinische und psychotherapeutische Relevanz der Probleme und Schwierigkeiten eine größere Rolle als die statistische. Diagnostik wird in der

Psychotherapie weniger oder gar nicht mit standardisierter Methodik betrieben – diese wird von vielen Psychotherapeuten, auch von führenden Vertretern der Psychotherapie selbst (s. als Beleg die Arbeiten in Laireiter, 2000a), z.T. sogar strikt abgelehnt; es kommen, abhängig von der jeweiligen therapeutischen Orientierung, sehr unterschiedliche Methoden zum Einsatz. Lediglich die Verhaltenstherapie, in einigen Fällen auch die systemische Familientherapie, sieht es als einen Standard an, diagnostische Analysen mittels expliziter Methodik und unter Einbezug der systematischen Selbst- und Fremdbeobachtung durchzuführen. Klassischerweise basieren daher diagnostische Aussagen in der Psychotherapie stärker auf der sogenannten „klinischen Urteilsbildung", während sich die klinisch-psychologische Diagnostik auf Grund ihrer methodischen Kriterien und Standards um statistische Urteilsbildung bemüht, auch unter Heranziehung subjektiver Einschätzungen und Beobachtungen des Diagnostikers, die durch Quantifizierung objektiviert werden können (s. z.B. Westen & Weinberger, 2004).

Zweites Zwischenresümee

Zusammenfassend kann man nach diesen Ausführungen festhalten, dass die klinisch-psychologische Diagnostik nach der österreichischen Gesetzeslage auf einem sehr breiten Begriffsverständnis basiert, das die diagnostische Tätigkeit mit „psychologischer Diagnostik im Gesundheitswesen, insbesondere bei psychischen Störungen und somatischen Erkrankungen mit psychologischen Anteilen" gleichsetzt, während die psychotherapeutische Diagnostik primär auf die Durchführung von Psychotherapien und deren Funktionen in diesem Rahmen begrenzt ist (s. Diagnostik-Leitlinie). Entsprechend erbrachte der Vergleich der Funktionen, Aufgabengebiete und Anwendungsbereiche deutliche Unterschiede zwischen beiden „Diagnostikarten". Psychotherapeutische Diagnostik operiert auf der Basis orientierungs- und schulenbezogener sowie klinisch-phänomenologischer Konzepte und hat seine Hauptaufgabe in der Vorbereitung, Begleitung, Dokumentation und Evaluation des psychotherapeutischen Prozesses. Klinisch-psychologische Diagnostik hingegen hat ein sehr breites Aufgaben- und Operationsspektrum, das das Gesamt der psychologisch-diagnostischen Fragestellungen (Klassifikation, Selektion, Leistungsdiagnostik, Persönlichkeitsdiagnostik, Behandlungsindikation, Evaluation etc.) in den verschiedenen Feldern des Gesundheitswesens, aber auch darüber hinaus (z.B. klinisch-forensische Diagnostik, Entwicklungspsychopathologie etc.) umfasst. Die Ausführungen zeigen aber auch, dass sich die klinisch-psychologische und die psychotherapeutische Diagnostik eine Reihe von Aufgaben und Anwendungsbereiche teilen. Darauf ist im folgenden einzugehen.

Inhaltlich-funktionale und anwendungsbezogene Überlappungen und Differenzierungen

Klinisch-psychologische Diagnostik (wie im übrigen auch psychiatrische oder somatisch-medizinische Diagnostik) beansprucht für sich aufgrund ihrer Aufgabenstellungen, Methodik und Erkenntnismöglichkeiten sowohl Aussagen zur allgemeinen Indikation von Psychotherapie wie auch zur Indikation spezifischer psychotherapeutischer Interventionen und Behandlungsmöglichkeiten zu machen (Mans, 2000). Auch besitzt sie die Kompetenz, das Vorliegen einer psychischen Störung feststellen zu können. Darüber hinaus besitzt sie Konzepte und Methoden, die es erlauben, zentrale Funktionen psychotherapeutischer Diagnostik zu erfüllen, z. B. die Exploration und Klärung lebensgeschichtlich relevanter Bedingungen einer psychischen Störung, die Indikation, Dokumentation, Verlaufskontrolle und -steuerung einer Therapie, sowie die Überprüfung des Therapieerfolges und die Qualitätssicherung (Fydrich, 2002; Laireiter, 2000b). Andererseits nimmt die psychotherapeutische Diagnostik für sich in Anspruch, die Behandlungsnotwendigkeit einer Störung ebenso wie die Behandlungsindikation als zentrale psychotherapeutische Kompetenz selbst bestimmen zu können, wie gelegentlich auch behauptet wird, dass sie Aussagen zu wichtigen diagnostischen Fragestellungen der Klinischen Psychologie (z. B. Persönlichkeitsdiagnostik, Leistungsbeurteilung, Rehabilitierbarkeit, Arbeitsfähigkeit, Fahrtauglichkeit) in wichtigen Arbeitsfeldern der klinisch-psychologischen Diagnostik (z. B. Psychiatrie, Rehabilitation, Psychosomatik, Forensik) tätigen kann. Diese Überlappungen können zu Abgrenzungsproblemen, Konflikten und bei den Konsumenten (Kunden) klinisch psychologischer und psychotherapeutischer Leistungen zu Verwirrungen und Verunsicherungen führen und sollten daher tunlichst geklärt werden. Argumentationen und Kriterien zur Auflösung dieses Problems ist der folgende Abschnitt gewidmet. Dabei werden auch hier wiederum die gesetzlichen Rahmenbedingungen bemüht.

Gesetzliche Rahmenbedingungen

Aus der Sicht des Gesetzgebers scheint die Lösung dieses Problems, wie die Ausführungen in Kapitel 2 gezeigt haben, relativ klar: Für Psychotherapeuten sieht der Gesetzgeber weder auf Grund der Umschreibung beruflicher Aufgaben und Kompetenzen noch auf Grund der vorgegebenen Inhalte ihrer Ausbildung eine diagnostische Kompetenz und Aufgabenerfüllung außerhalb der Psychotherapie vor. Entsprechend sind Psychotherapeuten, die nicht gleichzeitig Klinische Psychologen sind, nicht berechtigt, diagnostische Aufgaben und Funktionen im österreichischen Gesundheitswesen zu erfüllen[2]. Ihre diagnostischen Kompetenzen sind eindeutig auf den psycho-therapeutischen Prozess und die in diesem Rahmen zu erfüllenden diagnostischen Aufgaben begrenzt. Psychologisch-diagnostische Aufgaben außerhalb der Psychotherapie sind dem Willen des Gesetzgebers eindeutig den in diesem Bereich ausgebildeten Klinischen Psychologen vorenthalten.

Klinisch-psychologische und psychotherapeutische Diagnostik bei Interventionen/Psychotherapie

Das Kriterium für die funktionale Trennung zwischen klinisch-psychologischer und psychotherapeutischer Diagnostik im Kontext psychotherapeutischer Interventionen liegt eindeutig auf der Ebene der Aufgaben und damit verbunden der funktionalen Möglichkeiten beider Klassen von Diagnostik. Es ist daher zu fragen, welchen Bedarf an diagnostischen Informationen und Erkenntnissen haben PsychotherapeutInnen und welche Klasse diagnostischer Konzepte befriedigen diesen? Wie an anderer Stelle herausgearbeitet, benötigen Psychotherapeuten zur Bewältigung ihrer psychotherapeutischen Aufgaben unterschiedliche diagnostische Erkenntnisse und Informationen, die in der Regel nicht durch ein diagnostisches Konzept allein erbracht werden können (Laireiter, 2000b). So kann die Aufgabe einer exakten Störungserfassung und Beschreibung nur partiell durch orientierungs- oder schulenbezogene diagnostische Konzepte erfolgen. Um z. B. dem versicherungsrechtlich gegebenen Anspruch einer diagnostischen Einordnung gerecht zu werden, ist daher auf klinisch-psychiatrische Konzepte und Kriterien zurückzugreifen (s. auch Diagnostik-Leitlinie), wohingegen derlei Konzepte für Indikation, Fallkonzeption und Therapieplanung wenig hilfreich sind, sodass hier primär auf die orientierungs- und schulbezogenen Konzepte und Methoden zu rekurrieren ist (z. B. verhaltenstherapeutische Problemanalyse; systemische Diagnostik; psychoanalytische Diagnostik etc.). Zur Überprüfung biologischer Hypothesen bei der Behandlung bestimmter Störungen (z. B. Adipositas, Zwangsstörungen, Essstörungen) sind häufig zusätzliche internistische und/oder neurologische Abklärungen nötig. Psychotherapeuten benötigen hierzu Basiskompetenzen für das Verständnis der entsprechenden Aussagen und Erkenntnisse.

Welche Bedeutung besitzt nun klinisch-psychologische Diagnostik für die Psychotherapie und in welcher Form kann und soll diese in diese integriert werden? Aus Sicht des Autors (s. auch Laireiter, 2000a,b), liegt die Bedeutung

---

2   Diese Forderung wird unterstrichen durch die Berufspflichten des Psychotherapeuten, wonach sich „der Psychotherapeut bei der Ausübung seines Berufes auf jene psychotherapeutischen Arbeitsgebiete und Behandlungsmethoden zu beschränken [hat], auf denen er nachweislich ausreichende Kenntnis und Erfahrungen erworben hat" (§ 14, Abs. 5, PthG; zit. nach Kierein et al., 1991, S. 144/45).

der klinisch-psychologischen Diagnostik vor allem in der therapieeinleitenden Phase der Statusdiagnostik; sie kann aber auch methodische Beiträge zur Verlaufs- und Prozessdiagnostik leisten, wie sie auch bei der abschließenden evaluativen Diagnostik (Veränderungsmessung) Einsatz finden kann.

Statusdiagnostik zu Therapiebeginn

Im Rahmen der Status- und indikatorischen Diagnostik zu Therapiebeginn kann klinisch-psychologische Diagnostik folgende wichtige Beiträge zur psychotherapeutischen Diagnostik leisten:
- Screening psychischer und psychosomatischer Störungen mittels spezifischer Interview- und Selbstbeurteilungsverfahren (Screeninginterviews; Screeningskalen)
- Diagnostik und Differentialdiagnostik psychischer Störungen mittels klinischer Interviews, Diagnosechecklisten sowie Selbst- und Fremdbeurteilungsverfahren
- Quantifizierung psychischer Auffälligkeiten und Symptome mittels störungsorientierter Selbst- und Fremdbeurteilungsskalen
- Erbringung therapierelevanter Erkenntnisse und Aussagen aus verschiedenen psychologischen Konstruktbereichen (z. B. Persönlichkeit, Leistung, Belastbarkeit)
- Empfehlungen und Hinweise in bezug auf spezifische Ziele und Zielbereiche psychotherapeutischer Behandlungen (z. B. Unterstützung der beruflichen Rehabilitation, Förderung spezifischer Ressourcen)
- Allgemeine Indikationsempfehlungen und -entscheidungen wie auch spezifische differentielle Indikationen (z. B. stärker übendes vs. stärker einsichtsorientiertes Vorgehen)
- Prognosen in bezug auf den Therapieverlauf, die Therapierbarkeit und die Erfolgswahrscheinlichkeit einer Psychotherapie
- Therapiebegleitende Diagnostik, Verlaufs- und Prozesskontrolle mittels entsprechender Instrumente (Tagebücher, Selbstaufzeichnungen etc.) und Strategien
- Dokumentation wichtiger klinisch-psychologischer Erkenntnisse aus den psychologischen Befunden
- Therapieevaluation und Erfolgsbeurteilung und damit verbunden auch
- Unterstützung des Qualitätsmanagements und der Qualitätssicherung von Psychotherapie.

Angesichts der Breite des möglichen Einsatzes klinisch-psychologischer Diagnostik im Behandlungsprozess der Psychotherapie stellt sich natürlich die Frage, in welchem Ausmaß diese zur Anwendung kommen, wer diese durchführen und welches Geltungsausmaß ihr im Rahmen der Psychotherapie zugemessen werden soll. Diese Fragen sind natürlich nur im Konsens zu entscheiden, die Antwort darauf hängt aber auch von einer Reihe von Kriterien ab. Grundsätzlich ist dabei, wie auch in der Diagnostik-Leitlinie festgehalten, davon auszugehen, dass Psychotherapeuten eine eigenständige Diagnostikkompetenz – aufgrund der Notwendigkeit zur Durchführung von Behandlungen nach dem Stand der Entwicklung des Faches sogar eine Diagnostikpflicht – besitzen (Laireiter, 2000b). Sie können und dürfen die diagnostische Kompetenz nicht nach außen delegieren! Behandlungsrelevante diagnostische Untersuchungen und Entscheidungen im Hinblick auf z. B. die spezielle Gestaltung einer Therapie, die Fallkonzeption, die Indikation etc. können jedoch nur sie selbst und eigenständig auf der Basis ihrer jeweiligen fachspezifischen diagnostischen und theoretischen Konzepte treffen. Für bestimmte Zwecke aber sollten sie zum einen eigene psychologisch-diagnostische Untersuchungen durchführen, wie sie zum anderen aber insbesondere auch psychologisch-diagnostische Konsiliaruntersuchungen einholen sollten. Aus Sicht des Autors könnten Psychotherapeuten für folgende Aufgaben psychologische Methoden selbst einsetzen (Diese Vorschläge sind natürlich nur als Empfehlungen nicht im Sinne von Richtlinien gedacht):

- Screening psychischer Störungen mittels diagnostischer Screeninginterviews und/oder Selbstbeurteilungsverfahren
- Vergabe von Diagnosen unter Zuhilfenahme von Diagnosekriterien, insbesondere diagnostischen Interviews und Diagnosechecklisten
- Erfassung und Quanitifizierung fraglicher psychischer Störungen mittels störungsspezifischer Skalen (z. B. Ausmaß der Depression oder Alkoholgefährdung)
- Erfassung therapierelevanter psychologischer Phänomene mittels klinischer Interviews und Skalen

Sollte darüber hinaus von Seiten des Psychotherapeuten weiterer Bedarf nach Informationen im Hinblick auf psychologische Erkenntnisse und Diagnostik bestehen, so wäre ein klinischer Psychologe mit einer entsprechenden Ausbildung, im optimalsten Fall mit Kassenvertrag, zu konsultieren. Das eben skizzierte Vorgehen wird vom Autor dieses Beitrages seit Jahren mit großer Zufriedenheit praktiziert. Die Konsultationsnotwendigkeit und -pflicht gilt im übrigen nicht nur für Klinische Psychologen, sondern auch für Angehörige anderer Gesundheitsberufe (z. B. Neurologen, Psychiater, Internisten etc.) und stellt zum einen ein allgemeines Merkmal professioneller psychotherapeutischer Arbeit dar und ist zum anderen auch Gegenstand der Berufspflichten von Psychotherapeuten (vgl. § 14, insbesondere Abs. 2, PthG; s. Kierein et al., 1991; sowie Diagnostik-Leitlinie). Für Psychotherapeuten stellt sich hier natürlich die Frage, unter welchen Bedingungen eine derartige Konsultation sinnvoll und notwendig ist. Tabelle 6 fasst die wichtigsten diesbezüglichen Aspekte zusammen:

Tabelle 6. Kriterien für die Konsultation Klinischer Psychologinnen mit klinisch-psychologischen Fragestellungen durch Psychotherapeutinnen

---

- Vorliegen von, von der Psychotherapeutin mit ihren Möglichkeiten nicht mehr eindeutig identifizierbaren psychischen Auffälligkeiten und Problemen (Hier auch Konsultation von Psychiatern sinnvoll und notwendig!)
- Unklarheiten hinsichtlich Diagnostik und Differentialdiagnostik spezifischer psychischer Störungen (Hier auch Konsultation von Psychiatern nötig!)
- Vorliegen der Notwendigkeit einer umfassenden und systematischen Diagnostik psychischer Störungen und Auffälligkeiten, incl. Persönlichkeits- und Entwicklungsstörungen und Auffälligkeiten im Sinne des Kapitels XXI (Z), ICD-10
- Bedarf nach Abklärung spezifischer psychischer Auffälligkeiten, die ein differenziertes und systematisches psychologisch-diagnostisches Methodenrepertoire und Vorgehen verlangen
- Vorliegen der Notwendigkeit einer umfassenden und breiten diagnostischen Abklärung wichtiger psychologischer Funktionen und Persönlichkeitsbereiche
- Beurteilungen hinsichtlich der Prognose des Verlaufs und der Therapierbarkeit von Patientinnen
- Bedarf nach Aussagen zur differentiellen Indikation unterschiedlicher/alternativer oder weiterführender Behandlungsmöglichkeiten (Rehabilitation, Unterbringung in geschützter Umgebung; medizinische Behandlung, psychiatrische Behandlung; Pensionierung/Berentung etc.)
- Beurteilung der Notwendigkeit von Psychotherapie im Zusammenhang mit anderen Interventionsmassnahmen, z.B. Arbeits- und Sozialrehabilitation, medizinische Rehabilitation etc.
- Differenzierte Beurteilung der Krisenhaftigkeit einer Störung im Sinne der neuen Diagnostikrichtlinie
- Bedarf/Wunsch nach spezifischen klinisch-psychologischen Interventionen und Behandlungsangeboten
- Notwendigkeit der Abklärung intellektueller und psychischer Leistungsmerkmale und -defizite (z.B. Aufmerksamkeits-, Konzentrations-, und/oder Gedächtnisstörungen)
- Eignungsdiagnostik im Zusammenhang mit beruflicher Neuorientierung im Rahmen einer Psychotherapie und/oder rehabilitativen psychotherapeutischen Massnahme
- Verdacht auf Vorliegen neuropsychologischer und/oder neurologischer Defizite und Probleme (z.B. SHT; Demenz; substanzinduzierte hirnorganische Veränderungen, Epilepsie; hier auch Konsultation von Neurologen und speziell von Neuropsychologen sinnvoll und wünschenswert)
- Abklärung forensisch-psychologischer Probleme und Themenstellungen (hier auch Konsultation forensischer Psychologen und Psychiater nötig)
- Bei Bedarf und der Notwendigkeit einer Abklärung spezifischer Aspekte und Merkmale der Persönlichkeit und möglicher komplexer, z.T. auch subklinischer Persönlichkeitsausprägungen und –störungen (hier ggf. auch Konsultation von Psychotherapeutinnen anderer Orientierung und Psychiaterinnen nötig)
- Bedarf nach spezifischen Risiko- und Ressourcenanalysen (soziale, psychologische, biologische Risikofaktoren und Ressourcen etc.)
- Bedarf nach spezifischer Sozialer Diagnostik (Partnerschafts- und familiäre Strukturen, Systemaspekte etc.)
- Erstellung psychologischer Gutachten für verschiedene Fragestellungen
- Detaillierte Evaluation einer psychotherapeutischen Behandlung

---

Therapiebegleitende Diagnostik: Prozess- und Verlaufsdiagnostik

Eine zentrale Funktion der psychotherapeutischen Diagnostik ist die Prozess- und Verlaufsdiagnostik. Diese ist ihren Aufgaben entsprechend primär von der Psychotherapeutin selbst durchzuführen, indem, wie in der Diagnostik-Leitlinie beschrieben, diese den Therapieprozess und den Veränderungsverlauf der Probleme, Störungen und Symptome einem kontinuierlichen therapiebegleitenden Monitoring unterzieht und ihr Vorgehen im Sinne der adaptiven Indikation kontinuierlich an die entsprechenden Veränderungen anpasst (s. auch Laireiter, 2000c). Eine zentrale Funktion dieser Art der Diagnostik ist die Therapiekontrolle sowie die therapiebegleitende (formative) Qualitätssicherung von Psychotherapie. Dabei ist hier vor allem die in der Diagnostik-Leitlinie ausführlich beschriebene qualitative interpersonale und Prozessdiagnostik von Bedeutung, die auf theoretischen orientierungsspezifischen Konzepten der Psychotherapie beruht (s. dazu ausführlicher Diagnostik-Leitlinie; sowie Laireiter, 2000c). Psychotherapeuten sollten in einer qualitätsgerechten Prozessdiagnostik den Veränderungsverlauf und die Entwicklung der therapeutischen Veränderungen aber auch, zumindest in einigen wenigen Indikatoren, quantitativ erfassen und dokumentieren. Letzteres ist nach allgemeiner Ansicht ein wichtiger Aspekt eines prozessorientierten Qualitätsmanagements von Psychotherapie (Fydrich, 2002; Laireiter, 2000b). Dazu stehen systematische Selbstaufzeichnungsmethoden der Dokumentation (Verlaufsdokumentation) wie auch diverse Aufzeichnungsinstrumente für Patientinnen (Tagebücher, Therapieprozess- und Verlaufsskalen) zur Verfügung (Beispiele bei Laireiter, 2000c). Diese Methodik kann von den Psychotherapeuten nach kurzer Einübungszeit selbst angewendet werden.

Welche Bedeutung besitzt nun die klinische Psychologie in diesem Prozess? Aus fachlicher Sicht kann die Aufgabe der Prozess- und Verlaufsdiagnostik nicht delegiert werden; sie ist zentraler Bestandteil des psychotherapeutischen Arbeitens als solches; allerdings kann die psychologische Diagnostik ihr Methodenrepertoire der Verlaufs-, Prozess- und Veränderungsdiagnostik zur Verfügung stellen, um diese Aufgabe von PsychotherapeutInnen zu unterstützen. Darüber hinaus kann und sollte professionelle klinisch-psychologische Diagnostik im Rahmen des Therapieprozesses und -verlaufes konsultiert werden, wann immer neue Probleme und Fragestellungen nach statusdiagnostischen Einschätzungen und Beurteilungen auftauchen, was vor allem bei längeren und komplexeren Therapien nicht selten ist. So kommt es immer wieder vor, dass sich die Symptomatik und das Bild nach einer längeren Therapiephase unter neuen Gesichtspunkten plötzlich völlig anders darstellt, sodass neue statusdiagnostische Untersuchungen notwendig erscheinen, für die neben der Konsultation von Fachärzten auch die eines Klinischen Psychologen sinnvoll erscheint. Auch kann eine derartige Abklärung und Untersuchung aus veränderungsdiagnostischer Perspektive durchaus sinnvoll und interessant sein.

In diesem Fall geht es darum, systematisch zu evaluieren, ob und in wie weit der bisherige Therapieprozess bereits zu den erwünschten Veränderungen in ganz spezifischen therapeutischen Zielbereichen geführt hat (z. B. Verbesserung einer neuropsychologischen Symptomatik, von Teilleistungsproblemen). Eine derartige systematische Evaluation hat den Vorteil, dass sie relativ genaue Aussagen zu sehr spezifischen Therapieeffekten erlaubt.

Therapieevaluation: Veränderungsdiagnostik

Psychotherapeutische Diagnostik ist nicht nur im Kontext der Indikation und des Therapieverlaufes von Bedeutung und muss dort eingesetzt werden; sie sollte auch zur Evaluation des Erreichten und zur Beurteilung therapeutischer Veränderung beitragen. Dazu wurde die sogenannte Veränderungsdiagnostik entwickelt. Psychotherapeutische Veränderungen können durch unterschiedliche Strategien und Methoden beurteilt werden, deren systematischer Einsatz für eine multimodale Veränderungsmessung und Evaluation (Qualitätssicherung) auch notwendig ist (Stieglitz & Baumann, 2001). Die *„direkte Veränderungsdiagnostik"* erfragt die subjektiv wahrgenommene Veränderung retrospektiv anhand so genannter Veränderungsskalen, während die *„indirekte Veränderungsdiagnostik"* auf Veränderungen aus den Differenzwerten zwischen zwei Statusmessungen (prä, post) schließt. Die sogenannte *„Therapieziel-Erreichungs-Evaluation"* geht von den zu Therapiebeginn vereinbarten Therapiezielen aus und beurteilt das Ausmaß ihrer Erreichung zum Therapieende durch Therapeut und Klient. *„Kriteriumsbezogene Evaluationen"* berücksichtigen diagnostische Kriterien für normales vs. auffälliges psychisches Funktionieren und schließen auf einen therapeutischen Erfolg aufgrund des Vorliegens einer psychischen Auffälligkeit zu Therapiebeginn und deren Nichtvorliegen nach Therapieende (z. B. liegt zu Therapiebeginn eine Diagnose für eine schwere depressive Störung vor, die nach Therapieende nicht mehr gegeben ist; oder zu Therapieende erreicht die Symptomausprägung auf einer bestimmten Skala „nur" noch den Wert der klinisch unauffälligen Population = *„klinische Signifikanz der Veränderung"* vgl. Fydrich, 2002). Last but not least geben *„Zufriedenheits- und Qualitätsbeurteilungen"* wieder, in welchem Ausmaß ein Patient mit der Therapie, ihrem Verlauf und deren Effekten subjektiv zufrieden ist und die Durchführung der Therapie als qualitätsgerecht einstuft.

Viele dieser Methoden können und sollten auch hier vom Therapeuten selbst eingesetzt bzw. dem Patienten vorgegeben werden. Die klinische Psychologie kann auch hier ihr Methodenrepertoire zur Verfügung stellen. Wie oben bereits erwähnt, kann es jedoch unter verschiedenen Umständen sinnvoll und nützlich sein, den Therapieerfolg entweder umfassend oder auch spezifisch, bezogen auf spezielle Parameter oder Veränderungsbereiche durch Konsultation eines klinischen Psychologen evaluieren zu lassen:

- Wenn es sich bei dem Zielbereich um eine Symptomatik handelt, deren Erfassung einer speziellen psychologischen und/oder psychophysiologischen Methodik bedarf (z. B. neurokognitive Symptome, Gedächtnisprobleme, Teilleistungsschwächen, Persönlichkeitsmerkmale, Reaktivität des Blutdrucks o. ä.).
- Wenn es für einen Verlängerungsantrag an die Krankenkasse notwendig ist, die Sinnhaftigkeit und Effektivität der bisherigen Psychotherapie besonders zu belegen,
- Wenn aus bestimmten Gründen die Effektivität einer Psychotherapie besonders hervorgehoben werden soll,
- Wenn es der Patient wünscht,
- Wenn es die Kooperation mit einem Arzt, einer Institution oder einer anderen Einrichtung (z. B. Rehabilitationszentrum) erfordert und
- Wenn die Psychotherapie Bestandteil einer einzelfallanalytischen Forschungsarbeit ist.

Konsequenzen

Klinisch-psychologische Diagnostik ist für die Psychotherapie vor allem hinsichtlich ihrer status- und veränderungsdiagnostischen Möglichkeiten interessant und wichtig. In beiderlei Kontexten, ebenso wie bei der Verlaufs- und Prozessdiagnostik können und sollen Psychotherapeutinnen selbst Methoden der klinisch-psychologischen Diagnostik einsetzen, wie sie zur indikatorischen Status- und zur Veränderungsdiagnostik vor allem auch die fachliche Kooperation klinischer Psychologen suchen sollten. Für die Aus-, Fort- und Weiterbildung von Psychotherapeutinnen bedeutet dies, dass sich diese neben ihrer fachspezifischen diagnostischen Kompetenz, die im Zuge ihrer fachspezifischen Ausbildung zu erwerben ist, vor allem auch Grundkenntnisse der psychologischen, insbesondere der klinisch-psychologischen Diagnostik anzueignen haben, so dass sie einfache Instrumente selbst einsetzen und anwenden können und die komplexeren und differenzierteren Ergebnisse klinisch-psychologischer Diagnostik entsprechend interpretieren und verwerten können. Diese könnten im Rahmen des psychotherapeutischen Propädeutikums vermittelt werden.

Psychotherapeutische Diagnostik im Rahmen psychologisch-diagnostischer Fragestellungen

Theorien, Modelle und Konzepte der Psychotherapie machen Aussagen zu verschiedenen psychologisch relevanten Sachverhalten, z. B. zur Persönlichkeit, dem psychischen und sozialen Funktionieren, der Eignung für bestimmte Anforderungen, dem Familiensystem, der Struktur einer Partnerschaft etc. Aus diesem Grund könnten und sollten auch Konzepte und Modelle der Psychotherapie für die Untersuchung und Erkenntnisgewinnung im Hinblick auf psychologisch-diagnostische Fragestellungen herangezogen werden. Ähnlich wie klinisch-psychologische Erkenntnisse für die Psychotherapie können diese psychotherapeutisch-diagnostischen Erkenntnisse für diagnostische Aufgaben der klinischen Psychologie herangezogen werden (z. B. Beschreibung psychischer Auffälligkeiten, Beurteilung der Persönlichkeit, der Leistungsfähigkeit oder der Eignung einer psychisch auffälligen Person z. B. für eine bestimmte Rehabilitationsmaßnahme).

Bezüglich der Differenzierung und Kooperation von Klinischen Psychologinnen und Psychotherapeutinnen gilt hier das gleiche wie oben gesagt, nur mit umgekehrten Vorzeichen: Grundsätzlich sollten klinische Psychologen ihre diagnostischen Aufgaben und Funktionen auf der Basis ihrer psychologischen Wissensbestände und Kompetenzen durchführen; sie sollten allerdings auch in der Lage sein, in den betreffenden Bereichen psychotherapeutische Erkenntnisse und Konzepte zu berücksichtigen. Sollte sich darüber hinaus, z. B. bei der Beurteilung einer spezifischen psychotherapeutischen Indikation, eine weiterführende Frage stellen, so wären auch hier ggf. PsychotherapeutInnen zu konsultieren, ebenso wie Psychiater und/oder Fachvertreter anderer Gesundheitsberufe (vgl. auch hierzu die entsprechenden Ausführungen des § 13 PG, Berufspflichten der klinischen und Gesundheitspsychologen).

Die Diagnostik-Leitlinie aus Sicht der klinischen Psychologie

Die durch die Diagnostik-Leitlinie des Psychotherapiebeirates gesetzten Entwicklungsschritte sind aus klinisch-psychologischer Sicht sehr zu begrüßen, tragen sie doch einerseits zu einer erheblichen Qualitätsentwicklung und -verbesserung in diesem Bereich bei. Zum anderen wird damit erstmals die Bedeutung der Diagnostik für die Psychotherapie offiziell konstatiert. Die Diagnostik erhält damit einen Stellenwert in der Psychotherapie, der ihr aufgrund ihrer Aufgabenstruktur und Bedeutung auch angemessen ist. Psychotherapeuten unterschiedlicher methodischer Orientierung sind damit zu einem einheitlichen Handeln in ihrem jeweiligen theoretischen Rahmen aufgefordert. Dies bedeutet auch Handlungssicherheit gegenüber den Patienten, wie es umgekehrt Erwartungs- und Rechtssicherheit für die Patienten bedeutet. Zusätzlich werden Standards und Leitlinien sowohl für die Inhalte der Diagnostik im Rahmen einer Psychotherapie gesetzt, wie auch für deren Durchführung und Aufgaben. Dies alles ermöglicht eine viel klarere Abgrenzung in den Aufgaben und Zielsetzungen der verschiedenen „Diagnostiken" (klinisch-psychologische, psychiatrische, neurologische, psychotherapeutische etc.) im Gesundheitswesen und kann nur zu einer Verbesserung und Optimierung der Kooperation der verschiedenen Gesundheitsberufe beitragen. Auch wird die Transparenz der Aufgaben und Inhalte psychotherapeutischer Tätigkeiten nach außen erhöht. Ärzte, Psychologen, Psychiater etc. können nun viel deutlicher als bisher ermessen, was Gegenstand psychotherapeutischer Diagnostik ist; sie können darauf aufbauend auch viel klarer und transparenter mit ihren psychotherapeutischen Kollegen über diagnostische Sachverhalte kommunizieren.

Andererseits erscheint die Diagnostik-Leitlinie aus klinisch-psychologischer Perspektive jedoch vor allem in der Betonung der Prozessdiagnostik und der interpersonalen Beziehung wie auch in der in den Ausführungen implizit mitschwingenden theoretischen Sichtweise zu einseitig bezogen auf bestimmte psychotherapeutische Orientierungen. Gerade aus systemischer wie auch aus verhaltenstherapeutischer Perspektive sind sowohl verschiedene inhaltliche Perspektiven und Festlegungen wie auch verschiedene Leitlinien nicht nachvollziehbar und vertretbar. Hier wäre eine breitere Rückbindung in die entsprechenden Ausbildungseinrichtungen wünschenswert gewesen. Auch wird aus klinisch-psychologischer Perspektive der evaluativen Funktion der Diagnostik und damit auch ihrer Funktionen für die Qualitätssicherung von Psychotherapie zu wenig Aufmerksamkeit geschenkt, ebenso wie die Konsultationspflicht inhaltlich hätte stärker ausgeführt werden können. Diese Punkte sollten in zukünftigen Weiterentwicklungen stärkere Berücksichtigung finden.

Drittes Zwischenresümee

Insgesamt ist festzuhalten, dass die Klinische Psychologie auf Grund ihrer speziellen Aufgabenstruktur auch therapierelevante Aussagen macht und entsprechende Funktionen erfüllt. Auf Grund der spezifischen psychotherapeutischen Aufgabenstellung kann und darf die Psychotherapie ihre Diagnostikfunktion jedoch nicht delegieren, weder an die Klinische Psychologie noch an die Psychiatrie oder einen anderen Gesundheitsberuf. Dies bedeutet, dass Psychotherapeuten ihre diagnostischen Aufgaben im Rahmen ihrer psychotherapeutischen Behandlungen auch auszuführen haben und zwar persönlich und selbständig (vgl. auch § 14, Abs. 2 PthG). Im Sinne ihrer Berufspflichten sind sie allerdings auch berechtigt und verpflichtet, sich bei bestimmten Fragestellungen und Problemen Informationen und Erkenntnisse hinsichtlich spezifischer klinisch-psychodiagnostischer Fragestellungen einzuholen (wie im übrigen auch von anderen Gesundheitsberufen). Im Rahmen dieses Abschnittes wurde versucht, die wichtigsten dieser Fragestellungen herauszuarbeiten und zur Diskussion zu bringen. Darüber hinaus besitzt die klinisch-psychologische Diagnostik ein sehr breites Methodenrepertoire für die verschiedenen Bereiche und Aufgaben psychotherapeutischer Diagnostik, deren systematische Anwendung durch Psychotherapeuten für die Therapieindikation, die Verlaufskontrolle, die Ergebnisevaluation und eine qualitätsgesicherte Therapiepraxis von so großer Wichtigkeit ist, dass klinisch-psychologische Konzepte und psychodiagnostischen Methoden auch von Psychotherapeuten in der Ausübung ihres Berufes selbst eingesetzt werden sollten. Dazu müssten sie allerdings in psychologischer Diagnostik breiter ausgebildet werden.

Die Psychotherapie kann zu verschiedenen klinisch-psychologischen Fragestellungen Aussagen machen; diese sollten im Sinne einer optimalen und qualitätsvollen psychologischen Arbeit von Psychologen ebenso berücksichtigt werden wie die Erkenntnisse und Wissensbestände anderer Gesundheitsberufe.

Schlussfolgerungen und Konsequenzen

Psychotherapeutische Diagnostik definiert sich vor allem aus ihren Aufgaben und Funktionen im Rahmen der Durchführung von Psychotherapien. In diesem Kontext operieren Psychotherapeuten eigenverantwortlich und selbständig; sie haben sich jedoch bei Bedarf an Vertreter anderer Gesundheitsberufe zu wenden und etwa psychiatrische oder klinisch-psychologische Konsile einzuholen. Psychotherapeutische Diagnostik kann aber nicht mit klinisch-psychologischer Diagnostik gleichgesetzt werden oder diese gar ersetzen, wie dies auch umgekehrt nicht möglich ist. Zu groß sind die Aufgaben- und Leistungsunterschiede. Allerdings können beide für das jeweils andere Berufs- und Fachgebiet ergänzende Beiträge leisten (wie dies auch Konzepte und Methoden anderer Gesundheitsberufe vermögen). Im Sinne einer qualitätsvollen und optimalen Gesundheitsversorgung sollte daher gegenseitige Konsultation und Beratung in der Behandlung und Untersuchung von Patienten und Menschen mit psychischen Leidenszuständen groß geschrieben werden.

Neben unterschiedlichen professionellen Funktionen unterscheiden sich klinisch-psychologische und psychotherapeutische Diagnostik vor allem in ihren theoretischen Grundlagen und in ihrer methodologischen Ausrichtung und Aufbereitung sowie in ihrer methodischen Vorgehensweise. Daraus resultieren die gravierendsten Unterschiede zwischen beiden, was wichtige Hinweise und Kriterien für ihre jeweils spezifischen Anwendungen und Arbeitsweise ergibt. Klinisch-psychologische Diagnostik beurteilt primär psychologische Phänomene im Zusammenhang mit psychischen Störungen, Auffälligkeiten und Leidenszuständen in verschiedenen psychologischen Bereichen und den verschiedenen Feldern der Gesundheitsversorgung, macht Indikationsvorschläge für Interventionen und Behandlungen, gibt Prognosen in bezug auf den Verlauf, die Entwicklung und Therapier- oder Rehabilitierbarkeit, bestimmt psychische Störungen und betreibt Differentialdiagnostik und kann Therapiekontrolle und -evaluation durchführen. Im Rahmen dieser ihrer Funktionen sollten klinische Psychologen von Psychotherapeuten bei spezifischen Fragestellungen konsultiert werden. Psychotherapeutische Diagnostik legitimiert sich hingegen primär aus der Aufgabenstruktur der Psychotherapie, nämlich der Behandlung von psychischen Auffälligkeiten, Verhaltensstörungen, Leidenszuständen und Störungen und somatischen Erkrankungen mit psychischer oder sozialer Beteiligung. Hier geht es in erster Linie um die Störungsdiagnostik, die Differentialdiagnostik, die allgemeine, differentielle und selektive Indikation (Mans, 2000) sowie um die Entwicklung des Fallkonzepts und Behandlungsmodells und um die interpersonale sowie die Verlaufs- und Prozesskontrolle der Behandlung. Um diese Aufgabe zu bewerkstelligen, braucht die Psychotherapie nicht nur eigene fachspezifische diagnostische Konzepte und Methoden sondern auch orientierungsübergreifende, wie sie auch klinisch-psychologische und klinisch-psychiatrische einbeziehen muss.

Die Multifunktionalität der diagnostischen Aufgaben der Gesundheitsberufe im Bereich psychischer Störungen (Klinische Psychologie, Psychiatrie, Psychotherapie) macht deren Verhältnis zueinander komplex. Die Diagnostik-Leitlinie des Psychotherapiebeirates hat hier einen wichtigen Beitrag zur Struktur- und Qualitätsentwicklung geleistet, indem sie die Aufgabenstruktur der psychotherapeutischen Diagnostik definiert und in Form von Leitlinien reglementiert hat. Dies bewirkt eine Erhöhung der Transparenz und trägt zur Klärung der unterschiedlichen Aufgaben, Zugänge und methodischen Voraussetzungen der klinisch-psychologischen wie psychotherapeutischen Diagnostik bei, was die Kooperationsmöglichkeiten der beiden Gesundheitsberufe erhöht. Allerdings wäre es sinnvoll und wichtig, den evaluativen Aspekt psychotherapeutischer Diagnostik ebenfalls noch systematischer in die Leitlinie zu integrieren.

Literatur

Amelang M, Zielinski W (2002) Psychologische Diagnostik und Intervention, 3., korr., akt. u. überarb. Aufl. Springer, Berlin Heidelberg New York Tokyo

Bastine R (1992) Klinische Psychodiagnostik. In: Bastine R (Hrsg) Klinische Psychologie, Band 2. Kohlhammer, Stuttgart, S 1–55

Baumann U, Stieglitz RD (2001) Psychodiagnostik psychischer Störungen: Allgemeine Grundlagen. In: Stieglitz RD, Baumann U, Freyberger HJ (Hrsg) Psychodiagnostik in Klinischer Psychologie, Psychiatrie und Psychotherapie, 2., überarb. u. erw. Aufl. Georg Thieme, Stuttgart, S 3–20

Fisseni HJ (2004) Lehrbuch der psychologischen Diagnostik, 3., erw. und neu gestaltete Aufl. Hogrefe, Göttingen

Fydrich T (2002) Diagnostik und Intervention in der Klinischen Psychologie. In: Amelang M, Zielinski W (Hrsg) Psychologische Diagnostik und Intervention. 3., korr., akt. u. überarb. Aufl. Springer, Berlin Heidelberg New York Tokyo, S 525–569

Janssen PL, Schneider W (Hrsg) (1994) Diagnostik in Psychotherapie und Psychosomatik. Gustav Fischer, Stuttgart

Jäger RS, Petermann F (1992) Psychologische Diagnostik, 2., veränd. Aufl. Psychologie Verlags Union, Weinheim

Kierein M, Pritz A, Sonneck G (1991) Psychologengesetz, Psychotherapiegesetz, Kurzkommentar. Orac, Wien

Laireiter AR (Hrsg) (2000a) Diagnostik in der Psychotherapie. Springer, Wien New York

Laireiter AR (2000b) Diagnostik in der Psychotherapie: Perspektiven, Aufgaben und Qualitätskriterien. In: Laireiter AR (Hrsg) Diagnostik in der Psychotherapie. Springer, Wien New York, S 3–23

Laireiter AR (2000c) Therapiebegleitende Diagnostik: Verlaufs- und Prozessdiagnostik. In: Laireiter AR (Hrsg) Diagnostik in der Psychotherapie. Springer, Wien New York, S 321–339

Mans EJ (2000) Differentielle Diagnostik. In: Laireiter AR (Hrsg) Diagnostik in der Psychotherapie. Springer, Wien New York, S 305–320

Perrez M (1985) Diagnostik in der Psychotherapie – ein anachronistisches Ritual? Psychologische Rundschau 36: S 106–109

Stieglitz RD, Baumann U (2001) Veränderungsmessung. In: Stieglitz RD, Baumann U, Freyberger HJ (Hrsg) Psychodiagnostik in Klinischer Psychologie, Psychiatrie und Psychotherapie, 2., überarb. u. erw. Aufl. Georg Thieme, Stuttgart, S 21–38

Westen D, Weinberger J (2004) When clinical description becomes statistical prediction. American Psychologist 56: S 595–613

Stellenwert der Diagnostik in der Psychotherapie – eine Studie

MARION BAUER-LEHRNER, URSULA MARGREITER

Vorwort

„Das Verhältnis zwischen Psychotherapie und Diagnostik ist seit jeher ein schwieriges und spannungsgeladenes. Die Ursache dafür liegt einerseits in der Geschichte der psychotherapeutischen Theorien, andererseits in der Entwicklung von Klassifikationssystemen psychischer Störungen. Diagnostik wurde lange Zeit als ärztliche Tätigkeit angesehen, in dem Sinn, dass vor jeder Therapie eine Diagnose zu stellen sei." (Paulitsch, 2004).

Im Ausbildungsverlauf des Psychotherapeutischen Propädeutikums werden von Seiten angehender PsychotherapeutInnen Fragen wie: „Nach welchen Kriterien soll eine Diagnose gestellt werden? Wann ist es notwendig, eine Diagnose zu stellen? Wer soll vorrangig diagnostizieren? Gibt es Unterschiede in der Diagnostik in Abhängigkeit vom Quellen- bzw. Grundberuf? Kann eine Diagnose im Verlauf der Behandlung neu gestellt bzw. können auch mehrere Diagnosen gleichzeitig formuliert werden?" aufgeworfen.

Diese Fragen spiegeln neben dem Vorteil, mit Hilfe der Diagnostik ein entsprechendes Behandlungskonzept entwickeln zu können, auch die Problematik der Diagnostik wider. Schon Lenz und Küfferle (1996) schreiben hierzu: „Die Bedeutung der Diagnose psychischer Erkrankungen wurde – anders als in den übrigen medizinischen Fachgebieten – immer wieder in Frage gestellt und zeitweise ertönt sogar der Ruf nach Abschaffung der Diagnose. Als wesentlichste Argumente gegen psychiatrische Diagnostik im allgemeinen werden angeführt, dass die Diagnose im Einzelfall der jeweiligen besonderen Situation eines Patienten nicht gerecht würde, und dass die therapeutischen und prognostischen Folgerungen, die sich aus der psychiatrischen Diagnose ergeben, verhältnismäßig unbedeutend wären und die Diagnosen selbst vergleichsweise unzuverlässig seien. ... Andererseits wird, sofern jeder Patient nur als einzigartig angesehen wird ... jegliches Lernen aus Erfahrung unmöglich und jegliche Kommunikation über eine Krankheit."

Angeregt durch solche kontroversen Fragen sowie die Entwicklung der *Diagnostik-Leitlinie für Psychotherapeutinnen und Psychotherapeuten* des Bundesministeriums für Gesundheit und Frauen, entstand die Idee zu der vorliegenden Untersuchung.

Diese Untersuchung beschäftigt sich zum einen damit, welcher Stellenwert der Diagnostik in der Psychotherapie eingeräumt wird und zum anderen, inwieweit die Entwicklung einer psychotherapeutischen Diagnostik tatsächlich notwendig erscheint. Es wurden niedergelassene PsychotherapeutInnen befragt, die entweder ausschließlich oder zusätzlich in freier Praxis tätig sind. Nach einer Studie des Österreichischen Bundesinstituts für Gesundheitswesen erfolgt die psychotherapeutische Versorgung in Österreich zum überwiegenden Teil in freier Praxis (vgl. ÖBIG, 1997).

Untersuchungsgegenstand

Ziel der vorliegenden Studie war es, die Einschätzung der befragten PsychotherapeutInnen zum Stellenwert der Diagnostik in der psychotherapeutischen Behandlung zu erheben. Weiters sollten Argumente, die für bzw. gegen eine Entwicklung einer eigenständigen Diagnostik in der Psychotherapie sprechen, gesammelt werden.

Die untersuchte Zielgruppe setzte sich aus PsychotherapeutInnen zusammen, die in freier Praxis tätig sind.

Die Zielvariablen waren Kenntnisse und Anwendungen von Diagnoseschemata, fachspezifische Ausbildung und Berufserfahrung der Befragten, Einfluss des Grundberufes auf die gestellte Diagnose, Art und Häufigkeit diagnostizierter Störungen, Zuweisungskontext, Relevanz von Diagnostik für die Behandlung, Haltung gegenüber der Entwicklung einer speziellen Diagnostik für Psychotherapie sowie die Berücksichtigung methodenspezifischer Besonderheiten.

Durchführung der Untersuchung

Die Untersuchung fand im Rahmen eines Projekts des Psychotherapeutischen Propädeutikums des ÖAGG (Österreichischer Arbeitskreis für Gruppentherapie und Gruppendynamik) zum Ausbildungsschwerpunkt „Grundlagen der Forschungs- und Wissenschaftsmethodik" unter Beteiligung der wissenschaftlichen Mitarbeiterinnen des Propädeutikums (Mag. Michaela Felber, Mag. Iris Jahn und Mag. Marlies Wohlgenannt) sowie unter Beratung von Dr. Gernot Schwentner (Empirische Sozialforschung) statt. Die Felduntersuchung wurde im Zeitraum vom 23. Juli bis 31. August 2004 schwerpunktmäßig in Oberösterreich, darüber hinaus in Wien und Niederösterreich, vereinzelt in der Steiermark und im Burgenland durchgeführt. Die Datenerhebung erfolgte anhand eines strukturierten Fragebogens, der durch KandidatInnen des ÖAGG-Propädeutikums im Einzelinterview (face to face) vorgegeben wurde. Bei der Konzeption des Fragebogens wurden Ideen und Erfahrungen der AusbildungskandidatInnen miteinbezogen.

Stichprobe

Befragt wurden insgesamt 48 niedergelassene PsychotherapeutInnen. In der Untersuchung wurde auf eine annähernde Gleichverteilung von Männern und Frauen in der Stichprobe Wert gelegt, um eventuelle geschlechtsspezifische Unterschiede erfassen zu können. Grundsätzlich ist festzuhalten, dass zwei Drittel der in Österreich anerkannten PsychotherapeutInnen weiblich sind (vgl. www.psyonline.at – Wegweiser Psychotherapie/Statistik und Daten zur Psychotherapie, Stand 12/2003; ÖBIG, 2003). Der Anteil der Frauen lag bei 58,3%, der Anteil der Männer bei 41,7%.

Das durchschnittliche Alter der Befragten beträgt 47 Jahre mit einer relativ breiten Streuung (Standardabweichung: 7,2 Jahre; Minimum: 35 Jahre; Maximum: 65 Jahre).

Die RespondentInnen sind mit 70,7% zum überwiegenden Teil in freier Praxis in Oberösterreich tätig (zu 18,8% in Wien, zu 6,3% in Niederösterreich, zu 4,2% in der Steiermark und im Burgenland). 35,6% geben an, seit bis zu 15 Jahren in freier Praxis tätig zu sein, jeweils 24,4% sagen aus, seit bis zu 5 bzw. bis zu 10 Jahren in freier Praxis zu arbeiten. Lediglich 8,9% sind seit bis zu 20 Jahren und 6,7% seit bis zu 29 Jahren als frei praktizierende PsychotherapeutInnen tätig.

Zur Frage, in welcher fachspezifischen Methode die Psychotherapieausbildung abgeschlossen wurde, führen 41,7% der Befragten Systemische Familientherapie, 29,2% Klienten- bzw. Personenzentrierte Psychotherapie und 14,6% Integrative Gestalttherapie bzw. Gestalttheoretische Psychotherapie an. Alle anderen fachspezifischen Schulen wurden mit weniger als 10% genannt.

Analog zu den Nennungen des Abschlusses in einer fachspezifischen Methode wurde diese auch als jene angeführt, nach der behandelt wurde/wird. So ergeben sich wieder die meisten Nennungen bei der Systemischen Familientherapie (56,3%), gefolgt von Klienten- bzw. Personenzentrierter Psychotherapie (27,1%) und Integrativer Gestalttherapie bzw. Gestalttheoretischer Psychotherapie (16,7%). Interessant in diesem Kontext ist, dass im Vergleich zum Prozentsatz der ausgebildeten Systemischen Familientherapeuten ein deutlich höherer Prozentsatz mit dieser Methode arbeitet. Daraus lässt sich schließen, dass auch PsychotherapeutInnen anderer Fachrichtungen bzw. ohne Zusatzbezeichnung mit dieser Schule arbeiten und es liegt die Vermutung eines methodenübergreifenden Behandlungskonzeptes nahe.

Insgesamt 68,8 % der Befragten geben an, mit Zusatzbezeichnung in die österreichische PsychotherapeutInnen-Liste eingetragen zu sein, davon signifikant mehr Männer (85 %). Im Gegensatz dazu werden nur 57,1 % der befragten Psychotherapeutinnen mit Zusatzbezeichnung in der Liste geführt.

Die am häufigsten angeführten Quellenberufe sind PflichtschullehrerInnen (29,2 %), PsychologInnen (22,9 %), MedizinerInnen (12,5 %), Diplomierte SozialarbeiterInnen (12,5 %) und TheologInnen (8,3 %).

4. Ergebnisse

4. 1 Kenntnisse und Anwendung von Diagnoseschemata

Zunächst wurde in einer offenen Frage versucht, Kenntnisse über Diagnoseschemata zu erheben. Die Analyse der qualitativen Daten ergibt, dass alle Befragten zumindest das bekannte Klassifikationssystem ICD-9 bzw. 10 (Internationale Klassifikation psychischer Störungen) kennen. In der Beantwortung der darauf folgenden geschlossenen Frage geben 85,4 % ebenfalls an, das Klassifikationssystem DSM III/IV (Diagnostisches und Statistisches Manual psychischer Störungen) zu kennen und weitere 31,3 % führen zusätzlich die OPD (Operationalisierte Psychodynamische Diagnostik) an.

77,1 % der Befragten haben ihre Diagnostikkenntnisse im Rahmen der psychotherapeutischen Ausbildung erhalten. Davon geben 18,8 % an, bereits Kenntnisse im Rahmen der theoretischen Ausbildung im Psychotherapeutischen Propädeutikum und 12,5 % in dem dazugehörigen Praktikum erworben zu haben. Deutlich höher sind die Prozentwerte im Rahmen der fachspezifischen Ausbildung. Hier führen 70,8 % an, Kenntnisse während der theoretischen und 56,3 % Kenntnisse während der praktischen Ausbildung erlangt zu haben.

Insgesamt 56,3 % der befragten RespondentInnen halten die so gewonnenen Kenntnisse für einigermaßen bis sehr ausreichend. Weitere 20,9 % beurteilen ihr während der Ausbildung erlangtes Wissen für weniger bis wenig ausreichend.

In diesem Kontext zeigt sich die Tendenz, dass ältere Befragte (älter als 45 Jahre) ihre Diagnostikkenntnisse als weniger ausreichend erachten. Möglicherweise ist dies auf die länger zurückliegende Ausbildung zurückzuführen.

Bei der Frage der Verwendung der genannten Klassifikationssysteme in der psychotherapeutischen Praxis zeigt sich, dass 93,8 % der RespondentInnen das Klassifikationssystem ICD-9/10, 18,8 % das DSM III/IV und 2,1 % die OPD verwenden (siehe hierzu nachfolgende Tabelle 1). Die Verwendung des ICD-9/10 wird vor allem im Kontext der Verrechnung mit den Krankenkassen angeführt.

Tabelle 1. Verwendung von Klassifikationssystemen

Klassifikationssysteme	Verwendung von Klassifikationssystemen		keine Verwendung von Klassifikationssystemen		fehlende Werte	
	Anzahl (n)	Angabe in %	Anzahl (n)	Angabe in %	Anzahl (n)	Angabe in %
Verwendung des ICD-9/10	45	93,8	0	0	3	6,3
Verwendung des DSM III/IV	9	18,8	36	75	3	6,3
Verwendung der OPD	1	2,1	44	91,7	3	6,3
Verwendung anderer	3	6,3	42	87,5	3	6,3

In einer weiteren Frage wurde die Zufriedenheit mit der Anwendung der einzelnen Diagnoseschemata mittels einer fünfstufigen Skala (1 = sehr zufrieden; 5 = wenig zufrieden) beurteilt. Da – wie bereits berichtet – in erster Linie das Klassifikationssystem des ICD verwendet wird, bezieht sich die folgende Ausführung ausschließlich auf dieses System. Die genauen Daten sind in der nachfolgenden Tabelle 2 angeführt.

Tabelle 2. Zufriedenheit mit der Anwendung des ICD-9/10

Einstufung der Zufriedenheit	Anzahl (n)	Anzahl in %
Sehr zufrieden	3	6,3
Zufrieden	22	45,8
Mäßig zufrieden	12	24,9
Weniger zufrieden	7	14,6
Wenig zufrieden	1	2,1
Nicht zutreffend	3	6,3
Gesamt	48	100,0

Weiters ergeben sich signifikante Unterschiede in Bezug auf die Zufriedenheit und die Dauer der Tätigkeit in freier Praxis: Knapp 70% der länger als 10 Jahre in freier Praxis tätigen PsychotherapeutInnen sind signifikant weniger zufrieden mit dem ICD-9/10 als jene der Vergleichsgruppe (p < 0,5). Daraus lässt sich möglicherweise schließen, dass die zunehmende Berufserfahrung eher zu einer kritischen Haltung gegenüber dem bestehenden psychiatrischen Diagnoseschema ICD-9/10 führt. In der anfänglich offen gestellten Frage „Was fällt Ihnen ein, wenn Sie den Begriff „Psychotherapeutische Diagnostik" hören?", führen die Befragten u. a. neben Einstellungen wie „die Basis für ein Therapiekonzept" und „Abklärung der Symptome" auch Ansichten wie „Schubladisierung", „Etikettierung" oder „notwendiges Übel zur Kassenverrechnung" an.

Ebenso zeigt sich die Tendenz (p < 0,1), dass die Berufsgruppe der PsychologInnen weniger zufrieden mit der Diagnostik mittels ICD-9/10 ist und zusätzlich klinisch-psychologische Diagnoseinstrumente einbezieht.

Zuweisungskontext

Beim Zuweisungskontext war von Interesse, wie viele PatientInnen mit einer Zuweisung zum Erstgespräch kommen und von wem (Profession des/r Zuweisers/in) sie zugewiesen wurden. Die Nennungen ergaben folgende Häufigkeitsverteilungen, die in der nachstehenden Tabelle 3 angegeben sind.

Tabelle 3. Häufigkeiten der PatientInnen mit Zuweisung

Zuweisung in Prozentsätzen	Anzahl (n)	Anzahl in %
Bis zu 20%	15	31,3
21 bis 40%	8	16,7
41 bis 60%	10	20,8
61 bis 80%	11	22,8
81 bis 100%	1	2,1
Fehlende Werte	3	6,3
Gesamt	48	100,0

Hier zeigt sich, dass PsychotherapeutInnen, die mehr als 10 Jahre in freier Praxis arbeiten, signifikant mehr Zuweisungen haben als jene mit weniger Berufserfahrung. Das Ergebnis lässt sich möglicherweise dahingehend interpretieren, dass sich PsychotherapeutInnen mit mehr Berufsjahren im Laufe der Zeit besser mit KollegInnen unterschiedlicher Berufsgruppen und Einrichtungen vernetzt haben. Möglicherweise hängt dies auch mit einer längeren Tätigkeit in einschlägigen Institutionen zusammen. 76 % derRespondentInnen, die vermehrt mit zugewiesenen PatientInnen arbeiten, bekommen diese primär von ÄrztInnen zugewiesen (p < 0,05). Hier zeigt sich ein tendenzieller geschlechtsspezifischer Unterschied (p < 0,1). 75 % der Respondenten führen an, vermehrt mit ÄrztInnen bzw. mit anderen ExpertInnen zu kooperiern, während dies nur 50 % der Psychotherapeutinnen angeben.

Was das Verhältnis zwischen Privat- und KassentherapeutInnen betrifft, zeigt sich, dass signifikant mehr PsychotherapeutInnen (75 %) PatientInnen mit Krankenkassenzuschuss behandeln.

Interessant erscheint auch das folgende Ergebnis: Drei Viertel der Befragten (76 %), deren PatientInnengruppe sich zu 40 % oder mehr aus zugewiesenen PatientInnen zusammensetzt, geben an, weniger zufrieden mit den bestehenden Diagnostikschemata zu sein. Die Erfahrung, dass zugewiesene PatientInnen eine von der eigenen Diagnosestellung abweichende Diagnose vom/von der Zuweiser/in erhalten haben, kann hier als mögliche Erklärungsgrundlage herangezogen werden. Daraus resultiert eventuell die Befürchtung, dass eine erneute Diagnose für alle Beteiligten Problem aufwerfen könnte.

Art und Häufigkeit der Störungen

Die häufigsten Störungsbilder, mit denen in freier Praxis gearbeitet wird, sind Depressionen und Angststörungen. An zweiter Stelle folgen Belastungsstörungen und am dritthäufigsten werden psychosomatische, sowie Verhaltens- und emotionale Störungen genannt.

Bei der Diagnose von Verhaltens- und emotionalen Störungen ergeben sich hoch signifikante Unterschiede im Zuweisungskontext (p < 0,01). 95,7 % der RespondentInnen, die hauptsächlich PrivatpatientInnen behandeln, diagnostizieren signifikant häufiger Verhaltens- und emotionale Störungen; möglicherweise unter dem Aspekt, dass eine „Etikettierung" des/r Patienten/in so „weicher" ausfällt.

Interessanterweise diagnostizieren jene RespondentInnen, welche mit Zusatzbezeichnung in die Liste der österreichischen PsychotherapeutInnen eingetragen sind, signifikant häufiger Persönlichkeits- (66,7 %) und psychosomatische Störungen (75,8 %). Dies ist unter Umständen darauf zurückzuführen, dass RespondentInnen durch ihre fachspezifische Ausbildung im Umgang mit Diagnosen von Persönlichkeits- und psychosomatischen Störungen geübter sind.

Diese Annahme wird zusätzlich durch die Tendenz bekräftigt, dass RespondentInnen mit Zusatzbezeichnung anführen, Diagnostikkenntnisse in der Psychotherapieausbildung erhalten zu haben (p < 0,1). Zudem erachten jene RespondentInnen, die Persönlichkeitsstörungen diagnostizieren, die Diagnostik in der Psychotherapie als sehr relevant. Dieses Ergebnis führt uns in weiterer Folge zur nächsten Fragestellung.

Relevanz der Diagnostik für die psychotherapeutische Behandlung

Grundsätzlich erachtet ein Großteil der Befragten die Diagnostik in der Psychotherapie als relevant (siehe hierzu nachfolgende Tabelle 4).

In diesem Kontext zeigen sich ebenfalls signifikante Unterschiede zwischen den Befragten, die mit oder ohne Zusatzbezeichnung in die Liste der österreichischen PsychotherapeutInnen eingetragen sind (vgl. Psychotherapiegesetz, § 17 Absatz 4). RespondentInnen mit Zusatzbezeichnung halten die Diagnostik in der Psychotherapie für signifikant relevanter, während PsychotherapeutInnen ohne Zusatzbezeichnung die Relevanz der Psychotherapeutischen Diagnostik eher in Frage stellen. Auch hier liegt die Vermutung nahe, dass PsychotherapeutInnen mit Zusatzbezeichnung durch ihre fachspezifische Ausbildung im Umgang mit Klassifikationssystemen geübter sind.

Tabelle 4. Einschätzung der Relevanz einer Diagnostik für die psychotherapeutische Behandlung

Einstufung der Relevanz	Anzahl (n)	Anzahl in %
Sehr relevant	20	41,6
Relevant	13	27,1
Eher relevant	7	14,6
Weniger relevant	7	14,6
Wenig relevant	1	2,1
Gesamt	48	100,0

Weiters zeigt sich, dass jene PsychotherapeutInnen, die eine Diagnostik für relevant halten, tendenziell weniger zu klinischen PsychologInnen zuweisen (p < 0,1).

Ein weiteres signifikantes Ergebnis konnte in Bezug auf eine positive Haltung gegenüber der Neuentwicklung einer speziellen Diagnostik für das Fachgebiet der Psychotherapie festgestellt werden. So gaben 89,5 % der Befragten, die eine Diagnostik grundsätzlich für relevant halten, eine sehr positive Haltung gegenüber der Entwicklung einer eigenständigen Psychotherapeutischen Diagnostik an.

Haltung gegenüber der Entwicklung einer speziellen Diagnostik für Psychotherapie

Die Häufigkeitsauszählung der Antworten zu dieser Fragestellung (Vorgabe einer 5-stufigen Skala, 1 = „Ich halte viel davon"; 5 = „Ich halte wenig davon") ergab eine U-förmige Verteilung. Das Ergebnis macht eine starke Polarisierung der Thematik deutlich und ist Spiegelbild kontroverser Meinungen. Die genaue Verteilung der Antworthäufigkeiten ist in der nachfolgenden Tabelle 5 ersichtlich.

Tabelle 5. Antwortverhalten zur Frage nach einer speziellen psychotherapeutischen Diagnostik

Entwicklung einer spez. Diagnostik für Psychotherapie	Anzahl (n)	Anzahl in %
„halte viel davon"	12	24,9
„halte etwas davon"	7	14,6
„weiß nicht"	7	14,6
„halte weniger davon"	7	14,6
„halte wenig davon"	14	29,2
Fehlender Wert	1	2,1
Gesamt	48	100,0

Die Dauer der Berufserfahrung korreliert signifikant mit der Einstellung zu einer speziellen psychotherapeutischen Diagnostik: PsychotherapeutInnen (72,2 %), die länger als 10 Jahre in freier Praxis tätig sind, stehen einer Diagnostik für Psychotherapie wesentlich aufgeschlossener gegenüber (p < 0,05).

In weiterer Folge wurde auch ein interessantes Ergebnis zur Frage nach der Anzahl der PatientInnen pro Woche im Einzelsetting erzielt. Hier zeigt sich, dass PsychotherapeutInnen (73,7 %), die mehr als 9 PatientInnen pro Woche im Einzelsetting behandeln, einer speziellen Diagnostik für die Psychotherapie offener gegenüber stehen als solche mit einer niedrigeren PatientInnenfrequenz (p < 0,05).

Je mehr Sitzungen (vier und mehr) benötigt werden, um zu einer einigermaßen gesicherten Diagnose zu kommen, umso wichtiger wird die Entwicklung einer speziellen Diagnostik erachtet. 89,5 % der Befragten, die mehr als 4 Sitzungen benötigen, halten eine spezielle Diagnostik für wichtig.

Berücksichtigung methodenspezifischer Besonderheiten bei der Entwicklung einer speziellen Diagnostik für Psychotherapie

52,1 % der Befragten sind der Meinung, dass methodenspezifische Besonderheiten berücksichtigt werden sollten, während 45,8 % keine derartige Notwendigkeit sehen. Jenen Befragten, die einer Berücksichtigung methodenspezifischer Besonderheiten positiv gegenüber stehen, ist es wichtig, dass „Eigenarten" jeder Richtung miteinbezogen werden, wie z. B. systemtheoretische, lerntheoretische oder tiefenpsychologische Aspekte. Einige der RespondentInnen vertreten die Meinung, dass bestimmte Methoden sich für bestimmte Störungsbilder besser eignen als andere. Zudem wird der Wunsch geäußert, Aspekte der Beziehungs-, Entwicklungs- und Ich-Struktur sowie Ressourcen und klare Zieldefinitionen in die psychotherapeutische Diagnostik miteinzubeziehen.

Diejenigen Befragten, die sich negativ gegenüber einer Berücksichtigung der fachspezifischen Methode aussprechen, befürchten, dass dadurch ein interdisziplinärer Austausch eher unterbunden werden könnte. Manche geben pragmatisch an, dass der Mensch im Mittelpunkt der Behandlung stünde und nicht die Methode und somit das Ziel unabhängig von der Methode sei. Eine Berücksichtigung wird zudem als verwirrend gesehen, da viele PsychotherapeutInnen methodenübergreifend arbeiten. Hier besteht eher die Ansicht, dass bereits bestehende Verfahren, wie das ICD-9 bzw. 10 oder das DSM III/IV, noch verfeinert werden sollten.

Es zeigen sich auch signifikante geschlechtsspezifische Unterschiede: So sprechen sich deutlich mehr Männer (73,7 %) im Vergleich zu Frauen (39,3 %) für eine Berücksichtigung methodenspezifischer Besonderheiten aus.

Des Weiteren konnte ein signifikanter Unterschied zwischen Befragten, die auch klinisch-psychologische Diagnostikverfahren heranziehen, und solchen, die keine verwenden, gefunden werden. Befragte, die klinisch-psychologische Diagnostikverfahren heranziehen, sprechen sich in einem höheren Umfang für eine Berücksichtigung methodenspezifischer Besonderheiten aus. Hier lässt sich vermuten, dass für solche RespondentInnen eine differenzierte Diagnostik wesentlicher Bestandteil ihres Behandlungskonzeptes ist.

Zusammenfassung der Ergebnisse

Die vorliegende Studie zeigt, dass alle befragten PsychotherapeutInnen das Klassifikationssystem ICD-9/10 kennen und der Großteil diese Kenntnisse im Rahmen der fachspezifischen Ausbildung erworben hat. Mehr als die Hälfte schätzt das Wissen als einigermaßen bis sehr ausreichend ein.

Fast alle RespondentInnen verwenden das Klassifikationssystem ICD-9/10 im Kontext mit der Krankenkassenverrechnung.

Zur Frage nach der Zufriedenheit mit der Anwendung des Klassifikationssystems ICD-9/10 zeigt sich, dass zwei Drittel der Befragten, die länger als 10 Jahre in freier Praxis tätig sind, signifikant weniger mit diesem Diagnoseschema zufrieden sind.

Bei der Erhebung des genauen Zuweisungskontextes konnte festgestellt werden, dass PsychotherapeutInnen mit mehr als zehnjähriger Berufserfahrung in freier Praxis deutlich mehr Zuweisungen erhalten. In diesem Zusammenhang wurde vorwiegend die Berufsgruppe der ÄrztInnen als primäre ZuweiserInnen genannt, wobei vor allem von Psychotherapeuten eine stärkere Zusammenarbeit mit ÄrztInnen angeführt wird.

Mehr Psychotherapeutinnen geben an, in höherem Umfang, PatientInnen mit Krankenkassenzuschuss zu behandeln. Interessant im Kontext der Zuweisung erscheint, dass ein Großteil der TherapeutInnen, die mit zugewiesenen PatientInnen arbeiten, deutlich weniger mit den bestehenden Diagnoseschemata zufrieden sind.

Weiters zeigen sich auch signifikante Unterschiede bezüglich der Diagnose von Störungen. TherapeutInnen, die weniger zugewiesene PatientInnen behandeln, diagnostizieren häufiger Verhaltens- und emotionale Störungen.

TherapeutInnen mit Zusatzbezeichnung diagnostizieren verstärkt Persönlichkeits- und psychosomatische Störungen.

Der Großteil der Befragten erachtet Diagnostik in der Psychotherapie als relevant. In diesem Kontext halten PsychotherapeutInnen mit Zusatzbezeichnung Diagnostik in höherem Umfang bedeutsamer als solche ohne Zusatzbezeichnung.

In weiterer Folge zeigen die Ergebnisse, dass diejenigen TherapeutInnen, die eine Diagnostik für grundsätzlich relevant halten, auch der Entwicklung einer speziellen Diagnostik für Psychotherapie positiv gegenüber stehen.

Dennoch muss festgehalten werden, dass die Frage nach einer eigenständigen Diagnostik für Psychotherapie eine starke Polarisierung in Richtung pro und contra hervorgerufen hat. So geben annähernd gleich viele TherapeutInnen an, dafür oder dagegen zu sein.

Die längere Berufserfahrung in freier Praxis – mehr als 10 Jahre – führt zu einer deutlichen Befürwortung einer speziellen Diagnostik für Psychotherapie.

Weiters zeigt sich, dass TherapeutInnen mit einer höheren PatientInnenfrequenz positiver einer eigenständigen Diagnostik gegenüber stehen.

Die Anzahl der benötigten Sitzungen, um zu einer einigermaßen gesicherten Diagnose zu kommen, hat ebenfalls einen wesentlichen Einfluss auf die Einstellung zur Psychotherapeutischen Diagnostik. So halten die RespondentInnen, die vier und mehr Sitzungen aufwenden, die Entwicklung einer speziellen Diagnostik für Psychotherapie für wichtig.

Fast die Hälfte der PsychotherapeutInnen befürchtet bei einer Berücksichtigung methodenspezifischer Besonderheiten in der Psychotherapeutischen Diagnostik eine Einschränkung des interdisziplinären Austausches. Eine solche Berücksichtigung wird als „verwirrend" gesehen, da viele PsychotherapeutInnen methodenübergreifend arbeiten. In diesem Kontext wird viel mehr angeregt, die bereits bestehenden Verfahren, wie z. B. das ICD-9/10 oder das DSM III/IV, zu verfeinern.

Mehr als die Hälfte der Befragten sprechen sich für die Berücksichtigung methodenspezifischer Besonderheiten aus. Dabei wird der Einfluss unterschiedlicher theoretischer Ansätze einzelner Schulen als wichtig gesehen. Beachtung soll auch die bessere Eignung bestimmter Schulen bei der Behandlung bestimmter Störungsbilder finden.

Insgesamt zeigt die Studie, dass PsychotherapeutInnen Diagnostik in der Psychotherapie als wichtig erachten. Einer speziellen Diagnostik für Psychotherapie wird eher kontrovers gegenüber gestanden. Die Ambivalenz der Thematik könnte dadurch aufgehoben werden, indem eine eigenständige Diagnostik für Psychotherapie nicht als ein Gegenmodell gedacht ist, sondern als Ergänzung zur bestehenden Diagnostik im Sinne einer Qualitätssicherung für Psychotherapie entwickelt wird.

Eine größere Erhebung im Sinne eines Folgeprojektes wird hier als durchaus wünschens- und erstrebenswert gesehen.

Literatur

Bundesministerium für Gesundheit und Frauen (2004) Diagnostik-Leitlinie für Psychotherapeutinnen und Psychotherapeuten. Wien

Bortz J (1999) Statistik für Sozialwissenschaftler. Springer, Berlin Heidelberg New York Tokyo

Dilling H, Mombour W, Schmidt MH, Schulte-Markwort E (Hrsg) (2000) Internationale Klassifikation psychischer Störungen, ICD-10 Kapitel V (F). Klinisch-diagnostische Leitlinie. Huber, Bern Göttingen Toronto Seattle

Etzersdorfer E, Fischer P, Friedrich MH, Holubar K, Küfferle B, Lenz G, Schlappach O, Sonneck G, Steinhardt K, Teutsch HR (1996) Medizinische Grundlagen der Psychotherapie. Facultas, Wien

Kierein M, Pritz A, Sonneck G (1991) Psychologengesetz. Psychotherapiegesetz. Kurzkommentar. Orac, Wien

Lenz G, Küfferle B (2002) Klinische Psychiatrie. Grundlagen, Krankheitslehre und spezifische Therapiestrategien (Kap. 2 + Kap. 11–22). Facultas, Wien

ÖBIG [Österreichisches Bundesinstitut für Gesundheitswesen] (1997) Ambulante psychotherapeutische Versorgung in Österreich. Wien

ÖBIG [Österreichisches Bundesinstitut für Gesundheitswesen] (2003) Psychotherapeuten, Klinische Psychologen, Gesundheitspsychologen. Entwicklungsstatistik 1991–2002. Wien

Paulitsch K (2004) Praxis der ICD-10-Diagnostik. Ein Leitfaden für PsychotherapeutInnen und PsychologInnen. Facultas, Wien

Saß H, Houben I, Wittchen HU, Zaudig M (2003) Diagnostisches und Statistisches Manual Psychischer Störungen – Textrevision (DSM IV TR). Hofgrefe, Göttingen Toronto Seattle

4. Zur Bedeutung von Grundbegriffen

Leiden – Störung, Krankheit – Krankheitswertigkeit

MANFRED BUCHSBAUMER

Exkurs

Begriffe wie Leiden, Störung, Krankheitswertigkeit, Krankheit beschäftigen von je her die Menschheit und sie variieren je nach Jahrhundert, Kultur und sozialer Schicht. Egal, ob dies nun die magisch-mystische Betrachtungsweise der Ägypter, Inder, Mesopotamier oder der Schamanen ist, eine klare Definition davon, was „krank und/oder gesund" ist, ist nicht zu finden.

Lange Zeit stand die rein biomedizinische (-chemische) Sicht von Krankheit (Zuweisung einer Position von Schwachheit) im Vordergrund die, wenn wir in die Antike zurückblicken von Hippokrates (460–377 v. Chr.) als einer der Begründer der ärztlichen Heilkunde, geprägt wurde. Er vertrat die Auffassung, dass seelische Krankheit primär somatisch zu erklären ist.

Mit dem Beginn des christlichen Zeitalters wird Krankheit sozusagen um die Schuld/Schuldhaftigkeit erweitert. Gemeint ist die „Erbsünde", die Krankheit und Tod mit sich bringt. Leiden und Krankheit beziehen sich auf ein schuldhaftes Verhalten des Menschen und werden einer höheren Macht zugeschrieben, die ordnend eingereift.

„Gott allein verfügt auch über die Mittel der Heilung, welche er allerdings von einer sehr weltlichen Macht verwalten lässt, die das Gefühl der Ohnmacht des Menschen zur Befestigung ihrer Herrschaft kultiviert." (Buchinger 1992).

Radikal verändert wird diese mittelalterliche Anschauung durch Descartes im Zeitalter der Aufklärung, indem er den Menschen als Maschine betrachtete, der, wenn er krank ist, sich in einem regelwidrigen Zustand befindet. Er setzte den Verstand über alles. Die genaue Kenntnis über das Funktionieren dieses Regelwerkes (des Menschen bzw. vielmehr des Körpers) ist die Voraussetzung für die Behebung der Störung und dies in aller Regel von außen. Diese, vom heutigen Standpunkt aus gesehen reduktionistische Sicht, öffnet der naturwissenschaftlichen Medizin Tür und Tor, die nur den Beweis als Nachweis gelten lässt.

Erwin Ringel zitiert seinen Freund Herbert Pietschmann: „Das naturwissenschaftliche Zeitalter muss zu Ende sein; um jeden Tag, um den es früher zu Ende geht, sind wir früher gerettet; denn: In der Naturwissenschaft kommt die Liebe nicht vor!" Er setzt fort: „Nicht nur der Ärger kommt nicht vor, sondern auch die Liebe nicht. Ohne die Liebe gibt es keine Medizin; also muss die Medizin aufhören, nur eine Naturwissenschaft zu sein. Ich sage ausdrücklich – nur; natürlich! Denn selbstverständlich können wir auf die wesentlichen naturwissenschaftlichen Erkenntnisse nicht verzichten. Ich stehe zu dieser Behauptung und ich bekenne mich zu ihr. Aber ich füge bei, dass sie das rein Naturwissenschaftliche übersteigen muss; sie muss transzendieren dorthin, wo der ganze Mensch ist. An diesen Punkt müssen wir kommen!" (Ringel 1991)

Es existiert eine Vielfalt von verschiedenen Krankheitsmodellen und -konzepten, die sich mehr oder weniger gut bewährt haben. Ob nun in den unterschiedlichen psychotherapeutischen Methoden oder der Medizin, Biologie, Philosophie, Soziologie und der Jurisprudenz, keine der genannten Wissenschaften kann eine zufriedenstellende und umfassende Beschreibung geben.

Einzig sozialrechtlich ist der Begriff Krankheit ein normierter Begriff und damit an bestimmte Rechte und Ansprüche gebunden: Heilung, Besserung, Linderung oder Bewältigung, d.h. die Zuerkennung der Schwachheitsposition. Sachlich relevant für den Krankheitsbegriff ist der Störungsbegriff. Bestimmte Störungen erhalten den Wert Krankheit oder einen Krankheitswert. Bewertung meint die Anwendung eines Wertmaßstabes, der juristisch ausjudiziert und gesellschaftlich gesehen unterschiedlich verwendet wird. Die von einer Kultur, Gesellschaft akzeptierten Normen geben vor, was krank, gesund, abnorm etc. ist.

Mit der Einführung des Psychotherapiegesetzes 1990 in Österreich wurde seitens des Gesetzgebers eine Basis geschaffen den Krankheitsbegriff aus seiner Dichotomie (gesund – krank) herauszuschälen und explizit (früher implizit) um psychosoziale und psychosomatische (Rechtsgrundlagen und Definitionen, siehe S. 6) Faktoren zu erweitern. Das bedeutet einen Schritt weg von einer monokausalen Sicht wie: „Krank ist, wer eine Krankheit hat, d.h. einen pathologischen Befund bietet." (Engel C L 1960), hin zu einer multifaktoriellen Entstehung und Formulierung wie z.B.: „Der Hinweis – psychosozial oder psychosomatisch – ist damit weder Einschränkung im Sinne einer einseitigen Psychogenese, Sozio- oder Somatogenese noch eine Erweiterung, sondern nur als Hinweis für die Entstehung, den Verlauf, die bio-psychosozialen Auswirkungen und Behandlungsmöglichkeiten von Krankheiten aufzufassen. Gemeint sind somit sämtliche Verhaltensstörungen und Leidenszustände, die sogenannten rein körperlichen Erkrankungen wie z.B. Krebserkrankungen, aber auch Psychosen ebenso wie die sogenannten psychosomatischen Erkrankungen (klassischen Psychosomatosen) und die sogenannten psychoneurotischen Störungen." (Pritz A 1990).

Krankheit zwingt uns zum Einhalt, zur Unterbrechung von Gewohntem und Aufschub geplanten Handelns. Kranksein heißt, dass der/die Betroffene nicht mehr in vollem Ausmaß der Erhaltung seiner Lebensumstände nachgehen kann. Dies kann soweit gehen, dass sämtliche Lebensvollzüge beeinträchtigt und nicht mehr eigenständig bewältigbar sind. Das damit einhergehende Leiden oder der Leidenszustand ist meist beträchtlich.

„heit" bedeutet im Ursprung: Person, Stand, Rang, Geschlecht, Wesen.

Mit der Bezeichnung Krank-heit wird eine Position zugewiesen, die für die Psychotherapie nicht gut geeignet ist. Es braucht nicht noch eine von außen aufgezwängte zusätzliche Stigmatisierung für die ohnehin schon schwierige und problemhafte Situation, mit der die Patient/innen und Klient/innen in die Therapie kommen. Die Verweigerung der Bezeichnung Krankheit durch die Psychotherapeut/innen bewirkt zunächst eine Verunsicherung der Patient/innen in ihrer Position. Damit wird jedoch für den/die Patient/in und Klient/in ein Bewegungsraum eröffnet, Gesundheit zu erarbeiten.

In unserer leistungsorientierten Gesellschaft ist „Krank-Sein" ohnehin schon zu einem Stigma geworden, dass sich der Mensch gar nicht mehr (wirtschaftlich) leisten kann und auch noch keine Schuldgefühle für seine, wenn auch meist vorübergehende, Arbeitsunfähigkeit/Untätigkeit (Beruf, Schule, Familie, Beziehungen) zu haben.

Daher ist es umso notwendiger einen nicht stigmatisierenden und weniger kränkenden Krankheitsbegriff, der in der Krankheitswertigkeit näherungsweise gegeben ist, zu finden. Es ist für alle genannten Wissenschaften eine große Herausforderung dahingehend weiterzuforschen, insbesondere für die Psychotherapie.

Krankheitswertige Störungen sind daher als Begriff für die Psychotherapie besser geeignet, da er zugleich den Leidensaspekt, die Abweichung, die Krankheit, wie auch die gesunden Anteile (Ressourcen) anspricht, anerkennt und den zugrunde liegendenden Konflikt oder das Problem als allgemein menschlich verstehbar und veränderbar aufzeigt.

Literatur

Kierein M, Pritz A, Sonneck G (1990) Psychologengesetz und Psychotherapiegesetz: ein Kommentar. Orac, Wien

Buchinger K (1992) Zur Geschichte des Krankheitsbegriffes: über das Verhältnis von Krankheit und Schuld. In: Pritz A, Petzold H (Hrsg) Der Krankheitsbegriff in der modernen Psychotherapie. Junfermann, Paderborn

Engel C L A (1960) Unified concept of health and disease. Persp Biol Med III. S 459–485, dt. in: Rothschuh (1975) 306–342

Pritz A, Petzold H (1992) Der Krankheitsbegriff in der modernen Psychotherapie. Junfermann, Paderborn

Pritz A (1992) Zur Definition von „Psychotherapie" in den psychotherapeutischen Schu-
    len und ihre Implikationen für den Krankheitsbegriff. In: Pritz A, Petzold H (Hrsg) Der
    Krankheitsbegriff in der modernen Psychotherapie. Junfermann, Paderborn
Ringel E (1991) Was kränkt, macht krank. In: Willert HG, Wetzel-Willert G (Hrsg) Psychoso-
    matik in der Orthopädie. Huber
Willert HG, Wetzel-Willert G (1991) Psychosomatik in der Orthopädie. Huber

Persönlichkeit – Persönlichkeitsstruktur – Persönlichkeitsstörungen

GERHARD PAWLOWSKY

Der Begriff der Persönlichkeit als Beschreibung des Menschen ist jüngeren Datums. Er hat sich aus anderen Begriffen wie jenen des Individuums, des Charakters oder der Person als psychologische Beschreibung des ganzen Menschen heraus entwickelt und ist heute ein eigenständiger Begriff. Die Bezeichnung Individuum – häufig im Gegensatz zu Masse verwendet – hatte den konkreten einzelnen Menschen und seine Handlungsfreiheit betont; der Begriff Charakter – auf Taufscheinen im 18. Jhdt. noch durch die Angabe der Religionszugehörigkeit ausreichend beschrieben – betonte später die Eigenschaften der Seele und des Verhaltens. Mit dem Begriff der Person und des Personalen ist in der Regel die Einzigartigkeit des konkreten Menschen gemeint, wie sie in der Existenzphilosophie Gabriel Marcels oder Ferdinand Ebners oder im dialogischen Prinzip Martin Bubers beschrieben wird.

Aus diesen Wurzeln entwickelte sich im 20. Jhdt. auch der Begriff der Persönlichkeit. Er wird in der Umgangssprache wenig verwendet, höchstens dann, wenn die Besonderheit eines herausragenden Menschen bezeichnet wird – also gewissermaßen als Steigerung des Begriffs der Person.

In der Psychologie und in der Psychotherapie wird der Begriff der Persönlichkeit – von Sigmund Freud zumeist noch synonym mit „Person" oder „Ich" in der ersten Bedeutung als ganze Person verwendet – in der Folge als ganzheitliche Betrachtung des Menschen „als psycho-somato-soziales Wesen" (Dolleschka 2000, 309) aufgegriffen und ersetzt die früheren Begriffe. Die Betrachtung erfolgt im Hier und Jetzt, sie schließt aber auch das Geworden-Sein in der Vergangenheit mit ein, damit sind auch das zugeordnete Rollenverhalten oder die Abweichung davon und die prägenden Einflüsse der Umwelt mit verstanden.

Mit dem Begriff der Persönlichkeit ist dann auch der Begriff der Persönlichkeitsstruktur und/oder der persönlichen Lebensstile untrennbar verknüpft.

Damit ist die konkrete und relativ stabile Gestalt der Motivationen, der Eigen-schaften und Verhaltensweisen der Person gemeint. Natürlich gilt das auch in der Beschreibung pathologischer Zustände: etwa bei ängstlicher oder zwang-hafter Persönlichkeitsstruktur usw.

Auch der in der Leitlinie verwendete Begriff der Persönlichkeitsstörungen unterliegt derselben Geschichte. Das Konzept der Persönlichkeitsstörungen ist ein relativ junges, es ist im engeren Sinn erst rund 15 Jahre alt. Es taucht zwar schon 1979 in der 5. Revision der ICD 9 auf; dort ist es aber noch in gleicher Bedeutung mit Psychopathien und Charakterneurosen genannt (der Begriff der Charakterneurose geht auf Wilhelm Reich 1933 zurück). So ist das Konzept offenbar der Nachfolger dieser früheren Begriffe. Es gibt auch einzel-ne Vorläufer: So ist bei Sigmund Freud vom „Persönlichkeitszerfall" zu lesen, so sind bei Heinz Kohut Anfang der 70er Jahre die „narzisstischen Persönlich-keitsstörungen" (gekennzeichnet durch einen Mangel an Lebensfreude, durch Leere oder Funktionieren ohne Sinnerfüllung) im Unterschied zu „narzissti-schen Verhaltensstörungen" (gekennzeichnet durch einen farbigen, blühen-den, agierenden Narzissmus) zu finden.

Erst im ICD 10 wird das Konzept 1991 erweitert und differenziert in „Per-sönlichkeits- und Verhaltensstörungen"; analog im DSM IV 1994. Die Auf-zählung der Persönlichkeitsstörungen umfasst in der ICD 10 folgende 8 Stö-rungsbilder: die paranoide, emotional instabile, histrionische, anankastische (zwanghafte), ängstliche (vermeidende) und asthenische (abhängige) Persön-lichkeitsstörung. Im DSM IV ist die Einteilung etwas anders; dort sind Subgrup-pen („Cluster") angegeben. Damit ist das pragmatische Konzept der Persön-lichkeitsstörungen voll entfaltet.

Es scheint das die Abkehr von einer Beschreibung, die kausale Überlegun-gen mit einschließt (wie dies bei der Charakterneurose Reichs oder der nar-zisstischen Persönlichkeitsstörung Kohuts der Fall war) und die Hinwendung zu einer rein symptomatischen, man kann auch sagen phänomenologischen Beschreibung, zu signalisieren.

Literatur

Dolleschka B (2000) Stichwort Persönlichkeit. In: Stumm G, Pritz A (Hrsg) Wörterbuch der Psychotherapie. Springer, Wien New York, S 508 f
Swildens H (2000) Stichwort Persönlichkeitsstörungen. In: Stumm G, Pritz A (Hrsg) Wörter-buch der Psychotherapie. Springer, Wien New York, S 509 f

Beziehung

GERHARD PAWLOWSKY

Anmerkungen zur psychotherapeutischen Beziehung

Die psychotherapeutische Beziehung hat im Laufe der Entwicklung der Psychotherapie viele Stadien durchlaufen. Bedeutung und Stellenwert der Beziehung zwischen Therapeut und Klient/Patient[1] haben sich mit dem grundlegenden Menschenbild mit verändert.

Gehen wir in der Geschichte zurück. In der Psychologie und den der Psychotherapie zugrunde liegenden Theorien ist in den 100 Jahren von den ersten Arbeiten Sigmund Freuds bis heute ein dreifacher Paradigmenwechsel zu sehen. Es sind die Veränderungen

- von der Ein-Personen- zur Mehr-Personen-Psychologie,
- in der Auffassung vom signifikanten Lernen in psychisch hohen Spannungszuständen zum signifikanten Lernen in psychisch niederen Spannungszuständen, also in entspannten Situationen, und von da zur bedeutungsgebenden Interaktion der Eltern mit ihrem Kind, und
- in der Methode der Psychotherapie von der Beobachtung zur Empathie und von da weg zur Verständigung über die Wirklichkeit bzw. der Co-Konstruktion der subjektiv und intersubjektiv bedeutsamen Wirklichkeit.

Den neuen Paradigmen liegt im Wesentlichen eine fundamentale Veränderung in der Auffassung des Menschen zugrunde. Der Mensch wird nicht mehr als eine autonome Person verstanden, die – in ihrer höchsten Entwicklung – unabhängig von Beziehungen zu anderen existiert. Der Mensch ist nun eine Person, die immer in Beziehungen lebt und in ihrer konstruktiven Entwicklung von archaischen zu reifen Beziehungen fortschreitet. Dies hat weit reichende Folgen: Ist es bei der ersten Auffassung vom autonomen Menschen mehr das

---

1   Die Bezeichnungen Klient und Patient werden im Folgenden synonym verwendet.

intrapsychische Geschehen, das interessiert, so liegt der Fokus der Aufmerksamkeit in der zweiten Auffassung vom beziehungsorientierten Menschen mehr auf den Beziehungsformen und den Einflüssen der interpsychischen Interaktion auf das Verhalten.

In der frühen Geschichte steht das Individuum im Zentrum

Die Geschichte der Psychotherapie beginnt mit Sigmund Freud. Am Beginn seiner Arbeit stand die Beobachtung der – nun psychisch verstandenen – Symptome und Verhaltensweisen des Patienten im Vordergrund. Freud ging von einem medizinisch orientierten Modell aus, er verwendete zusätzlich mechanistische Metaphern, und er war im Umgang mit seinen Patienten persönlich zurückhaltend und von großer Liebenswürdigkeit. Dennoch stand der Arzt, der „Chirurg" im Vordergrund (Freud 1975), der in strenger Beachtung der Abstinenz, sine ira et studio und aus seinem Erkenntnisinteresse den Patienten und seine Assoziationen, seine Phantasie und sein Verhalten beobachtete, diese Elemente zu einem Syndrom zusammensetzte und mit seinen Mitteln – der Katharsis des Patienten, der Analyse und dem Bewusstmachen durch den Analytiker – behandelte. Freud beschrieb im Laufe seiner Arbeit dann die Übertragung, später auch die Gegenübertragung – also die Wirkung, die der Analytiker im Patienten auslöst und umgekehrt –, doch blieb die therapeutische Beziehung wenig ausgearbeitet. Sie fungierte (später) unter „Arbeitsbündnis" und, was die Umgangsform betraf, unter dem Begriff des „analytischen Taktgefühls".

Es standen das Individuum und seine intrapsychischen Vorgänge im Vordergrund. Vermutlich ist dies nicht so sehr als Charakteristikum Freuds anzusehen – nahezu alle Psychotherapeuten der damaligen Zeit betrachteten den Patienten in der gleichen Weise –, sondern eher als eine Erscheinung der Zeit. Die Individualität des Einzelnen hervorzuheben, war in einer Zeit, in der die Person gerade erst aus der Betrachtung als Mitglied der Masse (der Fabriksarbeiter, der Soldaten oder derer, die keine Bürgerrechte besaßen) auftauchte, eigentlich ein Bahn brechender Vorgang. Eine solche Individualität sprach Freud dem Patienten zu, ja er stellte auch die Eigenständigkeit des Kindes durch die Betonung der Phantasie des Kindes als eine Invariante dar.

Die Psychoanalyse Freuds und seiner Schüler war eine Ein-Personen-Psychologie. Der Begriff stammt (1949) zuerst vom ungarischen Psychoanalytiker Michael Balint[2] und weist darauf hin, dass Freud die Psyche des Menschen in seiner Theoriebildung eher als autonome Maschine konzipierte und die

---

2   „... fast alle unsere Bezeichnungen und Begriffe [der klassischen Psychoanalyse] stammen ... [von] der Ein-Personen-Psychologie ... Deswegen [können] sie nur eine grobe,

Beziehungsaspekte vernachlässigte, die er in der therapeutischen Beziehung durchaus lebte.

Diese Auffassung der Psychotherapie als einer „Ein-Personen-Psychologie" wurde im Laufe der weiteren Entwicklung der Psychotherapie erkannt, doch wurden zunächst keine Schlussfolgerungen daraus gezogen. Es bedeutet dies das Anerkennen des Faktums, dass die Persönlichkeit des Psychotherapeuten, seine Werte und seine Ausbildung, die Einschätzung der Symptome und der Assoziationen des Klienten mitbestimmt. Eine vergleichbare Wendung im Bereich der Rechtsprechung war später auch die Betonung des Täterstrafrechts gegenüber dem reinen Tatstrafrecht. Eine Konsequenz in der Psychotherapie war – trotz der Beibehaltung der „Ein-Personen-Psychologie" und der Zentrierung auf das Individuum – die Betonung der Empathie als Zugang zum Patienten.

Aber auch die Verfechter der Empathie (manche von Ihnen Gründer von Psychotherapieschulen) waren der Ein-Personen-Psychologie verhaftet. Carl Rogers z. B. ist noch außerordentlich stark mit einer der beiden Personen beschäftigt, die die therapeutische Situation konstituieren: mit dem Therapeuten und seinen Haltungen. Rogers verwendet 1942 im Einklang mit der damaligen Soziologie noch sehr oft den Begriff des Individuums (in der Folge wird er 1951 durch die Bezeichnung Klient und in den 60er Jahren durch den Begriff der Person ersetzt). Ebenso Heinz Kohut, der sich in seinen Theorien 1957 bis 1981 vorrangig auf eine Person zu Lasten der Beziehungsaspekte der psychotherapeutischen Dyade bezieht. Wieder ist dies nicht als Kritik, sondern eher als ein Ausdruck des zeitgenössischen Bewusstseins zu verstehen: In Zeiten der Kriege, wo es oft und oft um das individuelle Überleben ging, stand als Ideal immer das Individuum im Vordergrund, in den Schulen, den Ausbildungen und den Kirchen, also in der ganzen Gesellschaft. In diesen Jahren konnte sich das Individuum erstmals von der Masse abheben, die Beziehung war daher auch in allen psychotherapeutischen Theorien nicht so stark im Vordergrund. Vielleicht waren im sozialen Kontext einer bestimmten Schicht die Umgangsformen auch selbstverständlicher und unhinterfragt, auch weniger der Analyse bedürftig und wurden damit nicht auf einen Stellenwert in der Theorie der Psychotherapie gehoben.

Gleichzeitig ist festzuhalten, dass Freud, Rogers und Kohut dennoch Einiges zur Beziehung beigetragen haben. Freud erfand die Übertragung, dann auch die Gegenübertragung, Rogers mutmaßte auch darüber, was die Haltung des Psychotherapeuten wahrscheinlich und generell im Klienten auslöst. Kohut kreierte den Begriff des Selbstobjekts, der die narzisstische Beziehung

annähernde Beschreibung dessen liefern, was in der psychoanalytischen Situation geschieht, die doch im Wesentlichen eine Zwei-Personen-Situation ist." (Balint 1949, zitiert nach Bacal et al. 1994, 307, Einfügungen von Bacal).

zwischen Therapeut und Klient erfasst. Doch hielten alle an der Konzentration auf die intrapsychischen Vorgänge fest. Die therapeutische Beziehung war im Bewusstsein der Psychotherapeuten identisch mit dem Angebot des Psychotherapeuten an den Patienten (z. B. Rogers 1951/1972, 61 ff).

Der Übergang zur Beachtung der Beziehung

Die Zwei- oder Mehr-Personen-Psychologie hat ihren ersten Vertreter in Michael Balint, sie wird in der Objektbeziehungstheorie der Psychoanalyse weiter entwickelt. Das Problem der Zwei-Personen-Psychologie ist nun der Ausgleich zwischen der Betrachtung des Individuums und der Betrachtung der Beziehung oder der Beziehungen in der gesamten Situation. Lenkt das eine die Aufmerksamkeit auf die innerpsychischen Vorgänge, so stehen im anderen die wiederkehrenden Aktionen, Reaktionen und Interaktionen im Vordergrund.

In der Mitte des 20. Jahrhunderts entstehen Sichtweisen, die den Wechsel des Paradigmas andeuten. In der Soziologie setzt sich der Begriff der „teilnehmenden Beobachtung" durch und damit das Denkmodell, dass die Beobachtung schon das Beobachtete verändert. In der Physik gibt es mit der Erkenntnis der Heisenberg'schen Unschärferelation ein vergleichbares Phänomen. In der psychotherapeutischen Landschaft entsteht die Gruppendynamik, die die Entwicklung der Beziehungen in der Gruppe beschreibt, z. B. durch Wilfried Bion. In der Psychotherapie entstehen Schulen, die die prägende Kraft der Beziehung deutlicher betonen: das Psychodrama nach Jakob Moreno; dann die systemische Familientherapie, die nicht den Einzelnen, sondern das System ins Auge fasst.

In der Beschreibung der Beziehung der beiden handelnden Personen geht es dabei nicht um ein einfaches Reiz-Reaktions-Schema; das hatte die Verhaltenstherapie – auch sie konzentrierte sich auf eine Person – schon sehr lange angeboten. Es geht um ein kompliziertes Ineinandergreifen der Aktionen und Reaktionen des Klienten und des Therapeuten (in der Säuglingsforschung: des Kindes und der Mutter), das zugleich auf mehreren Ebenen abläuft: auf der Sinnesebene, auf der affektiven, kognitiven, aber auch auf der bewertenden Ebene der Kommunikation.

Zweifellos ist in den letzten 50 Jahren eine Bewegung zur Einbeziehung der beiden Personen in die Betrachtung der therapeutischen Situation im Gange, die ebenso wie die Säuglingsforschung in der Betrachtung der Beziehung zwischen Mutter und Kind zur Mikrobetrachtung der Verschränkung der Interaktion beider Personen fortschreitet. Im engeren Kreis der Säuglings- und Kleinkindforschung ist John Bowlby und seine Mitarbeiter in der Untersuchung der Bindung zwischen Mutter und Kind auf dem Weg zur Bedeutung der Beziehung; später – in den 80er-Jahren – entwirft Daniel Stern eine bislang konsis-

tente Theorie vom eigenständigen Kind und der Verflechtung (nicht Symbio-
se) mit seiner Mutter: die Theorie von den Selbstempfindungen (senses of self)
als Entwicklungsmotor. In der Säuglingsforschung ist da auch der Schweizer
Psychiater Dieter Bürgin zu erwähnen, der von einer vom Beginn des Lebens
an bestehenden Triade Kind-Mutter-Vater spricht. Er belegt, dass der Säugling
bereits im Verlauf des ersten Lebensjahres nicht nur dyadische Beziehungen
wahrnehmen, sondern auch die Beziehungen der Eltern zueinander begreifen
kann. Dies wäre ein Ansatz zu einer Mehr-Personen-Psychologie.

Die Bedeutung der therapeutischen Beziehung heute

Sosehr das Denkmodell der „Ein-Personen-Psychologie" im Makrobereich der
Medizin und anderer Wissenschaften weiterhin zu Recht besteht, so deutlich wird in der Mikrobetrachtung der Psychotherapie, dass die Wechselseitigkeit und Aufeinander-Bezogenheit von Klient und Therapeut eine wirklich
entscheidende Rolle spielt. Eine Unterstützung dieses Gedankens kommt aus
der – in jüngster Zeit enorm angewachsenen – Säuglingsforschung und aus
anderen Forschungszweigen. Die Säuglingsforschung beschreibt die außerordentlich enge und verschränkte Beziehung des Säuglings zur Mutter als Ent-
wicklungsfaktor; die Traumaforschung spricht von der Reaktion der Umwelt,
die das Trauma verstärken kann oder einordnen und verarbeiten hilft. Die Ge-
dächtnisforschung belegt, dass die Interaktion der Umwelt mit dem Säugling
zur Vermehrung der Vernetzungen der Nervenzellen beiträgt.

Zwei weitere Ergebnisse der Säuglingsforschung, die Einfluss auf die Auffassung von der psychotherapeutischen Beziehung haben, sind:
- die wachsende Erkenntnis, welch große Bedeutung die nonverbalen Aspekte der Beziehung haben, und
- die gesicherte Erkenntnis, dass das Wahrnehmen, Auffassen und Verarbeiten, kurz das Lernen wie auch das Verändern von Mustern und Haltungen sehr an die vertrauensvolle und sichere Bindung gekoppelt ist. Es ist
  beim kleinen Kind wie beim Klienten nachvollziehbar, dass die emotionale
  Konnotation der Mutter/des Psychotherapeuten häufig der Empfindung
  des Kindes/des Klienten Bedeutung gibt, und zwar genau dann, wenn das
  Kind/der Klient sie als authentisch, unmanipulierbar und nicht dominie-
  rend empfindet.

Eine noch allgemeinere Auffassung der therapeutischen Beziehung liegt in der
Intersubjektivitätstheorie vor, die auf Robert Stolorow zurückgeht. Die beiden
Personen, die die therapeutische Situation miteinander herstellen, bilden ein
intersubjektives Feld, in dem beide zur Situation beitragen. Dies sollte nicht
mit einer Systemtheorie verwechselt werden, in der das System im Mittelpunkt
steht. Es handelt sich eher um die Betrachtung des Vorgangs, bei dem zwei

Subjektivitäten aufeinander treffen[3]. Dennoch geht es dabei natürlich um das Verstehen von „Mustern" im Verhalten.

Auch hier entsteht die Spannung zwischen der Betrachtung des Einzelnen (und seiner intrapsychischen Konstellation) und der wechselseitigen interaktiven Beeinflussung in der Beziehung. Man kann dies natürlich – legt man nicht mehr den Maßstab der objektiven Wahrheitssuche an – als genau die Veränderungskraft der Psychotherapie ansehen: Es geht um die gemeinsame Konstruktion (um die Co-Konstruktion) einer Sicht der Geschichte und der Gegenwart des Patienten, die ihm mehr Freiheit und ein sinnerfülltes Leben ermöglicht.

Stolorow und seine Kollegen sprechen von „organisierenden Prinzipien der Erfahrung" („organizing principles", Stolorow et al. 1996) im Patienten wie im Psychotherapeuten, die in der Zwei-Personen-Beziehung der Psychotherapie wirksam werden – es sind die Erfahrungen, die jede nachkommende Erfahrung „organisieren", d. h., wahrnehmen, einordnen oder prägen helfen. Die Erkenntnis der Erfahrungsmuster und der organisierenden Prinzipien dieser Erfahrungen ist dabei nur ein Zwischenstadium in der Entwicklung des Patienten auf einen bewussteren Umgang mit seinen Mustern, das Ziel ist der unbefangene, freie Umgang damit.

Die therapeutische Beziehung in der Diagnostischen Leitlinie

Die therapeutische Beziehung nimmt in der Leitlinie einen zentralen Rang ein. Dies vor allem deshalb, weil in der Psychotherapie – und das ist heute die allgemeine Ansicht – mit der therapeutischen Beziehung gearbeitet wird. Da geht die Methode der Diagnostik konform mit der Methode der (folgenden) Psychotherapie: Es muss bereits in der ersten Begegnung, im Erstgespräch herausgefunden werden, welche Schwierigkeiten und Ressourcen der (potentielle) Klient mitbringt, aber ebenso, ob Therapeut und Klient zueinander „passen", „miteinander können".

Nun könnte man einwenden, dass Psychotherapie dann ein sehr subjektives Verfahren sei: ob es nun mit einem Psychotherapeuten geht oder nicht, könnte eine willkürliche Entscheidung des einen oder beider sein. Erstaunlicherweise ist dies nicht der Fall. Das hängt mit der differenzierten Ausbildung, mit der viele Stunden umfassenden Selbsterfahrung, d. h. mit der elaborierten Selbstreflexion des Psychotherapeuten zusammen, und mit der sozusagen „ausgebildeten" Empathie. Psychotherapie bleibt ein wissenschaftliches Verfahren mit einer begrenzten subjektiven Komponente.

---

3 Der Psychoanalytiker Ernest Wolf nannte die Intersubjektivität dementsprechend zumeist den „Dialog der Subjektivitäten" (Wolf 1996).

Die Subjektivität wird auch durch den Therapievertrag gemindert, der einen Verzicht des Therapeuten auf die Entscheidungsmacht einschließt. In der Psychotherapie kann man nur mit der Erfahrung des Patienten arbeiten und ihm Rahmenbedingungen für eine konstruktive Entwicklung bieten; keineswegs kann der Therapeut dem Klienten eine bestimmte Erfahrung verschaffen. Die Frage der Compliance stellt sich also im Standardfall der Psychotherapie nicht (sie ist vielleicht bei abhängigen Klienten manchmal ein Problem, etwa bei Kindern), weil es der autonomen Entscheidung des Patienten bedarf, die Psychotherapie zu beginnen und/oder in der Psychotherapie zu bleiben.

Was ist nun die therapeutische Beziehung: es ist die Interaktion und die Interaktionserfahrung, die Wechselseitigkeit und Aufeinander-Bezogenheit von Therapeut und Klient, auf denen eine Veränderung des Klienten aufbauen kann. Die Beziehungsangebote des Psychotherapeuten, die die Rahmenbedingungen für das Entstehen der therapeutischen Beziehung darstellen, werden in der Regel methodenspezifisch unterschiedlich bezeichnet: Psychoanalytisch orientierte Therapeuten sprechen von Zurückhaltung und Abstinenz, humanistisch orientierte vielleicht vom Einlassen in die Beziehung zum Klienten, vom Sich-Berühren-Lassen des Psychotherapeuten, verhaltenstherapeutisch oder systemisch orientierte Therapeuten könnten von einer wohlwollenden neutralen Haltung sprechen. Die Beziehung selbst ist häufig nur mit Metaphern zu fassen: der „Draht" zwischen den Personen, eine „Verbindung", die Auseinandersetzung, Übereinstimmung, Verlust und Wiederanknüpfen, d. h. eine wachsende Komponente des Vertrauens enthält und in ihrer konkreten Form tatsächlich einzigartig ist.

Die psychotherapeutische Beziehung verändert sich im Laufe einer längeren Psychotherapie, sie wird gleichrangiger, der Anteil der Mitteilungen des Psychotherapeuten könnte wachsen, die psychische Intimität wird größer, zeitweilig kann auch die Abhängigkeit des Klienten, der sich (vielleicht zum ersten Mal) verstanden fühlt, wachsen, sie muss aber wieder abgebaut werden. In einer lege artis verlaufenden Psychotherapie muss der Abschied auch emotional einbezogen werden.

Jede Psychotherapie zwischen einem konkreten Psychotherapeuten und einem konkreten Klienten ist eine unwiederholbare Beziehung; sie könnte von einem anderen Psychotherapeuten mit demselben Klienten nicht in vollständig gleicher Weise vollzogen werden. Die Persönlichkeit des Therapeuten trägt zur Unwiederholbarkeit bei. In diesem Sinne wird in der Leitlinie die Dimension der therapeutischen Beziehung betont, weil die Eigenschaft der Einmaligkeit der Beziehung beider „Therapiepartner" das stärkste Agens einer therapeutischen Veränderung ist.

Literatur

Bacal HA, Newman KM (1990/1994) Objektbeziehungstheorien – Brücken zur Selbstpsychologie. problemata fromann-holzboog 132: Stuttgart–Bad Canstatt

Balint M (1949/1988) Wandlungen der therapeutischen Ziele und Techniken in der Psychoanalyse. In: Balint M (Hrsg) Die Urformen der Liebe. dtv, München

Bowlby J (1969/1984) Bindung. Kindler, München 1975, Fischer (TB), Frankfurt a.M.

Bürgin D (1998) Triangulierung. Der Übergang zur Elternschaft. Schattauer, Stuttgart

Freud S (1912/1975) Ratschläge für den Arzt bei der psychoanalytischen Behandlung. In: Sigmund Freud Studienausgabe, Ergänzungsband: Schriften zur Behandlungstechnik. S. Fischer, Frankfurt a.M., S 171–180

FreudS (1912/1982) Zur Dynamik der Übertragung. In: Sigmund Freud Studienausgabe, Ergänzungsband: Schriften zur Behandlungstechnik. S. Fischer, Frankfurt a.M., S 157–168

Kohut H (1957/1977) Introspektion, Empathie und Psychoanalyse. Zur Beziehung zwischen Beobachtungsmethode und Theorie. In: Kohut H (Hrsg) Introspektion, Empathie und Psychoanalyse. Aufsätze zur psychoanalytischen Theorie, zu Pädagogik und Forschung und zur Psychologie der Kunst. Suhrkamp, Frankfurt a.M., S 9–35

Kohut H (1977/1979) Die Heilung des Selbst. Suhrkamp, Frankfurt a.M.

Rogers CR (1942/1972) Die nicht-direktive Beratung. Kindler, München, Fischer (TB), Frankfurt a.M. 1994

Rogers CR (1951/1972) Die klientenzentrierte Gesprächspsychotherapie. Kindler, München, Fischer (TB), Frankfurt a.M. 1994

Spangler G, Zimmermann P (Hrsg) (1995) Die Bindungstheorie. Grundlagen, Forschung und Anwendung. Klett-Cotta, Stuttgart

Stern DN (1985/1992) Die Lebenserfahrung des Säuglings. Klett-Cotta, Stuttgart

Stolorow RD, Brandchaft B, Atwood GE (1987/1996) Psychoanalytische Behandlung. Ein intersubjektiver Ansatz. Geist & Psyche, Fischer, Frankfurt a.M.

Wolf E (1988/1996) Theorie und Praxis der psychoanalytischen Selbstpsychologie. Suhrkamp, Frankfurt a.M.

Die psychotherapeutische Beziehung – eine dem Prinzip nach explosive Kraft

GERDA MEHTA

Einstimmung

Beziehungen charakterisieren Menschen. Sie formen, verankern und bestätigen Menschen. Sie umrahmen den Inhalt von Geschichten und formen Geschichte, die für den Einzelnen Identität und Biografie stiften, wie auch für Gruppen, Gesellschaften, ja Nationen und die Menschheit generell. Sie werden zur gelebten, Bedeutung vermittelten, erhaltenen und zu erhaltenden Geschichte.

Auch diagnostisches Verständnis, diagnostische Instrumentarien und ihr Einsatz stehen mit den Kräften der Begriffs- und Ideensysteme in Verbindung. Sie werden durch den Zeitgeist und psychotherapeutische Schulentraditionen geprägt, die wissenschaftliche, professionelle, gesellschaftliche, politische und pragmatische Tradition und Macht besitzen, um körperliche, seelische und soziale Prozesse zu erfassen, sie zu beschreiben, zu behandeln und dabei gewünschte Veränderungen fördern und fordern.

Die psychotherapeutische Beziehung wird – wie andere Arbeitsbeziehungen auch – für eine begrenzte Zeit und meist klar umgrenzte Absicht eingegangen. Sie soll Mittel zum Zweck sein und bleiben. Sie ist eine temporäre, mehr oder weniger flüchtige Beziehung, die – wenn sie gut gelingt – wenig Spuren, aber dafür einen guten Effekt hinterlässt. Denn mittels therapeutischer Beziehung soll Heilung, Veränderung, Auflösung des Leidens bewirkt werden. Dadurch entstehen realisierbare Ideen für die eigene und das soziale Umfeld passendere oder erträglichere Lebensgestaltung oder für ein mehr entsprechendes, besseres, lebbares Selbstverständnis.

Die therapeutische Beziehung braucht einen geschützten Rahmen. Um das dafür notwendige Vertrauen in der Bevölkerung zu schaffen und zu erhalten, wird der Berufstand durch hohe ethische Werte geschützt.

Die psychotherapeutische Beziehung ist wichtiger Bestandteil der Psychotherapie und Handwerkszeug zugleich. Damit sie psychotherapeutisch wirksam werden und bleiben kann, braucht sie bestimmte Herangehensweisen, Gestaltungsräume, Inhalte, Haltungen und Rahmenbedingungen. Die besondere Fähigkeit von PsychotherapeutInnen Beziehungsrahmen, Atmosphäre und Beziehungseigenschaften zu schaffen lässt diese fast unmittelbar wirksam werden. Diese Kompetenz wird in einige Jahre dauernden schulenspezifischen Trainings vermittelt. Gerade die Verinnerlichung und Authentizität des therapeutisch wirksamen Menschenbildes – damit ist auch das Beziehungsbild gemeint – ist wichtiger Lehrinhalt der psychotherapeutischen Schulen.

Die dynamische Kraft der therapeutischen Beziehung

Ein Übersichtswerk zur Psychotherapie in vielen Ländern der Erde verweist in seiner Einleitung auf die zentrale Bedeutung der Beziehung für die psychotherapeutische Behandlung: „The basis for treatment is the relationship of psychotherapist to the patient, or in a nonclinical setting to the client." (Pritz, 2002, 13). Bereits vor fast 90 Jahren greift Sigmund Freud in „Bemerkungen über die Übertragungsliebe" das Thema auf und will beweisen, dass Übertragungsliebe und damit die psychotherapeutische Beziehung eben keine wirkliche Liebe ist. Gegen Schluss des Artikels schreibt er: „Die Laien, von deren Einstellung zur Psychoanalyse ich eingangs sprach, werden gewiß auch diese Erörterungen über die Übertragungsliebe zum Anlasse nehmen, um die Aufmerksamkeit der Welt auf die Gefährlichkeit dieser therapeutischen Methode zu lenken. Der Psychoanalytiker weiß, daß er mit den explosivsten Kräften arbeitet und derselben Vorsicht und Gewissenhaftigkeit bedarf wie der Chemiker ...". (Freud, 1915)

Die psychotherapeutische Beziehung ist eine professionelle, in vielen Aspekten einseitige Begleitung. Durch sie soll (wieder) viel möglich werden: seelisches und sozial Verletztes und Verängstigtes wieder heil werden; die Person wieder Mut und Umsicht bekommen, sich und seine Umwelt aktiv und für die meisten anderen auch passend mitgestalten, eine zumutbare Balance finden zwischen Erleben, Genießen, Erleiden und aktiv Gestalten; sie unterstützt, ja ermöglicht oft erst die Veränderung, indem sie Halt gibt, um berechtigte Hoffnung auf Veränderung zu haben und Veränderungsschritte zu wagen, diese in ihrer Effektivität zu überprüfen und an die Gegebenheiten anzugleichen.

Die therapeutische Beziehung könnte man vergleichen mit einer Mutter-Kindbeziehung, deren sicheres Vorhandensein ermöglicht, dass das Kind sich zurechtfindet in dieser Welt und mit seiner Umwelt zurechtkommt und sie mitgestaltend „erobert". Durch sie kann das Kind aktiv auf die Umwelt zugehen und sich darin bewegen, experimentieren und entwickeln. Die therapeutische Beziehung handelt von diesem Sicherheit- und Rückhalt-Bieten.

Charakteristika einer psychotherapeutischen Beziehung

Meist geht man davon aus, dass KlientInnen aufgrund eines ökologischen/ psychologischen Engpasses Psychotherapie in Anspruch nehmen. Was auch immer für sie schwierig ist: Sie können es aus ihrer Sicht (oder bei Zwangs-kontext und anderen Überweisungen aus der Sicht von anderen) nicht ihren Fähigkeiten oder vermuteten Fähigkeiten entsprechend adäquat genug be-wältigen. Familie und sonstige Netzwerke, d.h. Menschen, die miteinander leben können wollen und dies von Tag zu Tag können müssen, schaffen durch ihr Zusammenleben den Bedarf ihres Lebens zu decken oder nur mangel-haft oder gar nicht, d.h. die Beziehungen „erzeugen", was notwendig ist, oder eben nicht.

Der Grund, warum eine psychotherapeutische Beziehung eingegangen wird, ist ein Behandlungsziel zu erreichen, das von KlientInnen und Psycho-therapeutInnen und allenfalls mit einem Überweiser und Drittzahler zu ver-einbaren ist. Die Beziehung ist Mittel zum Zweck, ist Handwerkszeug, ist ein feines Instrument, das viel Übung, Umsicht und Vorsicht im Gebrauch benötigt. Sie wird mit dem Erreichen des Zieles aufzulösen sein. Beim Gelin-gen einer im Dienste der Veränderung und Heilung stehenden psychothera-peutischen Beziehung werden sich therapeutische Erfolge einstellen und in der Folge TherapeutInnen wieder in die Bedeutungslosigkeit verfallen. Denn der Klient, die Klientin wird sich ihrer/seiner eigenen Erfolge erfreuen und die Psychotherapie als zurückgelegte Wegbegleitung sehen, ohne dass Dank-barkeit oder Abhängigkeit weiterhin an PsychotherapeutInnen binden. Der Serviceleistungscharakter der Psychotherapie lässt sozusagen nichts mehr offen.

Die psychotherapeutische Beziehung ist eine besondere Form der Be-gegnung. Sie setzt sich zusammen aus den geplanten, reflektierten und je nach Situation kreativ angepassten Beziehungsangeboten und -aufforde-rungen der PsychotherapeutInnen, die diese nach den Gegebenheiten und Notwendigkeiten für die jeweiligen KlientInnen anbieten, und aus den spe-zifischen Beziehungsangeboten und -aufforderungen der KlientInnen, so wurde es in den Diagnostikrichtlinien definiert. Sie wird so gestaltet, dass sie im Dienste der Heilung, Genesung oder Problembeseitigung auf Seiten der KlientInnen steht und nur zu diesem Zweck errichtet bleibt. Sie ist eine *spe-zifische professionelle Beziehungsform,* auch wenn sie phasenweise wie einer Beziehung zu einer nahen Vertrauensperson sehr ähnlich ist. Die Vertrau-lichkeit bleibt nämlich auf die psychotherapeutische Stunde beschränkt. Das Verschwiegenheitsgebot von Seiten der PsychotherapeutInnen garantiert, dass die Beziehungsgestaltung einseitig bleibt, die Aufwendung auf Seiten der PsychotherapeutInnen durch Bezahlung/Anstellung oder Verrechnung an Dritte abgegolten wird und den ethischen Regeln folgend auch mit dem Errei-chen des Ziels der Psychotherapie beendet wird. Gerade dieser Schutz durch

das Verschwiegenheitsgebot all der geheimen, noch nicht allgemein kommu-
nizierbarer Inhalte, die im psychotherapeutischen Prozess zur Sprache kommen, ermöglicht einen besonderen Gestaltungsraum, ohne dass KlientInnen
danach mit sozialen Folgen unmittelbar konfrontiert werden, was wiederum
Veränderungen im Erleben und Verhalten der KlientInnen leichter in Gang
bringt, so meinen PsychotherapeutInnen verschiedener fachspezifischer Methoden.

Es ist unabdingbar, dass besonders Beziehungsdiagnostik innerhalb der
konkreten psychotherapeutischen Behandlung laufend stattfinden muss. Denn
Beziehung ist nicht eine Größe, die wie Mäntel in einer Intensivstation von
vielen getragen werden können; sie muss sich im Konkreten verwirklichen und
den ganzen Menschen mit seinen Lebensmöglichkeiten und seiner Geschichte zumindest potentiell mit einschließen können, damit sie therapeutisch wirksam werden kann. Sie ist individuell, mit jedem Klienten, jeder Klientin neu zu
bilden und im Prozess fortwährend anzupassen; und sie muss sich konkret,
mit dem jeweiligen Menschen und für seine/ihre Bedürfnisse, Möglichkeiten
und Ziele bewähren.

PsychotherapeutInnen arbeiten an der Entwicklung und Tragfähigkeit der
Beziehung, damit die unvermeidlichen Belastungen der psychotherapeutischen Arbeit (Konfrontationen, Verstörungen, Frustrationen) bewältigbar und
zum Nutzen der KlientInnen integriert werden können. Eine Diagnostik, die
für die Psychotherapie relevant wird, ermöglicht (Fall)verstehen in der Begegnung, wie Ulrike Borst schreibt (2003, 210). Allgemeines Wissen wird mit der
besonderen Begegnungserfahrung in Verbindung gebracht. Eine funktionie-
rende psychotherapeutische Beziehung ist an der Wirksamkeit der psychotherapeutischen Interventionen erkennbar. Die gewünschte Fortsetzung und
weitere Hoffnung auf Wirksamkeit auf Seiten der KlientInnen und der PsychotherapeutInnen mag auch eines der Indizien dafür sein.

Harald Goolishian und Harlene Anderson haben 1988 menschliche Systeme als Sprach- und Bedeutung erzeugende Systeme bezeichnet. Bedeutung
und Verstehen werden auf sozialem und intersubjektivem Wege konstruiert.
Das Problem, bzw. Anliegen, bzw. die krankheitswertige Störung ist Anlaß für
die therapeutische Beziehung. Sie ist die Berechtigung für die Inanspruchnahme und Aufrechterhaltung der Hilfeleistung.

In der Psychotherapie geht es um das in Gang Halten eines dialogischen
Gespräches, in dem ständig neue Bedeutungen entstehen, die auf die Auflösung des Problems hinwirken – und damit auch auf die Auflösung der therapeutischen Beziehung (problemauflösendes System, 190). Ähnlich besteht
für De Shazer (1988, 218) „alles, womit ein Therapeut zu tun hat, in einer
Konstruktion davon, wie ein Klient seine Wirklichkeit konstruiert; davon ausgehend konstruieren beide gemeinsam eine therapeutische Realität." Die
Bedeutungen und Zuschreibungen unterliegen Verhandlungen. Die Worte
wiederum bekommen Bedeutung in Absichten, Interpretationen und sozialen

Interaktionen durch ihren Gebrauch und Dialog mit anderen, mit denen sie sich in Beziehung begeben. TherapeutInnen sind als Mitglied des therapeutischen Systems auch beteiligt an dem Unterscheidungen treffen. Sie beteiligen sich an der Suche, solche Unterscheidungen zu treffen, dass das Beunruhigende, Störende, das „Symptom", die „Persönlichkeitsaberation" nicht mehr problematisiert werden muss oder braucht. Diese Sichtweise ist der systemischen Familientherapie entlehnt; andere Schulenanhänger würden andere Formulierungen finden.

Im Kräftefeld der therapeutischen Beziehung entwickelt sich eine vertraute Sprache, worin individuelle Haltsuche und Haltangebot einander ständig begegnen, sich ständig wandeln und Konflikte erzeugen, die nach Lösungen verlangen. Z. B. schärft die Suche nach „passenden" Worten auch Begrifflichkeiten und Wahrnehmungen. An Schlüsselwörtern lassen sich Veränderungen erahnen und diese verfestigen. „Solange die Beziehung lebendig bleibt, erzeugen sich darin Gegensätze und balancieren diese wieder aus, treibt sich darin ein Geschehen voran, das man Beziehungsdialektik nennen könnte und dessen Darstellung nun auch eine dialektisch zu nennende Beschreibung erfordert." (Stierlin 1994, 16)

Die psychotherapeutische Haltung ist charakterisiert durch ein *Oszillieren zwischen Einfühlen in die Erlebnis- und Erzählwelt der KlientInnen und dem reflektierenden In-Distanz-Treten*, einem Setzen von einer aus der Methodik und Theorie abgeleiteten Intervention und einem Beobachten der Reaktion auf diese Intervention, die wiederum als zusätzliche psychodiagnostische Information für die nächstfolgenden und zukünftigen Beziehungsangebote und Interventionen dient. In den verschiedenen Augenblicksbeobachtungen sind beziehungsdiagnostische Hinweise auf verschiedenen Ebenen zu sehen (kognitiv, emotional, körperlich, Ausdruck, Selbstdarstellung, Erscheinung, Beziehung zur Umwelt und zu anderen ...). Bedeutsam ist dabei, wie die Klientin, der Klient gegenwärtig von ihrem/seinem Erleben spricht, ihr/sein Anliegen formuliert, sich präsentiert, zu einem Mitsprechen einlädt oder ausschließt usw.

Die PsychotherapeutInnen verhalten sich in Bezug auf den Veränderungsprozess vertrauensfördernd und diesen anregend, sofern dies fachlich geboten erscheint. Sie bringen KlientInnen im Allgemeinen eine wohlwollende Aufmerksamkeit entgegen, ein empathisches Interesse, Wertschätzung und Einfühlung für die Person und deren Beschwerden unter Beiseitelassen der für den psychotherapeutischen Raum nicht dienlichen Themen und Inhalten. Dies passiert innerhalb geplanter methodenspezifischer Rahmenbedingungen.

Die Beziehungsgestaltung kann/soll in ihrer konkreten Ausformung Veränderungen fördern und die Veränderungen können sich in der Art der Beziehungserwiderung der Klientin auch im psychotherapeutischen Geschehen widerspiegeln. Veränderungen, die im psychotherapeutischen Setting selbst passieren, können genützt, ja speziell angestrebt und gestaltet werden, um eventuell auch zu einem Modell von Veränderung zu werden, das in der Folge als bereits zustande gekommenes Erfolgserlebnis prinzipiell übertragbar wird.

Reflexionen zur teilhabenden/begleitenden Diagnostik

Die Psychotherapeutin/der Psychotherapeut versteht sich von Anfang an als Teil der Psychotherapie, und somit auch der psychotherapeutischen Diagnostik. Die Fähigkeit zur professionellen Begegnung mit beinahe jeder Klientin/jedem Klienten haben PsychotherapeutInnen durch langjährige Schulung professionell entwickelt und ausdifferenziert. Es sind nicht einzelne reduzierbare und isolierbare, objektivierbare Parameter, die durch klare Beobachtungskriterien im diagnostischen Prozess beschreibbar wären, sondern hoch komplexe, miteinander verwobene erlebnisnahe Parameter, die voneinander kaum isolierbar sind, ohne sie zu verzerren und ihre Aussagefähigkeit zu mindern. Selbst ihre systematische Messung beeinflusst meist ihre Wirkung.

PsychotherapeutInnen müssen *in ihrer Ausbildung* eine Vielfalt von Begegnungen kennen lernen, Erfahrungen im psychotherapeutischen Kontext mit vielen KlientInnen und dazu supervisorische Reflexion erwerben, um ein großes Repertoire an psychotherapeutischen Begegnungen und alternativen Möglichkeiten zu bekommen. So werden in Praktika Erfahrungen mit Menschen in verschiedenen Problemlagen gesammelt, um zu lernen, Menschen mit Problemen und in psychischer Not zu begegnen und diese Begegnung im Sinne von psychotherapeutischen Zielen gestalten und nützen zu lernen. Sie erwerben explizite und implizite Standards für die Einschätzung von Beziehungsgestaltungen und Kompetenzen zu alternativen Gestaltungsofferten sowie voraussehende Einschätzungen von deren spezifischer Nützung im psychotherapeutischen Prozess. Insbesondere wird gelernt, eigene Interessen, persönliche Bedürfnisse, sich aufdrängende Gedanken und Emotionen, so ferne diese nicht für den Prozess relevant und förderlich sind, zu erkennen und beiseite zu lassen oder beiseite zu stellen. Diese spezifische Reflexionsfähigkeit und einseitige Gestaltung von Beziehungen stellt ein wesentliches Qualitätskriterium psychotherapeutischer Beziehungsgestaltung dar.

Das spezifische Einlassen der KlientInnen auf das Beziehungsangebot der PsychotherapeutInnen, das Erkennen dessen, was die KlientInnen aufgreifen, worauf sie reagieren, was sie ablehnen, ignorieren, ja oft auch gar nicht wahrnehmen, das Eingehen auf verbale und nonverbale Einladungen, die Art des selbst Präsentierens, der Erzählungen, des Raum Nehmens und vieles mehr sind alles psychotherapeutisch diagnostische wertvolle Hinweise, die besonders in ihrer Abweichung potentielle Indikatoren für die Veränderbarkeit und Parameter und für Veränderungen sind.

Aufsuchen einer/s PsychotherapeutIn und Beginn der psychotherapeutischen Beziehung

Psychotherapeutisch diagnostische Überlegungen zur psychotherapeutischen Beziehungsgestaltung *beginnen bereits vor der aktuellen Begegnung* von KlientInnen und PsychotherapeutInnen. Überlegungen, Psychotherapie in Anspruch zu nehmen, erste Erkundungen und Empfehlungen tragen zu einem „Begegnungshof" bei, wie auch die Ankündigungen der PsychotherapeutInnen, der Anmeldemodus (Homepage, Ankündigung und Umgang am Telefon oder Aufscheinen auf Listen und Überweisungsmodi). Da die KlientInnen meist die PsychotherapeutInnen aktiv aufsuchen, kann generell davon ausgegangen werden, dass *Eigenmotivation, wie auch Freiwilligkeit* vorliegt und dass Informationen bis zum ersten direkten Kontakt über die PsychotherapeutInnen bereits gesammelt wurden. Auch sonstige psychotherapeutische Vorerfahrungen werden in der psychotherapeutischen Beziehung aktiviert und in der Art der Begegnung aktiv eingebracht. Manchmal sind sie erst im Laufe der Psychotherapie erkennbar.

Die PsychotherapeutIn nimmt eine *offene, nicht beurteilende Haltung gegenüber Werten*, Personen und Veränderungen ein, registriert die Beziehungsangebote und Ansprüche der Klientin/des Klienten vorerst einmal und lässt sich darauf ein. Dabei werden vorwiegend diese Elemente im Prozess gefördert, die (je nach Schule der PsychotherapeutIn) mit dem psychotherapeutischen Ziel in Verbindung gebracht werden oder deren Einbeziehen dem psychotherapeutischen Ziel dienlich erscheinen.

Die methodenspezifischen Ausrichtungen der psychotherapeutischen Schulen favorisieren jeweils die Hervorhebung von spezifischen Faktoren im psychotherapeutischen Prozess im Sinn der *Komplexitätsreduktion*, zum Zwecke der (leichter planbaren) Gestaltung und Interventionsplanung. So ist z. B. in der systemischen Familientherapie die Grobeinteilung in KundInnen, BesucherInnen und KlägerInnen hilfreich, weil dadurch die Motivationslage und die Erwartung der KlientInnen erfasst wird, und diese diagnostischen Hinweise den komplexen Informationsaustausch bündeln helfen, sodass eine zielgerichtete „Compliance" zustandekommen kann. Die Einschätzung der Eigenmotivation und Ausprägung der Bereitschaft der KlientInnen, sich als aktiven Teil des Veränderungsprozesses zu verstehen, ist für die Planung von Interventionen ein wichtiges psychodiagnostisches Hilfsmittel, das – wie alle anderen psychodiagnostischen Parameter – potentiell jederzeit Änderungen unterworfen ist, denn Psychotherapie ist ein dynamisches Geschehen. Die Bereitschaft zur Selbstreflexion oder Ausprobieren von Alternativen oder Aktualisierung von Beziehungsschemata mögen weitere herausragende, kritische Elemente sein.

Die Beziehungsgestaltung zwischen KlientIn und PsychotherapeutIn wird in den Dienst der Erreichung des psychotherapeutischen Ziels gestellt; sie kann jedoch auch den Fortschritt der Psychotherapie erschweren oder diesen gar nicht zustande kommen lassen, ja ihm auch schaden, und Grund dafür sein, dass die Psychotherapie abgebrochen werden muss. Ebenso kann die psychotherapeutische Beziehung in andere Beziehungsformen, wie Freundschaft, Kampf, Profilierung, tiefe nicht mehr steuerbare Abhängigkeit oder erotische Beziehung abgleiten. Ethische Richtlinien und professioneller Wissensstand sind Mahner, dass dies nicht passiert. Bei Entgleisungen braucht es oft externe Hilfe.

Voraussetzungen für die Inanspruchnahme der psychotherapeutischen Leistung

Wie bereits ausgeführt: die konkrete Ausformung, fortlaufende (An)passung und Nützung der psychotherapeutischen Beziehung für das Erreichen des psychotherapeutischen Ziels basiert auf professionellen Kenntnissen und Fertigkeiten. Die KlientInnen bringen den Wunsch nach Veränderung mit. Die PsychotherapeutInnen lassen ihre Professionalität wirksam werden: d.h. ihr Wissen, ihre Kompetenzen zu gezielten Wahrnehmungen, Annehmen der Person und ihrer Bedürfnisse, Wünsche, Sprache, Gestaltungen, Modulationen und Interventionen des Beziehungsraumes, die routinemäßige Infragestellung und Prüfung eigener Annahmen durch eine Bereitschaft zur Reflexion und Supervision, Einhalten ethischer Haltungen (der Profession), Erkennen von Machbarkeit und Grenzen der eigenen Kompetenz und Bereitschaft zur Überweisung und Weiterverweis bei Überschreiten der eigenen psychotherapeutischen Kompetenz oder Nichtzuständigkeit.

Über Vorstellungen bez. Setting, Inhalte und Ziele der Psychotherapie bzw. begründete Aussicht darauf braucht es einen Mindestkonsens zwischen KlientIn und PsychotherapeutIn für eine fruchtbare therapeutische Arbeit. Verfügbarkeit von Zeit, Raum, finanzielle Möglichkeiten, zumindest halbwegs akzeptable Lebensumstände, Einhalten können von Terminen und eine gewisse Ausdrucks- und Reflexionsfähigkeit, Sinnstiftung und Bereitschaft sich einzulassen, sind Voraussetzung.

Es ist vor, nach der ersten und in den weiteren Anfangsstunden zu prüfen, ob KlientInnen bereit sind, sich auf die psychotherapeutische Beziehung mit den jeweiligen PsychotherapeutInnen weiter einzulassen und ob Wirksamkeit zu erwarten ist. Diese Frage tritt bei fortgesetzter Arbeit immer mehr in den Hintergrund, wenn sie auch nie ganz verschwindet. So ist auch zu fragen, ob Überschneidungen in der Vorstellung von KlientInnen und PsychotherapeutInnen, *wie Störungsbewältigung und Leidensüberwindung erfolgen* kann, vorliegen oder zumindest Dialoge darüber führbar sind. Es braucht *grundlegendes Vertrauen* von Seiten des Klienten/der Klientin in die *Fähigkeiten und Bereitschaft und in die Methodik des/der Psychotherapeuten/in*. Eine Übereinstimmung der Menschenbilder ist nicht erforderlich.

PsychotherapeutInnen entscheiden auch für sich, ob eine geplante, methodisch orientierte Beziehungsgestaltung prinzipiell mit diesem Klienten/Klientin vorstellbar, möglich und gewollt ist und ob er/sie Zugang und Potential für eine Veränderung der geschilderten Problematik, des Leidens sieht. Es ist auch zu prüfen, ob weitere Verstrickungen mit sonstigen sozialen Rollen vorliegen und die Person, das Menschenbild und die Problematik der KlientInnen prinzipiell von dem Psychotherapeuten/in annehmbar sind. Weiter ist zu prüfen, ob noch Zwischenschritte zu einer genügend funktionalen Beziehungsgestaltung im Sinne des Therapieziels erarbeitet werden müssen und dies auch möglich bzw. realistisch erscheint. Bei eingeschränkter Fähigkeit zur Selbstwahrnehmung und Selbstverantwortung der Klientin kann es erforderlich sein, dass der Psychotherapeut/die Psychotherapeutin vorerst einmal Teilziele zum Beziehungsaufbau von sich aus vorgibt. Deren weitere Möglichkeiten müssen eingeschätzt werden, bevor eine längerfristige psychotherapeutische Vereinbarung eingegangen wird.

Der Person wird möglichst vorurteilsfrei begegnet, sie wird so akzeptiert, wie sie ist, und wie sie sich präsentiert, wenn auch ihre sozialen Besonderheiten und psychischen Notlagen registriert und berücksichtigt werden. Die PsychotherapeutInnen bemühen sich um ein Einsteigen in eine Begegnung, wie sie von KlientInnen aus ermöglicht und zugelassen wird und sie ihr wahrscheinlich helfen wird oder zumindest soll, ihr psychotherapeutisches Ziel zu erreichen. Genau dieses zu diagnostizieren und die Beziehung fortwährend so zu gestalten und anzupassen, dass sie als Werkzeug dienlich bleibt, zeichnet Psychotherapie und die psychotherapeutische Beziehung aus.

Das Ende der psychotherapeutischen Beziehung mit Ende der Psychotherapie garantiert den KlientInnen, dass sich nicht andere soziale Umgangsformen aus dieser Vertrautheit entwickeln und damit Alltagsbeziehungen oder verstrickte Beziehungsgestaltungen daraus folgen, die sich in der Praxis oft als problematisch herausgestellt haben, weil aufgrund der therapeutischen intensiven, aber doch sehr einseitigen Beziehungsarbeit und der Zweck gebundenen Beziehungsgestaltung oft Abhängigkeiten, Rollenzuschreibungen und spezielle Erwartungen schwer ganz hinter sich zu lassen sind und wie ein zu klein gewordenes Korsett reiben.

Psychotherapeutisch-diagnostische Erkenntnisse werden von PsychotherapeutInnen im Rahmen professioneller Kontexte wie Protokollierung, Supervision und Fallbesprechungen reflektiert. Dabei werden das eigene Verhalten, die eigenen Annahmen und Beobachtungen ebenso in Frage gestellt. Denn es könnten gerade diese (Vor)annahmen sein, die das Problemhafte sogar weiter erzeugen und festhalten lassen (der schizophrene Mann, die depressive Frau werden zu einem Stigma, das die Rolle versteinern lässt). Denn wie ein Problem konzeptualisiert wird, beeinflusst die nachfolgende Informationssammlung und die Interventionsmethoden.

Die Beziehungsdiagnostische Ausschlusskriterien sind in Kap. 1 Psychotherapeutische Diagnostik in A. II. 4. Kontraindikationen definiert.
   Denn Psychotherapie braucht:
- dass Rahmenbedingungen eingehalten werden können,
- Psychotherapie letztendlich gewünscht und freiwillig in Anspruch genommen wird,
- Hoffnung, dass sie wirksam werden kann und diese Hoffnung berechtigt
  erscheint,
- dass die Begegnung innerhalb psychotherapeutisch zu erwartender Grenzen stattfindet (üblicherweise ein Zusammensitzen und „Sprechen" über
  und Erarbeiten der Anliegen der KlientInnen in zeitlicher Begrenzung oder
  mit entsprechender Erklärung, wenn davon abweichend gearbeitet wird)
- Einhalten der Ethikregeln und schulenspezifischer Kenntnisse und Kompetenz von Seiten der PsychotherapeutInnen.

Literatur

Ulrike Borst (2003) Diagnostik und Wissen in der psychiatrischen Klinik: bis wohin nützlich,
   ab wann hinderlich? Familiendynamik 2/28: 201–218
DeShazer S (1988)Therapie als System. Entwurf einer Theorie. In: Reiter L, Brunner E, Reiter-
   Theil S (Hrsg) Von der Familientherapie zur systemischen Perspektive. Springer, Wien
   New York, S 217–230
Freud S (1900) Traumdeutung. In Studienausgabe Bd II. Fischer, Frankfurt a.M.
Goolishian H, Anderson H (1988)Menschliche Systeme. Vor welche Probleme sie uns stel-
   len und wie wir mit ihnen arbeiten. In :Reiter L, Brunner E, Reiter-Theil S (Hrsg) Von der
   Familientherapie zur systemischen Perspektive. Springer, Wien New York, S 217–230
Stierlin H (1994) Ich und die anderen. Psychotherapie in einer sich wandelnden Gesell-
   schaft. Klett Cotta, Stuttgart

Krise und Krisenhaftigkeit

HEINER BARTUSKA

Über psychische Krisen, deren Wahrnehmung und psychotherapeutische Behandlung gibt es eine breite Literatur, die unter Krisenintervention zusammengefasst werden kann.

Was nach Ansicht des Autors und der gutachterlichen Mitarbeiter an den Diagnostikleitlinien für Psychotherapeutinnen und Psychotherapeuten in der Literatur bisher fehlt, ist der Faktor der Diagnostik, der sich auf die professionell Einschätzung der Krisenhaftigkeit (KH) bezieht.

In den Diagnostikleitlinien wird zum ersten mal der Versuch unternommen, die Kriterien für die Einschätzung der Krisenhaftigkeit zu definieren.

Die Notwendigkeit der Auseinandersetzung mit der Krisenhaftigkeit während der Arbeit and den Diagnostik-Leitlinien ergab sich zunächst aus Sicht der unter Psychotherapeuten allgemein bekannten Indikationen (siehe Kapitel der Leitlinien A.II.3.2.) der Überweisungsnotwendigkeit und der Zusammenarbeit mit Vertretern anderer Gesundheitsberufe insbesondere den Ärzten und Gesundheitseinrichtungen (Fachärzte, Ambulanzen, Spitäler etc.). Die Kriterien für diese Überweisungsnotwendigkeiten waren vor der Definition in der psychotherapeutischen Diagnostik nicht klar erkennbar, sondern wurden jeweils nach eigenem besten Stand des Wissens von den Psychotherapeuten vorgenommen.

Daher mussten diese Kriterien neu definiert werden.

Ein weiterer Grund für notwendige Neudefinition der KH ergab sich in den Diskussionen der Arbeitsgruppe. Die Frage der Einschätzung der Krisenhaftigkeit ist auch dort besonders wichtig, wo geplante und überlegte Konfrontationen eine Krise bei einem Patienten provozieren (hervorrufen), die vor dieser Konfrontation vom Patienten zwar meist geahnt, aber auch leicht unbeachtet, verschoben oder verleugnet werden kann. Es handelt sich dabei um Patienten deren Mangel an Stabilität oder Ich-Stärke zunächst eine Bearbeitung der latenten Krisen mit Hilfe des Psychotherapeuten nicht gestattet. Im psychotherapeutischen Prozess gelingt es dann die Erholung, das Wachstum und die Entwicklung des Patienten so weit zu fördern, dass eine Aufarbeitung der latenten Krise, die bisher nicht zum Ausbruch kam, möglich wird. Diese Aufarbeitung stellt sich im Fortschreiten des Entwicklungsprozesses auch als Notwendigkeit dar, da die gebundenen Kräfte der latenten Krise gelockert werden müssen, um die Kräfte im psychotherapeutischen Diskurs und der Auseinandersetzung mit den sozialen Realitäten erprobt für die adäquate Bewältigung des Lebens frei werden zu lassen. Nur damit kann der Wille des Patienten weiter gekräftigt werden. Dafür werden jedoch genaue Einschätzungen der Stabilität und Zumutbarkeit der provozierten latenten Krisen benötigt. Diese werden in den diagnostischen Leitlinien erstmals genauer definiert.

Ein besseres Wort für Krisenhaftigkeit eines Patienten wäre wahrscheinlich kritisches Potential. Dieses weist deutlicher auf die Kräfte und die Dynamik der Entstehung der Krise und deren Ausgang in Chancen und Risken hin. Es geht dabei besonders darum, den Patienten zunächst dahingehend einzuschätzen welches kritische Potential bringt er beim Erstgespräch mit.

Hilfreich bei dieser Arbeit waren auch die Überlegungen von Menninger 1968, der eine grundsätzliche Auffassung von Krankheiten nach dem Ausmaß ihrer Krise darlegt.

Weiterführende Literatur

Bronisch T et al (2002) Krisenintervention bei Persönlichkeitsstörungen. Klett-Cotta, Stuttgart
Dros M (2001) Krisenintervention. Hogrefe, Göttingen
Menninger K (1968) Das Leben als Balance. Piper und Co, München
Riecher-Rössler A ua (2004) Psychiatrisch-psychotherapeutische Krisenintervention. Hogrefe, Göttingen
Sonneck G (2000) Krisenintervention und Suizidverhütung, UTB, Stuttgart
Willenweber E, Theunissen G (2001) Handbuch Krisenintervention. Kohlhammer

Reflexion – Selbstreflexion – Selbsterfahrung

HEINER BARTUSKA

An sehr vielen Stellen der psychotherapeutischen Diagnostik wird die Bedeutung der Reflexion angesprochen. Am deutlichsten wird es in den diagnostischen Leitlinien. Alle Fragen, die in den Leitlinien zu finden sind, setzen direkt die Fähigkeit des Psychotherapeuten voraus, selbst reflektierte Antworten zu geben. Wenn wir die Fähigkeit zu Reflexion und Selbstreflexion näher betrachten wollen, gelangen wir zunächst zu der Frage, wie die Fähigkeit zur Reflexion mit der Selbstreflexion in Zusammenhang steht. Bevor wir dieser Frage näher treten, müssen wir jedoch beantworten, was denn Reflexion überhaupt bedeuten kann.

Reflexion übersetze ich zunächst mit Zurückspiegelung, was ein seltsames Wort mit teilweise tautologischem oder redundantem Inhalt ist, allerdings ist Spiegelung physikalisch ein Rückstrahlen, im Gegensatz zum Absorbieren oder Durchdringen. Nicht jedes Spiegeln bedeutet, dass zurückgeworfene Lichtstrahlen auch den ursprünglichen Absender der Lichtstrahlen erreichen. Die reflektierten Strahlen können ja auch ganz ein anderes Objekt treffen, wenn der Spiegel nicht plan und entsprechend ausgerichtet ist. Besteht der Spiegel aus einem Metallstreifen so ist es ein leichtes, ihn durch geringes Biegen in einen Konkav- oder Konvexspiegel zu verändern, was entweder einen Brennpunkt oder eine Streuung erzeugt.

Undurchsichtige Körper reflektieren einen Teil des auftreffenden Lichtes und absorbieren den anderen Teil. Manche Körper sind durchsichtig oder durchscheinend. Je nach Material und Dicke wird das Licht teilweise durchgelassen, reflektiert, gebrochen und absorbiert. Die Größe des Reflexionsanteiles hängt von der Beschaffenheit des Mediums ab. Die Entstehung eines Bildes bei Reflexion (von Lichtstrahlen) ist ausreichend nachgewiesen. Es entstehen tatsächlich reale und virtuelle Bilder bei Spiegelungen. Reale Bilder kann man z. B. auf einer weißen Projektionsebene sehen. Virtuelle Bilder sind optisch auf einer weißen Projektionsebene nicht sichtbar.

Die Aufspaltung von Lichtstrahlen in ein Spektrum erzeugt eine nachweisbare Verteilung der im normalen weißen Licht enthaltenen Farbenvielfalt der Strahlungen unterschiedlicher Wellenlänge.

Damit aber noch nicht genug, ist die relative Offenheit und Aufnahmebereitschaft des Objektes, auf das reflektiert werden soll, zu berücksichtigen. Wenn z. B. eine starke Absorption (Verdunklung) und Streuung durch das aufnehmende Objekt zu beobachten ist, muss die reflektierte Information entsprechend vorsorglich zielentsprechend strukturiert werden, um eine korrekte Informationsübermittlung wahrscheinlich zu machen.

Dabei müssen wir uns auch noch vorstellen, dass die reflektierten Strahlen Informationen darstellen, die nach der Informationstheorie mehr oder weniger redundant versus komplex strukturiert sind. Für die Informationsverarbeitung des Aufnehmenden muss die Information sicher einfach strukturiert sein, wenig komplex und außerdem noch möglichst wenig widersprüchlich in sich selbst. D. h. verschiedene Anteile der Reflexion dürfen einander nicht widersprechen.

Haben sich die beteiligten Objekte auf ein entsprechend kodifiziertes Informationssystem geeinigt und dieses eingeübt, so wird die Reflexion und Rückmeldung der benötigten Botschaften unproblematisch und automatisiert ablaufen können und daher weiters keine große Mühe verursachen. Wenn jedoch nicht kodifizierte Informationen reflektiert benötigt werden, weil entsprechender Handlungsbedarf besteht, so wird es kompliziert und aufwendig, weil jede Information, die hin und her reflektiert wird, der oben beschriebenen Adjustierungsprozedur einer Neukodifizierung unterworfen werden muss. Das ist zum Beispiel dann der Fall, wenn es einen Gesprächsablauf zu koordinieren gilt, damit nicht zwei gleichzeitig sprechen oder zuhören. Als nächstliegendes Beispiel fällt uns das Morsealphabet ein, das eine definierte Buchstabenstruktur hat, also einer Schrift entspricht. Aber selbstverständlich sind auch beliebige andere Definitionen der Buchstaben vorstellbar. Nachdem wir davon ausgehen müssen, dass es eine Vielzahl von Signal-, Buchstabendefinitionen und auch noch Sprachbedeutungen gibt, erscheint uns eine gelingende Verständigung nahezu unwahrscheinlich. Allerdings helfen uns dabei die Ähnlichkeiten der Sprachen und die Ähnlichkeiten der gebrauchten Bedeutungen, sodass eine Verständigung mit verschiedenen Signaldefinitionen, Buchstabendefinitionen und Sprachbedeutungen wenigstens annäherungsweise gelingt. Aber genau daraus lässt sich eine Fehlerwahrscheinlichkeit ableiten, die von dem Grad der Ähnlichkeit der Signaldefinitionen und Sprachbedeutungen abhängig ist. Von einer Gleichheit der Signaldefinitionen und Sprachbedeutungen kann immer nur versuchsweise ausgegangen werden und muss nach Überprüfung des Gelingens oder Misslingens der Informationsübertragung korrigiert und/oder auch neu kodifiziert werden. Da anzunehmen ist, dass eine 100% Informationsübertragung auf menschlich kommunikativem Weg nicht gelingen kann (was ja nur in der digitalen Datenübertragung, z.B. bei einer CD-Kopie gelingt), ist diese nur relativ korrigier- und verbesserbar.

Anwendung der Analogien auf das Reflexionstraining
der Psychotherapeuten

Reflexion bedeutet nach Duden: Rückstrahlung (von Licht, Schall, Wärme u. a.); Vertiefung in einen Gedankengang, Überlegung, Betrachtung. Das Wort reflektieren bedeutet zurückstrahlen, spiegeln; nachdenken, grübeln, erwägen; etwas in Betracht ziehen, erstreben, im Auge haben. Das Verb reflektieren wurde im 17. Jh. Aus dem lat. *reflectere* = zurückbiegen, zurückwenden ... entlehnt.

Bei der psychotherapeutischen Selbsterfahrung können zwei Hauptziele unterschieden werden: Das besser Handhaben Lernen der eigenen Konflikte und Probleme und das Reflexionstraining mit der Entwicklung der Fähigkeit zwischen Selbst- und Fremdanteilen des Beziehungsgeschehens besser unterscheiden zu lernen.

Um das Reflexionstraining näher zu betrachten, wenden wir wiederum ein Analogiebeispiel an, diesmal Basketball. Wenn wir zum Entwickeln und Trainieren einer praktischen Fähigkeit das Beispiel eines gewöhnlichen Basketballtrainings heranziehen, ist sofort klar, dass es dabei um Zielorientierung oder Erfolgsorientierung geht. Jeder Ball, der schließlich in den Korb trifft, wird als Erfolg gewertet – wenig beachtet hingegen bleiben die vielen Versuche und Lernschritte. Dabei werden viele Fehler jedoch als wichtige Rückmeldungen eingeschätzt (zu kurz, zu hoch, zu kräftig, zuviel Drive etc.) und meist sofort zu korrigieren versucht. Dabei werden Fehler – die Ursache oder Fehlerqualität – meist nicht benannt, da angenommen wird, dass der Spieler selbst und alle Trainer/Beobachter ohnehin wahrgenommen haben, worin der Fehler bestand. Einzige Ausnahme dabei sind manche Hinweise, Unterstützungen und Kritik durch den Trainer oder öfter noch durch die Trainingspartner. Das Trainieren in der Gruppe hat somit den Verstärkungseffekt der vermehrten Zuwendung bei Erfolg und den der vermehrten kollegialen Hinweise, Unterstützungen und konstruktiver Kritik sowie die Gefahr der Abwertungen durch Kollegen. Klar ist dabei jedoch, dass nach Versuch und Irrtum trainiert wird und nicht nach Lehrbuch der Theorie schrittweise vorgegangen wird.

Völlig analog wird auch das Reflexionstraining in der Selbsterfahrung nach Versuch und Irrtum trainiert, der Erfolg wahrgenommen und bekräftigt, der Misserfolg bleibt frustriert. Die Theorie ist daher zunächst für das Trainieren nicht unmittelbar notwendig. Für den Trainer jedoch können die Präzisierungen der Theorie zu einer klareren Vorstellung des genauen Ablaufes und der Technik führen, zu einer konkreteren Methodik in Sprache, Hinweisen und Anleitungen führen, die mittelbar einen besseren Trainingseffekt erzeugen.

In der Absicht der Verbesserung des Reflexionstrainings wird hier die Theorie der Reflexion in Analogieschlüssen erarbeitet.

Dabei verwenden wir die Begriffe der Reflexion: Ausrichtung, Durchlässigkeit, Stärke/Intensität, Absorption, Ablenkung, Streuung/Sammlung, Gerade

Haltung, Informationsverarbeitung und Kodierung/Eindeutigkeit sowie Widerspruchsfreiheit der Informationskanäle.

Die psychotherapeutischen Entsprechungen zur physikalischen Reflexion

Der *Ausrichtung* im physikalischen Sinn entspricht in der Psychotherapie die volle und breit gestreute Aufmerksamkeit auf den Patienten, die zur wohlwollenden Haltung gehört. Breit gestreut deswegen, weil eine zu stark fokussierte Aufmerksamkeit vor allem bei Beginn leicht den Eindruck eines Verhöres oder zumindest einer aktiven Befragung durch den Psychotherapeuten entstehen lassen kann, die deswegen unerwünscht ist, weil sie den Patienten in eine passive Haltung drängt, er sich selber verkürzt auf das Problem, Leiden bzw. Symptom erlebt und weniger als Mensch mit all den Einengungen, Ressourcen und seiner Lebensgeschichte. Es wird ihm durch eine gezielte Themenstellung und Rahmenvorgabe nicht der Raum und die Position eines gleichwertigen Gesprächspartners gegeben. In der Psychotherapie wollen wir den Patienten stärken und seine Willensbildung und Entscheidungskraft fördern

Die *Durchlässigkeit* für ankommende Information ist in der Psychotherapie ein wichtiges Thema. Der Psychotherapeut muss relativ stark durchlässig sein, um möglichst viele Botschaften des Patienten in sich aufzunehmen und in sich einwirken zu lassen. Er muss weiters seine Durchlässigkeit herabsetzen können, oder sich abschirmen können, wenn der Patient sehr aggressiv oder unangenehm agierend auf ihn einwirkt. Da beides zugleich nicht möglich ist, muss er auch noch flexibel seine Abschirmung rasch relativ weit öffnen oder schließen können. Darüber hinaus muss er auch noch die Durchlässigkeit seines Patienten und dessen relative Abschirmungen einschätzen, da er sonst nicht entsprechend darauf eingehen kann. Das beinhaltet auch die selektive Aufnahmefähigkeit und relative Offenheit.

Die *Stärke/Intensität* hat schon bei der wohlwollenden Grundhaltung eine große Bedeutung. Es wird dabei vom Psychotherapeuten eine volle Präsenz der Person bei gleichzeitig weitgehend geringer Intensität der eigenen Botschaften an den Patienten verlangt. Es geht also eher um aufnehmende Aufmerksamkeit. Nur bei den Elementen, welche die Rahmenbedingungen der Psychotherapie herstellen, ist eine ruhige und selbstsichere Klarheit der Botschaften auszusenden, da der Patient sonst die Rahmenbedingungen nicht als Sicherheit vermittelnd verstehen und sie einhalten lernen kann. Denn der Patient muss zwischen klaren Rahmenbedingungen und offenem Gestaltungsraum unterscheiden lernen, um diesen nützen lernen zu können. Es ist auch darauf zu achten, dass die Intensität der Reaktionen und Interventionen den Patienten nicht drängt, blendet oder überredet, um nicht Abkehr oder Widerstand zu erzeugen, allerdings intensiv genug sein, um Hoffnung auf

Behandlungserfolg realistisch erwartbar zu machen. Diese Balance muss der Aufnahmebereitschaft und der Festigkeit des Patienten angepasst werden. Z.B. schüchterne Patienten benötigen eine sanftere Stimme und auch ein langsameres Tempo.

Die *Absorption* der empfangenen Botschaften ist für die Deeskalation vor allem dann notwendig, wenn der Patient seinen Konflikt mit dem Psychotherapeuten aktualisierend wiederholt und mit ihm direkt austragen will. Vor allem die Tendenz des „Siegen Wollens" ist eine häufige Konfliktstrategie des Patienten, welche eine beträchtliche Deeskalationsfertigkeit und natürlich auch Standfestigkeit des Psychotherapeuten benötigt, damit der Konflikt konstruktiv bearbeitet werden kann.

Der *Ablenkung* entspricht z.B. die Verwendung von Analogien oder Metaphern, die dann benötigt werden, wenn das Denken des Patienten durch starke Emotionen an die bisherigen inadäquaten und daher gescheiterten Lösungsversuche fixiert ist. Dies geschieht am besten mit Worten und Beispielen aus dem Leben des Patienten selbst oder in Bildern, die dem Lebensvollzug des Patienten nahe liegen, weil sie der Patient dann leichter nachvollziehen und annehmen kann.

Der *Streuung/Sammlung* entspricht in erster Linie die Bildung eines Fokus oder Brennpunktes, der in der Psychotherapie sehr häufig gebraucht wird. Episoden des breit gestreuten Fokus des Zuhörens, Aufnehmens und der Empathieausstrahlung wechseln mit genauen Betrachtungen der Problemthemen und deren Details. Zur Streuung gehört auch das Verwenden des Faktors der Universalität des Leidens und Lernens. Dabei wird auf den unvermeidlichen Schmerz z.B. der Trennung oder des Verlustes hingewiesen, den wir akzeptieren und ertragen müssen im Gegensatz zum vermeidbaren Schmerz z.B. der Selbstschädigung. So erleichtert die Verwendung des Begriffes Liebesschule die Einsicht, dass Menschen immer wieder lernen müssen, ihre Liebesbedürfnisse sich selbst und anderen entsprechend zu befriedigen.

Der *geraden Haltung* entspricht die notwendige Transparenz des gezeigten Verhaltens inklusive der transparenten Erklärung des Beiseitelassens der persönlichen Vorlieben und Probleme des Therapeuten sowie eine akzeptable und seriöse Haltung zu zeigen, damit es dem Patienten leicht gemacht wird, den Psychotherapeuten zu akzeptieren und ihm auch Kompetenz zugetraut werden kann.

Der *Informationsverarbeitung* und Kodierung der Signale entspricht in der Psychotherapie die Eindeutigkeit und Widerspruchsfreiheit der Information. Schon die Informationssendung, die nonverbale (Gestik, Mimik, Stimmlage etc.) und verbale Botschaften enthält, so aufeinander abzustimmen und zu koordinieren, dass eine Übereinstimmung und Eindeutigkeit entsteht, ist für viele Menschen eine beträchtliche Herausforderung, wobei in schwierigeren Situationen die Anforderungen an die Authentizität und Eindeutigkeit noch beträchtlich steigen können. Bekanntlich hängen die nonverbalen Äußerungen im höheren Grad von der Handhabung und Kontrolle der eigenen Emotionen ab als die verbalen Äußerungen. Daher wird vom Psychotherapeuten gefordert, dass er mit seinen Emotionen, die im Zusammenhang mit seinen persönlichen Vorlieben, Konflikten und Problemen entstehen, so umgehen kann (sie so selbständig reflektieren und kontrollieren kann), dass er möglichst keine nonverbalen Äußerungen abgibt, die im Widerspruch zu seinen verbalen Äußerungen stehen. Dabei ist auch noch darauf zu achten, dass die Kodierung der Informationssendung in einem Sprachkode erfolgt, der eine hohe Wahrscheinlichkeit der Bedeutungsgebung beim Empfänger aufweist. Für die Informationsaufnahme sind daher vordringlich die kodierten Bedeutungen des Gesprächspartners wahrzunehmen und zu analysieren, in wie weit sie den erwarteten Begriffsverwendungen entsprechen.

Daher ist eine perfekte oder hundertprozentige Kommunikation für Menschen unmöglich. Sie wird bei Vorhandensein kleinerer oder größerer Störungen noch anspruchsvoller, aber durch gezieltes und systematisch gefördertes Reflexionstraining in den genannten Fähigkeiten und Fertigkeiten kann sie beträchtlich verbessert werden. Den verschiedenen wissenschaftlich anerkannten Psychotherapiemethoden kommt dabei die Rolle der kohärenten Kodifizierung der Sprachbedeutungen zu als auch die Anforderung der möglichst breiten Aufnahmefähigkeit für anders kodifizierte Angebote von Patienten.

Die Reflexion in der Psychotherapie beinhaltet hauptsächlich die Fremd- und Selbstwahrnehmung. In unserer physikalischen Analogie müssen wir jedoch festhalten, dass die Reflexion beim Psychotherapeuten wesentlich komplexer ist. Der Psychotherapeut muss durchlässig sein, um Eindrücke aufnehmen zu können, er muss sie in sich abbilden können wie ein Spiegel, er muss aus dem möglichst ganzen Bild kleine Einheiten so auswählen, dass er sie anregend und passend für den Patienten wertneutral rückmelden kann, während er alles andere absorbiert. Er muss ähnlich wie ein Prisma eine Zerlegung anbieten können, um die vermischten Anteile der Ausdrücke analysieren und differenzieren zu können (entspricht im physikalischen Bild dem weißen Licht und seiner Mischung der Spektralfarben). Damit steht die Reflexion der lateinischen Bedeutung des Zurückbiegens und Zurückwendens näher als dem physikalischen Spiegeln, das jedoch in einigen Psychotherapiemethoden als technische Bezeichnung gebräuchlich ist.

Dazu kommen noch viele Kriterien der Reflexionsfähigkeit auf die wir hier nicht näher eingehen können und für die auch noch keine Analogien aus anderen Wissenschaften gefunden wurden.

Zusammenhang der Fähigkeit zur Reflexion mit der Selbstreflexion

Da wir Menschen uns nicht von außen betrachten können, sind wir auf die Rückmeldungen (Reflexionen) anderer angewiesen, wenn wir wissen wollen, wie wir auf andere wirken. Dabei sind in den Rückmeldungen natürlich Inhalte, Wahrnehmungsselektion und aus dem Kontext genommene Botschaften des jeweiligen Anderen enthalten und umgekehrt. Aus diesen Reflexionen, die analysiert und in ein Ordnungssystem (Methode) gebracht werden müssen, können im Ausbildungskandidaten Erfahrungen internalisiert werden, welche die Ergebnisse der Reflexionen systematisch abbilden. Damit wird die Fähigkeit trainiert, selbst die Reflexion ohne Hilfe der Anderen durchzuführen.

Nur durch ein ausreichendes Training in standardisierten Reflexionstrainings (in der Psychotherapie: Eigenanalyse, Selbsterfahrung, Eigenerfahrung etc.), kann ein gesichertes Wissen und Erfahrung für eine eigenverantwortlich durchgeführte Selbstreflexion erworben werden.

Vermischung des Reflexionstrainings mit der Theorie der jeweiligen Methode, mit Ausnahme von methodisch korrekten Bezeichnungen, führen zu einer massiven Reduktion des Reflexionstrainings, weil es Anleitung und Wissensförderung bewirkt statt Selbsttraining. Ein Beimischen von Supervision beinhaltet ebenfalls Anleitungsanteile, lenkt die Aufmerksamkeit weg von sich selbst auf den zukünftigen Patienten und stört damit den Reflexionsprozess.

Umgekehrt ist es jedoch möglich, in Theorie-, Technik und Supervisionsseminaren Elemente von Reflexionstrainings (Selbsterfahrung) zur konkreteren Wissensvermittlung einzubauen, ohne dass dem Reflexionstraining geschadet wird.

Zur Problematik der Selbsterfahrung in den Psychotherapiemethoden

Verschiedene Psychotherapiemethoden haben unterschiedliche methodische Ansätze bei Ziel und Zweck der Selbsterfahrung. Dabei sind bisher auffindbar:

1. Selbsterfahrung mit dem Ziel einer Reifung und Entwicklung der Persönlichkeit.
2. Selbsterfahrung mit dem Ziel der Bearbeitung der eigenen Konflikte zu alternativen und oft besseren Konfliktlösungen.
3. Erleben und praktisches Erlernen der Methode und Technik.
4. Selbsterfahrung als Meditation oder eigene Tagebuchaufzeichnungen abwechselnd mit dem Lesen eines bedeutsamen Buches ohne Anleitung.
5. Systematisches Reflexions- und Selbstreflexionstraining für alle Psychotherapeuten.

In 1. und 2. sind die Ziele klar und im Einklang mit dem Reflexionstraining.

Ad 3. Erlernen der Methode: Einige Methoden gehen davon aus, dass die zukünftigen Psychotherapeuten, also Ausbildungskandidaten keine eigenen krankheitswertigen Störungen wie z. B. Neurosen oder neurotische Konflikte haben. Sie sind daher per Definitionem keine Patienten.

Einige fachspezifischen Methoden sind bei der Entwicklung eines Ausbildungscurriculums davon ausgegangen, dass die Selbsterfahrung dem praktischen Erlernen der Methode dient, also dem Erlernen einer Methode anhand von Demonstrationen. Finden diese Demonstrationen in einem Einzelsetting statt, so hat der Lehrende (Lehrtherapeut) nur die Möglichkeit am Ausbildungskandidaten oder an sich selbst die Methode zu demonstrieren.

Wenn nun die Methode wirksam ist, was ja aufgrund der vorgelegten Wirksamkeitsforschung und deren wissenschaftliche Anerkennung nachgewiesen ist, so wird die Demonstration am Ausbildungskandidaten oder am Lehrtherapeuten selbst wirksam. Selbst wenn dies nur ein Rollenspiel ist, ist die Identifikation mit dem Anwender und mit der Versuchsperson nicht auszuschließen und damit eine Persönlichkeitsentwicklung implizit oder explizit in Gang gebracht worden. Der Ausbildungskandidat wird die demonstrierte Methode auf den Nutzen für seine eigenen Probleme und Konflikte bzw. für eine Verbesserung seiner individuell gefundenen Konfliktlösungen überprüfen und bei entsprechender Nützlichkeit auch für sich selbst übernehmen.

Ad 4. Selbsterfahrung als Meditation oder eigene Tagebuchaufzeichnungen: Aufgrund der bisherigen Überlegungen ist klar, dass ein Reflexionstraining im obigen Sinn mangels Anleitung, Vertiefung und Rückmeldungen von Außen dabei nicht enthalten sein kann.

Ad 5. Neu hinzu kommt hier die systematische Betrachtungsweise des Reflexions- und Selbstreflexionstrainings für alle Psychotherapeuten. Nach Wissenstand des Autors ist eine solche Betrachtungsweise in keiner spezifischen Methode explizit enthalten, jedoch implizit in unterschiedlicher Ausprägung.

Rahmenbedingungen

Selbsterfahrung kann in verschiedenen Settings durchgeführt werden.

Einzelselbsterfahrung: Ein Auszubildender arbeitet mit einem erfahrenen Lehrtherapeuten 1 bis 4 mal pro Woche eine Therapiestunde von 50 Minuten entweder im Liegen ohne den Therapeuten zu sehen oder im Sitzen schräg gegenüber.

Kleingruppe: 8 bis 12 Auszubildende arbeiten mit einem oder zwei Lehrtherapeuten zunächst im Kreis, sodass jeder jeden beobachten kann. Eine Sitzung dauert mindestens 90 Minuten. Es können kontinuierlich 1 Sitzung pro Woche (Jahresgruppe) oder auch in Seminarform 10 bis 20 Sitzungen an aufeinanderfolgenden Tagen abgehalten werden.

Großgruppe: 20 bis 100 Auszubildende arbeiten mit einem oder 2–3 Lehr-therapeuten in plenarer Sitzordnung, eine Beobachtung jedes Anderen ist nur sehr eingeschränkt möglich. Eine Sitzung dauert mindestens 90 Minuten. Meistens werden solche Großgruppen während eines längeren Seminars an 3–8 Tagen täglich einmal oder in Blockform 8–10 Sitzungen abgehalten.

Peergroup: Ausbildungskandidaten treffen sich für Gruppensitzungen. Diese findet ohne Lehrtherapeuten statt.

Vorteile und mögliche Trainingsfehler

Einzelselbsterfahrung

Die Ausrichtung ist ganz auf den Ausbildungskandidaten orientiert. Er steht immer im Mittelpunkt der Aufmerksamkeit. Das Ziel, mit seinen Konflikten besser umgehen zu können, kann gut angestrebt werden. Die Begleitung des Ausbildungskandidaten bringt unter Umständen aber auch eine Abhängigkeit vom Lehrtherapeuten mit sich. Durch eine ausschließliche Einzelselbsterfah-rung entsteht u.U. auch das Problemfeld der gesteigerten Selbstüberschät-zung, da die Ausrichtung des Lehrtherapeuten als Bestätigung der eigenen Leistung angesehen werden kann. Eine Gefahr ist auch die freundschaftliche Annäherung des Lehrtherapeuten mit dem Kandidaten, die sich durch gegen-seitige Bestätigung von der sonstigen Umwelt abgehoben bis zur Folie a deux steigern kann.

Die Durchlässigkeit des Kandidaten wird am Lehrtherapeuten geübt. Da-mit ist weniger Konfrontation, leichtere Offenlegung der persönlichen Res-sourcen, Probleme und Konflikte, leichtere Vertrauensbildung möglich.

Die Intensität/Stärke der Rückmeldungen wird ebenfalls auf die Befindlich-keit des Kandidaten ausgerichtet. Dem Kandidaten wird erleichtert, mit der auf ihn abgestimmten Intensität/Stärke umzugehen und seine eigene Inten-sität/Stärke dem Lehrtherapeuten anzupassen. Ungeplante Konfrontationen sind allerdings unwahrscheinlich. Daher ist es leichter sich den intrapsychi-schen Themen der Gegenwart (Probleme, Störungen und Konflikte), der Erin-nerungen mit den eigenen psychischen Strukturen und der Zukunftsplanung zu widmen und sie gründlich zu bearbeiten.

Auch bei der Absorption wird eine vom Lehrtherapeuten eingeübte De-eskalationsstrategie und Toleranz sich erleichternd auf den Kandidaten aus-wirken, ihn jedoch auch vor der Notwendigkeit schützen seinerseits Deeska-lationsstrategien anzuwenden.

Ablenkung: Das Reflexionstraining, das durch Verwendung von Analogien und Metaphern entsteht, verstärkt die Vielseitigkeit, Kreativität und Sponta-neität. Allerdings kann es auch eine einseitig an die Vorbildwirkung des Lehr-therapeuten angelehnte und wenig eigenen Stil entwickelnde und auf den Bildungsstand und die Milieuzugehörigkeit des Lehrtherapeuten zugeschnittene Reflexionsarbeit bleiben.

Die Streuung/Sammlung mit ihrem Bezug auf die Universalität des Leidens im Gegensatz zur Vermeidung der Selbstschädigung kann vom Lehrtherapeuten in voller Konzentration bearbeitet werden.

Gerade Haltung/Transparenz: Das Vorbild des Lehrtherapeuten und dessen Nützlichkeit kann erlebt und erprobt werden. Damit ist auch eine sukzessive Modellwirkung und eventuelle Nachahmung erleichtert.

Informationsverarbeitung: Genaue Anleitung des Lehrtherapeuten in den wesentlichen Bereichen der Reflexion fördert das sorgfältige Durcharbeiten aller Themen (Probleme, Störungen und Konflikte). Die Anleitung ist jedoch nur so gut, wie die Kompetenz des Lehrenden. Es kann daher auch die Gefahr einseitiger Anregungen nicht negiert werden, auch weil die Abhängigkeit vom Lehrtherapeuten zu einem Ausklammern oder oberflächlichem Anpassen an den Lehrtherapeuten führen kann. Auch das theoriegeleitete oder praxisgeleitete Lehren kann einen bedeutenden Unterschied machen. Bei der theoriegeleiteten Lehre fehlt die Reflexion der Praxis.

Als Ergebnis kann bei ausreichendem Training ein sehr guter Reflexionsstandard im Bezug auf den Einzelnen (Diade) erwartet werden, bei gleichzeitigem Mangel der Reflexionsfähigkeiten in allen anderen sozialen Bezügen.

Kleingruppe

Die Ausrichtung ist ganz auf die Gruppe und deren teilnehmende Ausbildungskandidaten orientiert. Der ganze Raum und die ganze Zeit stehen für die Ausbildungskandidaten zur Verfügung, allerdings müssen die Kandidaten um Ausrichtung und Fokussierung rivalisieren, ein Oszillieren zwischen Gruppe und Individuen ist unumgänglich. Die begleitende Konzentration auf die Gruppe und die Ausbildungskandidaten bedeutet aber auch eine viel geringere Abhängigkeit vom Lehrtherapeuten, weil die Gruppe eine Verstärkung der selbständigen und kritischen Meinungen, Differenzierungen und Relativierungen ermöglicht. Das notwendige Vertrauen und die Offenheit sind dabei schwieriger zu erarbeiten als in der Einzelselbsterfahrung, dabei aber realitätsnäher als in der besonderen Situation der Einzelselbsterfahrung. Dies erschwert zumindest am Anfang die Offenheit.

Die Gefahr einer gesteigerten Selbstüberschätzung ist natürlich viel geringer, weil die Gruppe immer auch ein Korrektiv anbietet und die ausschließliche Ausrichtung auf den Lehrtherapeuten unmöglich wird. Dabei kann der Gruppendruck auch zu einem Problem werden, das den Lernfortschritt der ganzen Gruppe oder einzelner Ausbildungskandidaten hemmt. Eine Gefahr ist die höhere Anfälligkeit für Geheimhaltung und Missbrauch, weil wegen der höheren Vertraulichkeitsschwelle leichter Geheimnisse ausgeklammert werden, außerhalb der Gruppe getroffene Abmachungen vor der Gruppe und dem Lehrtherapeuten geheim gehalten werden können und sexuelle Beziehungen wegen der oft entstehenden Nähe, sowohl unter den Ausbildungskandidaten als auch zwischen Ausbildungskandidaten und Lehrtherapeuten, die Trainingsmöglichkeiten unter Umständen soweit einschränken können, dass ein Reflexionstraining nahezu unmöglich wird. Auch die freundschaftliche Annährung des Lehrtherapeuten mit den Kandidaten, die sich durch gegenseitige Bestätigung von der sonstigen Umwelt abgehoben bis zum Sektierertum steigern kann ist möglich. Die Gefahr, dass Personen sich im Hintergrund halten, und dabei Konflikte und Unreife übersehen werden, das heißt nicht entsprechend dem Reflexionstraining unterzogen werden, ist ebenfalls möglich.

In der Gruppe wird sicher eine breitere Durchlässigkeit trainiert, da es notwendig wird, nicht nur das momentane Gespräch sondern auch die nonverbalen Reaktionen der gesamten Gruppe, des Lehrtherapeuten und der anderen Gruppenmitglieder wahrzunehmen. Wenn die Wahrnehmung eingeengt bleibt, kommt es immer wieder zu Orientierungsproblemen, Überraschungen und Verlust von Akzeptanz. Die einzige Möglichkeit sich davor zu schützen wäre die totale Abspaltung der Gruppenstimmungen, Gruppenthemen und Gruppenereignisse. Die Gruppe übt natürlich auch eine soziale Kontrolle aus. Sie wertet die Ereignisse nach akzeptabel/unakzeptabel und entwickelt sich dabei. Sie wird in ihrer Entwicklung nach einer Verbreiterung und Vertiefung ihrer Akzeptanzmöglichkeiten streben, die am Anfang nicht so gegeben sind.

Intensität/Stärke: Es sind aufgrund der verschiedenen mitgebrachten Sprach- und Bedeutungskodierungen vielseitige Trainingsmöglichkeiten und Trainingsnotwendigkeiten (auch wenig entwickelte) gegeben. Große Anforderungen bestehen an Selbständigkeit und Initiative sowie den Konfrontationen und Gruppendruck standhalten. Als Nachteil ist dabei auf die Gefahr der Überforderung hinzuweisen.

Absorption: Durch Konfrontationen mit Unvorhergesehenem wird die Fähigkeit zur Deeskalation einerseits sowie die Reflexion des eigenen Beitrages durch vorerst oft unbemerkte Provokation andererseits intensiv trainiert.

Ablenkung: Jede Problem-, Störung- oder Konfliktdarstellung löst Ähnliches bei den Teilnehmern aus, dadurch kommt es ständig zu Ablenkungen und Brechungen. Das führt einerseits zum Training der Reflexionsfähigkeit, andererseits sind es natürlich auch günstige Gelegenheiten, vom eigenen Problem oder Konfliktbewußtsein im Sinne des sich Versteckens abzulenken.

Die breite Streuung/Sammlung ist bei überflutenden Empfindungen in der Gruppe ein nicht zu vermeidender Faktor, da ähnliches Erleben und damit die Universalität z. B. starker Emotionen aufgrund problematischer oder konfliktgeladener sozialer Situationen naturgemäß gegeben ist. Die diffuse Streuung der Universalität des Leidens und Lernens wird fast automatisch durch ähnliche Erfahrungen der anderen Teilnehmer eingebracht. Der Fokus muss ständig trainiert werden, weil ihn auch die Teilnehmer neu bestimmen müssen.

Die gerade Haltung/Transparenz der Teilnehmer, auch des Lehrtherapeuten wird ständig trainiert, da die anderen Teilnehmer sonst nicht verstehen
können, was die jeweilige Botschaft bedeutet. Das Interesse, die Bedürfnisse
nach Anerkennung und Verstehen fordern ständig auf, eine gerade Haltung
und damit optimale Transparenz einzubringen.

Informationsverarbeitung: Raum und Zeit stehen für alle Ausbildungskandidaten gemeinsam zur Verfügung, daher steht gleichzeitig entweder die ganze Gruppe, ein Einzelner oder rivalisierende Teilnehmer im Mittelpunkt der
Aufmerksamkeit. Anregungen des Lehrtherapeuten in den wesentlichen Bereichen der Reflexion fördern das Durcharbeiten aller Themen und ist in der
wesentlich komplexeren Gruppe heikler und notwendigerweise sorgfältiger
zu gestalten, als im Einzelsetting. Reflexion kann durch andere Gruppenmitglieder ergänzt und verbessert werden, stellt jedoch eine höhere Anforderung
an den Lehrenden, weil er auch das Netzwerk einschätzen muss. Es kann
die Gefahr einseitiger Entwicklungen nicht negiert werden. Die Gruppe ist
so komplex, dass es unmöglich ist, die Informationsverarbeitung aller Teilnehmer vollständig zu überblicken. Jeder einzelne Teilnehmer ist daher mehr auf
Selbständigkeit und Eigeninitiative angewiesen. Dabei können aber wesentliche Bereiche ausgeklammert oder verborgen bleiben, die der Bearbeitung
und dem Reflexionstraining entzogen werden. Je mehr theorie- oder technik-
geleiteten Lehre (wozu manche fachspezifischen Methoden mehr neigen als
andere) angewendet wird, umso höher ist die Gefahr, das Reflexionstraining
auf eine Normierung hin zu beschränken und die vielgestaltete Realität im
Reflexionstraining zu vernachlässigen.

Generell können in Selbsterfahrungsgruppen Teilnehmer vielseitiger und
intensiver selbst reflektieren und mit ihren persönlichen Problemen, Störungen und Konflikten im Sozialen besser umgehen, wenn auch intrapsychische
Themen weniger sorgfältig in ihren gesamten Bezügen durchgearbeitet sind,
als es im Einzelsetting möglich ist.

Großgruppe

Die Ausrichtung ist zunächst und lange die Masse, die als Übermacht wahrgenommen wird und unüberschaubar bleibt, weil eine Kontrolle aller Gesichter
auf nonverbale Äußerungen unmöglich ist, noch viel komplexer und zunächst
auf die Gruppe als Ganzes orientiert. Der Einzelne kann kurze Zeit im Mittelpunkt der Aufmerksamkeit stehen, wodurch vielfältig unstrukturierte Erfahrungen (z. T. der frühen Kindheit) angeregt werden. Weiters kommt die gesell-
schaftspolitische Ebene hinzu, die auch politische Themen anregt.

Die Durchlässigkeit des Einzelnen wird von vielen Seiten und auch hart auf
die Probe gestellt, was zu einem intensiveren Training der Reflexion beiträgt.

Die Stärke/Intensität der Emotionen der Masse ist wesentlich höher als in einer Kleingruppe, die unmittelbare Reaktion der Menge auf eine Aussage ist hör- und fühlbar und verstärkt daher vielseitig das Reflexionstraining.

Absorption muss sowohl stärker als auch vielseitiger trainiert werden, da für den Einzelnen sonst Ausgeglichenheit nicht wiederherstellbar ist. Überforderung und Blockaden sind dabei Nachteile.

Ablenkungen kommen vielfach vor und bieten ein reiches Trainingsfeld, die Nutzungsmöglichkeiten hängen aber von den bereits vortrainierten Fähigkeiten ab.

Die Streuung/Sammlung ist ebenfalls sehr groß und rasch wechselnd. Dabei wird gerade die Flexibilität trainiert werden.

Die gerade Haltung/Transparenz ist auch für den Lehrtherapeuten beträchtlich schwierig. Die unmittelbare Auswirkung auf Klarheit, Verständlichkeit, Selbstbewußtsein, Standhalten ist unübersehbar. Für Teilnehmer entsteht eine hohe Anforderung an ihre Autonomie.

Die Informationsverarbeitung wird durch das vielfältig mögliche Angebot sehr beansprucht. Raum und Zeit stehen für sehr viele Ausbildungskandidaten zur Verfügung, sodass ein Einbringen und Verstanden werden in der Masse nur sehr schwer vorstellbar wird. Daher stehen immer die Brennpunkte der aktuellen Äußerungen im Mittelpunkt der Aufmerksamkeit.

Als Ergebnis des Großgruppentrainings können Teilnehmer vielseitig und intensiv selbst reflektieren und ihre Ziele, Vorlieben und Störungen im Sozialen besser handhaben, auch bisher unbeachtet gebliebene, unstrukturierte intrapsychische Themen können bearbeitet werden.

Peergroup

Die Ausrichtung wird von den Teilnehmern selbst ohne Anleitung und Kontrolle eines Lehrtherapeuten auf Themen gesteuert. Dabei wird meist bereits Gelerntes trainiert, gefestigt und weiterentwickelt. Es kann oft viel Kreativität frei gesetzt werden. Ausreichend genaue Kenntnisse über die methodische Vorgangsweise können bei den Teilnehmern jedoch nicht vorliegen, da niemand über die nötige Lehrqualifikation verfügt.

Die Durchlässigkeit wird in bereits trainierten Bereichen weiter geübt, aber komplexere Blockaden und Widerstände werden ohne Anleitung selten aufgeklärt und dann anders bewältigt werden.

Die Stärke/Intensität kann engagiert hoch sein. Im Allgemeinen sind die Erwartungen der Teilnehmer bei der Anwesenheit eines Lehrtherapeuten meist wesentlich höher, was die Dichte des Trainings bei Fehlen des Lehrtherapeuten verringert.

Die Absorption wird wegen der auftretenden Konflikte, die ohne Unterstützung arrangiert werden müssen, sicherheitshalber höher sein. Wahrscheinlich kommt es zur Konfliktvermeidung.

Die Ablenkung kann im bereits erfolgreich trainierten Bereich angewendet werden.

Die Streuung/Sammlung mit eigenständiger Bildung des jeweiligen Fokus hat eine erhöhten Gefahr des Abgleitens in Über- oder Unterforderung.

Die gerade Haltung/Transparenz wird sich nur schwer über den bisherigen Stand des Trainings weiterentwickeln, jedoch eine Angleichung der Gruppe fördern.

Informationsverarbeitung: Peergroups fördern die Selbständigkeit, insbesondere in der Umsetzung des bereits Gelernten. Die Gefahr der Subgruppenbildung durch für die kleine Gruppe geeignete Informationskodierungen ist für viele Patienten weniger geeignet. Damit entsteht eher eine Idealbildung, den anderen zu sagen wie sie es machen sollen und ein vermindertes Eingehen auf die jeweiligen Inhalte der anderen Personen, als eine breitere Selbstreflexionsfähigkeit.

Die Peergroup ist daher für ergänzendes Üben und Trainieren zusätzlich zur Mindeststundenanzahl des Reflexionstrainings in mehreren Bereichen der Ausbildung als gut geeignet anzusehen, keinesfalls jedoch als Ersatz für fehlende angeleitete Trainingsstunden.

Sie bietet jedoch eine gute Basis für den Aufbau einer kollegialen Zusammenarbeit, die für den Beruf des Psychotherapeuten benötigt wird.

Zusammenfassung

Aus all diesen Überlegungen zu den Trainingsbedingungen können wir den Schluss ziehen, dass nur ein ausreichendes und vielseitiges Reflexionstraining in verschiedenen Settings zu einem gut trainierten Standard der Selbst-Reflexionsfähigkeit führen kann. Dieser Standard wird für die eigenverantwortliche Beantwortung der Diagnostikfragen (genauso wie für die eigenverantwortliche Gestaltung des Therapieprozesses) unumgänglich benötigt, da sonst nur der Patient mit seinen krankheitsbedingten Einschränkungen eventuell mit Informationen und Rückmeldungen beitragen könnte.

Das Reflexionstraining im European Certifikate For Psychotherapy (ECP)

Das ECP (1997 in Rom von der European Association For Psychotherapy (EAP) beschlossen) beinhaltet den Abschluss in einer erlernten spezifischen Methode mit einer mindesten Ausbildungszeit von 3200 Stunden, entspricht also im Gesamtumfang dem österreichischen Psychotherapiegesetz. Allerdings enthält die Regelung einen problematischen Bestandteil. Im Gegensatz zur Straßburger Deklaration zur Psychotherapie (1990) ist der zu absolvierenden

Selbsterfahrung von mindestens 250 Stunden ein Äquivalent als Alternative zur Seite gestellt. Was soll dieses Äquivalent bedeuten?

Bedeutet es vielleicht die verschiedenen Anrechnungsmöglichkeiten, die sich aus der Verwandtschaft und Ähnlichkeit der fachspezifischen Methoden ergeben? Nein, denn diese können nur nach den gutachterlichen Anrechnungen der Lehrinhalte aufgrund der definierten Kriterien der fachspezifischen Ausbildungseinrichtungen bei entsprechendem Inhalt, Umfang und Qualifikation der Lehrenden angerechnet werden. Sind die Kriterien und Inhalte der vorgelegten Selbsterfahrung, die zur Anrechnung beantragt sind, zum Teil die Gleichen, oder wenigstens weitgehend ähnlich, so können solche Anrechnungen einer Selbsterfahrung aus einer anderen fachspezifischen Methode angerechnet werden. Die Anrechnungsprobleme können also damit nicht gemeint sein.

Bedeutet es vielleicht die provisorische Anerkennung einer fachspezifischen Methode, die noch keine ausreichende Definition ihrer Methode (fachspezifischen Theorie mit ausreichender Eigenständigkeit gegenüber den anderen wissenschaftlich anerkannten Methoden, anthropologisches Menschenbild, Krankheitslehre, ausreichende Wirksamkeitsforschung, konsistentes Curriculum, und Qualifikation der Lehrenden) vorgelegt hat?

Das wäre eine Möglichkeit Methoden, die sich in einem Entwicklungsstadium zur wissenschaftlichen Anerkennung befinden teilweise anzuerkennen, wobei die einzelnen Psychotherapeuten, die neue Methoden entwickeln, sehr oft in anderen Methoden teilweise oder auch vollständig ausgebildet wurden. Es wird nur bei jenen ein Problem, die nur nach der neuen, noch nicht anerkannten Methode ausgebildet wurden.

Bedeutet es vielleicht nur einen Gummiparagraphen, der es ermöglicht, Personen ein ECP zu überreichen, die die Kriterien der Selbsterfahrung nicht erfüllen? In diesem Fall müßte dieser Passus dringend geändert werden, weil er aus wissenschaftlicher Sicht nicht zu halten ist.

Warum kam es überhaupt hinein?

Dies ist nur geschichtlich zu erklären: Da zunächst in den Jahren 1994 und 1995 in der European Association for Psychotherapy eine sehr große Skepsis gegenüber dem möglichen Projekt eines Europazertifikates bestanden hat, war es aufgrund sehr großen Engagements von Emmy van Deuerzen, Digby Tantam, Alfred Pritz, Heiner Bartuska und dem erweiterten Vorstand dann in den Jahren 1996 bis 1997 doch möglich, die Diskussion der Arbeitsgruppen soweit zu entwickeln, dass die Kriterien für das ECP in Rom 1997 beschlossen werden konnten. Doch soweit hat die Zustimmung des Vorstandes nicht gereicht, dass auch das Äquivalent der Selbsterfahrung gestrichen werden konnte. Es ist dies also ein politischer Kompromiß mit all denjenigen, die zum damaligen Zeitpunkt die Selbsterfahrung in einer anerkannten wissenschaftlichen Methode nicht oder nur teilweise vorweisen konnten.

Literatur

The European Association For Psychotherapy, Beschluss des ECP GV (1997) Rom, www.europsyche.org

Straßburger Deklaration zur Psychotherapie (1990) Teil der EAP Statuten, 1992

Psychotherapeutischer Status
zur Diagnostik-Leitlinie
für Psychotherapeutinnen und Psychotherapeuten

des Bundesministeriums für Gesundheit und Frauen
auf Grundlage eines Gutachtens des Psychotherapiebeirates
vom 19. April 2005

Zusammenfassung der Leitlinien
zur psychotherapeutischen Diagnostik

Psychotherapeutischer Status

Der vorliegende Fragebogen ermöglicht ein psychotherapeutisch diagnostisches Gesamtbild gemäß der Diagnostik Leitlinie des Bundesministerium für Gesundheit und Frauen für Psychotherapeutinnen und Psychotherapeuten. Darin sind alle angeführten Punkte ausführlich definiert und beschrieben.

Er dient dazu, Entscheidungen zu Beginn und während des Verlaufs der psychotherapeutischen Arbeit zu dokumentieren.

Psychotherapeutin _____

Patientin (Code) _____

Datum _____ ○ Erstgespräch ____. Therapiestunde

I. Diagnose

I.1. Symptomatik in Relation zur Persönlichkeit:

Störungsbild (ICD/DSM) _____ [1]

Eher Charakteristik der Persönlichkeit ○   Eher umgrenzbare Symptomatik ○

Schweregrad der Symptomatik   leicht ○   mittel ○   schwer ○

Dauer der Beeinträchtigung _____

Somatische Beeinträchtigungen	nein ○	ja ○ _____	
Persönliche Ressourcen	fehlend ○	gering ○	ausreichend ○
Soziale Ressourcen	fehlend ○	gering ○	ausreichend ○
Ressourcen aus Umwelt und Umfeld	fehlend ○	gering ○	ausreichend ○

---

1   Die Linien bieten die Möglichkeit eines Kommentars, der jedoch nicht unbedingt erforderlich ist.

I.2. Psychotherapeutische Beziehung

1.2.1. Beziehungsaufnahme und -gestaltung

Therapiemotivation   nein ○ _____ ja ○ _____

Kooperation   nicht vorhanden ○ _____ vorhanden ○ _____

Interaktionsmuster _____

Beziehungsmöglichkeiten _____

_____

Weitere beziehungswirksame Dimensionen _____

1.2.2. Zielorientierung

Die Patientin ist orientiert auf
Symptomminderung ○   Persönlichkeitsveränderung ○   Einsichtsgewinn ○

Stellenwert/Bedeutung der Störung für die Patientin _____

_____

Subjektive Erklärungsmodelle _____

Von Seiten der Therapeutin

diskordant ○ _____   konkordant ○ _____

Gemeinsam erarbeitete Erwartungen und Ziele _____

_____

1.2.3. Prozessdiagnostik

Ist der Beginn/die Weiterführung

möglich   nein ○ _____   ja ○ _____

verantwortbar   nein ○ _____   ja ○ _____

förderlich   nein ○ _____   ja ○ _____

Ist der aktuelle Psychotherapiefokus relevant für die Gesamtproblematik

nein ○ _____   ja ○ _____

Die psychotherapeutische Intervention muss dem Verlauf nach optimiert werden

nein ○ _____   ja ○ _____

1.2.4. Bewertung der gegenwärtigen Arbeit (Reflexion/Supervision/Intervision):

Welcher Fokus, welche Arbeitsschritte sind für die psychotherapeutische Beziehung

förderlich _____

hemmend _____

Inwiefern profitiert die Patientin durch die psychotherapeutische Arbeit im Hinblick auf die Gesamtproblematik

Erweiterung der Potenziale _____

Partielle Stagnation _____

I.3. Krisenhaftigkeit, Schweregrad:

1. Geringe Störung   ○
2. Erhebliche Störung   ○
3. Schwere Störung   ○
4. Schwerste Störung   ○
5. Unmittelbare Selbst- und/oder Fremdgefährdung   ○

I.4. Fachspezifische Anmerkungen

_____

II. Indikation

II.1. Indikation zur psychotherapeutischen Behandlung:

Krankheitswertig   nein ○ ja ○
Soziale Einschränkungen   nein ○ ja ○
Beziehungseinschränkungen   nein ○ ja ○
Einschränkungen der Lebensqualität   nein ○ ja ○
Zusammenfassende Indikation zur pth. Behandlung   nein ○ ja ○

II.2. Empfehlungen und Zusätzliche Untersuchungen

somatisch   ○ _____

psychiatrisch   ○ _____

klinisch psychologisch   ○ _____

Zuweisung Krankenhaus   ○ _____

weitere Behandlungsempfehlungen ○ _____

Soziale Unterstützungen   ○ _____

II.3. Indikation für ein spezifisches psychotherapeutisches Angebot:

Dringlichkeit   unmittelbar ○   planbar ○ _____

Abschätzbare Dauer _____

Abschätzbare Frequenz _____

Empfohlene Methode _____

Stationäre Psychotherapie _____

Rahmenbedingungen:
Setting   Einzel ○   Gruppe ○   Paar ○   Familie ○
Bezahlung   Patientin ○   Drittzahler ○   Institution ○

Vereinbarung getroffen   nein ○ _____   ja ○ _____

II.4. Fachspezifische Anmerkungen

_____

Literatur

www.bmgf.gv.at

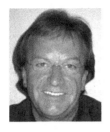

Heiner Bartuska, geb. 1950, arbeitet seit 25 Jahren an berufsrechtlichen Fragen der Psychotherapeuten intensiv mit an: österreichisches Psychotherapiegesetz, Straßburger Deklaration, Europazertifikat und protokollführend an der Psychotherapeutischen Diagnostik.

Manfred F. Buchsbaumer, geb. 1961, arbeitet seit 12 Jahren mit Diskussionen, Förderungen und Reflexionen kontinuierlich an der Etablierung der Psychotherapie im gesellschaftlichen Kontext.

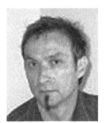

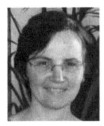

Gerda Mehta, geb. 1955, hat jahrelang Erfahrung gesammelt und fachlich und berufspolitisch dazu beigetragen, um Dialoge zwischen Menschen und Menschengruppen wieder in Gang zu bringen.

Gerhard Pawlowsky, geb. 1943, Mitarbeit am Wörterbuch der Psychotherapie, Aufsätze zur Psychotherapie, seit mehr als 10 Jahren Mitglied des Psychotherapiebeirats in verschiedenen Funktionen, seit 30 Jahren Psychotherapeut.

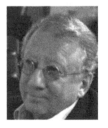

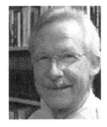

Stefan Wiesnagrotzki, geb. 1944, Facharzt für Psychiatrie, Psychotherapeut, arbeitet seit 25 Jahren an der Psychosomatischen Station des AKH Wien, Mitglied des Psychotherapiebeirates seit 1991 und Vorsitzender verschiedener Fachausschüsse.